羌活研究

蒋舜媛 孙 辉 等 著

科学出版社

北京

内 容 简 介

本书首次全面研究了羌活从野生资源到药材产业化的全过程。本书的研究思路和成果对于保护我国濒危药材与突破致濒瓶颈，以及实现可持续利用具有重要理论价值，同时为药材质量控制、产业化功能型区划等提供了定量方法。对于我国濒危特有种，通过系统研究实现产业化栽培、从根本上解决保护问题具有重要的实践意义，对充分利用羌活促进中医药和民族医药产业化、促进藏区羌区特色种植业发展具有重要的应用价值。

本书共分为 11 章，第 1 章论述了羌活本草学源流及道地性基础；第 2 章系统论述了羌活属系统分类、生物学和物候学特征；第 3 章论述了羌活生态研究结果；第 4 章分析了羌活发育生物学特征；第 5 章论述了羌活种子种苗繁育技术；第 6 章总结了产业化栽培过程研究结果；第 7 章论述了羌活的资源生态与功能型区划理论；第 8 章论述了羌活药材商品学及质量评价研究；第 9 章报道了羌活代谢组学研究结果；第 10 章论述了羌活药材化学成分及药理活性；第 11 章对羌活研究及未来开发方向进行了展望。全书力求为读者提供有关羌活的系统的研究结果，提升读者对羌活全面的认识。

本书适合从事濒危植物和生物多样性保护、中药科研教学、野生药材引种驯化、中药材产业化栽培等领域的科研人员、研究生、中药材种植技术人员使用。

审图号：GS 川（2023）235 号

图书在版编目（CIP）数据

羌活研究 / 蒋舜媛等著. —北京：科学出版社，2024.3（2025.1 重印）

ISBN 978-7-03-078180-2

Ⅰ. ①羌… Ⅱ. ①蒋… Ⅲ. ①羌活—研究 Ⅳ. ①R282.71

中国国家版本馆 CIP 数据核字（2024）第 055766 号

责任编辑：刘 琳 / 责任校对：周思梦
责任印制：罗 科 / 封面设计：墨创文化

科学出版社 出版

北京东黄城根北街 16 号
邮政编码：100717
http://www.sciencep.com

四川青于蓝文化传播有限责任公司印刷
科学出版社发行 各地新华书店经销

*

2024 年 3 月第 一 版 开本：787×1092 1/16
2025 年 1 月第二次印刷 印张：16 3/4
字数：400 000

定价：168.00 元
（如有印装质量问题，我社负责调换）

《羌活研究》
著 者 名 单

组　长　蒋舜媛　孙　辉

副组长　周　毅　丁立生　马小军　王红兰

成　员

四川省中医药科学院

蒋舜媛　周　毅　王红兰　孙洪兵　朱文涛　杜玖珍　杨　萍　李兴平

张　磊　汤依娜　刘　腾　白筱璐　张　燕　王　琪　邹　远

四川大学

孙　辉　谭　淋　刘　琴　唐学芳　祝其丽

中国科学院成都生物研究所

丁立生　周　燕　溥发鼎　刘　鑫　张艳侠　徐凯节　李艳辉　官艳丽

中国医学科学院药用植物研究所

马小军　史　静

成都中医药大学

马逾英　蒋桂华　陈虹宇　杨　莹

云南省烟草农业科学研究院

陈学军

中国中医科学院中药资源中心

李爱花

西华大学

廖　敏

四川省机械研究设计院（集团）有限公司

邬　君　邱建忠

广西大学

黄荣韶　沈　亮

阿坝州食品药品检验研究中心

周　德

阿坝州生产力促进中心

徐建祥

前　言

　　资源利用与保护并重，资源开发与自然环境的恢复和重建相结合，是保持自然界生物多样性，提高经济和生态效应的根本途径。据美国植物学家 Raven（1999）估计，到21世纪中叶，将有10万种植物灭绝或濒临灭绝，他呼吁引种残存植物，重视药用植物的保护。药材种质的保存、繁育以及野生变家种，是药材资源再生和可持续利用的重要措施。加强道地药材的研究开发，发挥药材资源优势，突出药材道地性，提高药材品质，保证市场供应，建立和巩固大宗商品药材基地，是实现中药现代化的基础，也是中药产业可持续发展的根本途径。

　　羌活是我国特有的生长于海拔 3000m 左右的高寒生境植物，是我国应用历史悠久的传统常用大宗药材，历来依赖野生采挖。近年来随着国内外对羌活需求量的增加，供需矛盾日益突出，尤其近十余年来的掠夺性采挖，造成野生资源量急剧减少，面临枯竭危机，使羌活成为中药材市场紧缺的热门品种，药材质量良莠不齐。为保持这一特有资源的永续利用，对自然生长的羌活，急需加强抚育，同时实施人工繁育技术攻关，变野生为家种，建立规模化种植的羌活产业基地，这是解决资源和市场供需矛盾问题的唯一可行途径。

　　2000 年以前关于羌活属植物的研究报道主要涉及形态学、孢粉学、细胞学、比较解剖学、化学及物种生物学方面（1996～1998 年），区系地理、生态学、种间亲缘和系统演化方面，以及药材的化学、药理、临床等方面，由于研究条件限制，对其生理生态等基础研究方面相对空白。蒋舜媛研究团队从 2001 年以来，率先开展了以实现羌活种植产业化为目标的研究工作。为解决羌活人工驯化过程中遇到的诸如种子萌发困难、生长环境特殊等诸多难题，研究小组以羌活引种驯化为重点，围绕羌活野生变家种的人工驯化及产业化实现这一核心目标，对羌活属药用植物全方位开展了有性繁殖（种子繁殖）和无性繁殖（根茎移栽及组培快繁）人工繁育技术攻关，同时积极拓展研究方向，在国家自然科学基金、科学技术部科技基础条件平台项目、四川省科学技术厅等多个项目先后支持下，系统开展了资源生态、环境土壤、产地适宜性区划、种子质量检验、人工种植及野生抚育技术、药材品质控制及评价、遗传多样性及民族植物学等方面的系统研究，并取得了阶段性的成果。

　　随着科学技术的进步，国内外对羌活的研究和认识不断发生变化，研究工作也不断深入。本书在濒危植物羌活野生资源、种子生理、群落生态、土壤植物营养、物候等理论研究的基础上，进行了种源人工繁育、规范化产业化栽培、药材质量控制及药理药效等方面的应用研究与示范，从而系统建立了羌活人工产业化栽培配套技术。因此，羌活的产业化栽培，是在系统的理论研究基础上，通过开展人工栽培应用研究和产业化来实现的。相关的研究成果，课题组成员先后也发表过学术论文或在学术会议上交流过，但大多数是零散报道，未经系统整理和公开出版。

　　为了便于交流，我们希望将 20 年来对羌活的研究成果编著出版，因此对课题组研究羌活的第一手调查、研究和实验等方面的资料，经过细致的核实、验证和整理，同时充分吸收国内外同行的宝贵经验，形成了本书内容，以期对前期的羌活基础研究和产业化栽培的相关科研工作做一个阶段性的总结。

　　本书包含的相关工作，先后有 30 余名大专院校和科研院所的研究人员、硕博士研究生参与或阶段性参与。本书成书过程先后因为诸多杂事拖延数年，所幸最终由四川省中医药科学院、四川大学、中国科学院成都生物研究所、成都中医药大学等单位的研究人员努力编辑成册。本书在成稿过程中，先后得到相关研究单位专家、教授前辈的热情关怀与支持帮助，同时还得到了科学出版社编辑的关心和督促，在此一并表示衷心的感谢。本书内容涉及面广，作者众多，叙述难以统一，很多章节限于编著者知识结构、学术水平且编写时间紧张，疏漏之处在所难免，敬请读者在阅读过程中不吝指正。

《羌活研究》编著者

2023 年 9 月

目　　录

第1章 羌活的本草学研究

羌活（Rhizoma et Radix Notopterygii）用药始载于《神农本草经》，是我国最早发现和应用的药用植物之一，在我国有数千年用药历史，亦是藏族、羌族等民族医药的重要药材。为历版《中华人民共和国药典》（后称《中国药典》）所收载，来源于伞形科植物羌活 *Notopterygium incisum* Ting ex H. T. Chang 或宽叶羌活 *Notopterygium franchetii* H. de Boiss.的干燥根茎和根，这两个种皆为我国植物特有种。

1.1 羌活的物种基原考证

1.1.1 本草基原记述

历代本草对羌活物种的记载，主要集中在植物外部形态的描述。自宋代本草开始，逐渐有羌活植物形态的详细描述。宋《本草图经》曰："春生苗，叶如青麻；六月开花，作丛，或黄或紫；结实时叶黄者，是夹石上生；叶青者，是土脉中生。此草得风不摇，无风自动，故一名独摇草。二月、八月采根，曝干用。《本经》云二物同一类。今人以紫色而节密者为羌活。"明代《本草蒙筌》、《本草原始》、《本草纲目》和清代《本草易读》中有关羌活植物形态描述亦与此大致相同。明《本草乘雅半偈》曰："春生苗，如青麻状。一茎直上，有风不动，无风自摇。六月开花作丛，或黄或紫。生砂石中者，叶微黄。生浓土中者，叶青翠。有两种，一种形大有臼，如鬼眼者，今人呼为独活；一种蚕头鞭节，色黄紫，臭之作蜜蜡香，今人呼为羌活。"由以上植物形态及性状描述来看，传统医用羌活应是伞形科羌活属植物，"根紫色节密、气猛烈"的描述与羌活 *N. incisum* Ting ex H. T. Chang 一致。

羌活最初以"独活"的异名收载于《神农本草经》，后世本草对二者分合多有争议，对二者的辨析多集中在对药用部位形态及气味的描述，如"根紫色而节密，气猛烈者"、"气味苦甘辛，其色黄紫，气甚芳香"、"（根）形细而多节"等是对羌活根茎部分的描述。《本草图经》《经史证类备急本草》《本草原始》上还绘有羌活的图画（图 1-1），历代本草中有关羌活植物形态和性状的描述详见表 1-1。

表 1-1 历代本草有关羌活植物形态和性状的描述汇总表

典籍	物种描述
《神农本草经》（东汉）	八月采。此药有风花不动，无风独摇
《名医别录》（南梁）	此草得风不摇，无风自动
《本草经集注》（南梁）	此草得风不摇，无风自动。二月、八月采根，曝干。（豚实为之使。）药名无豚实，恐是蠡实。此州郡县并是羌活。羌活形细而多节，软润，气息极猛烈

续表

典籍	物种描述
《新修本草》（唐）	此草得风不摇，无风自动。二月、八月采根，曝干。豚实为之使。药名无豚实，恐是蠡实。此州郡县并是羌地。羌活形细而多节，软润，气息极猛烈。……其一茎直上，至易蛀，宜密器藏之
《本草图经》（宋）	春生苗，叶如青麻；六月开花，作丛，或黄或紫；结实时叶黄者，是夹石上生；叶青者，是土脉中生。此草得风不摇，无风自动，故一名独摇草。二月、八月采根，曝干用。《本经》云二物同一类。今人以紫色而节密者为羌活
《经史证类备急本草》（宋）	此草得风不摇，无风自动。二月、八月采根，曝干。（豚实为之使。）药名无豚实，恐是蠡实。此州郡县并是羌活，羌活形细而多节软润，气息极猛烈
《本草品汇精要》（明）	（图经曰）春生，苗叶如青麻，六月开花作丛而紫，夹石上生者结实时则叶黄，土脉中生者则叶青。此草得风不摇，无风自动，以紫色而节密者为羌活也
《本草蒙筌》（明）	得风不摇，无风自动，因又名独摇草也。本与独滑同种，后人分有二名。紫色节密者为羌……今医用羌滑多用鞭节，……羌滑则气雄。弘景曰：此州郡县并是羌地。羌活形细而多节软润，气息极猛烈。至易蛀，宜密器藏之。春生苗，叶如青麻。六月开花作丛，或黄或紫。结实时叶黄者，是夹石上所生；叶青者，是土脉中所生。《本经》云二物同一类。今人以紫色而节密者，为羌活
《本草纲目》（明）	羌活形细而多节软润，气息极猛烈。至易蛀，宜密器藏之。颂曰：独活、羌活，今出蜀汉者佳。春生苗，叶如青麻。六月开花作丛，或黄或紫。结实时叶黄者，是夹石上所生；叶青者，是土脉中所生。《本经》云二物同一类。今人以紫色而节密者，为羌活；……大抵此物有两种：西蜀者，黄色，香如蜜；陇西者，紫色，秦陇人呼为山前独活
《本草原始》（明）	其苗叶如青麻，故《本经》名羌青。六月开花，或黄或紫，亦作丛。结实时，叶黄者是夹石上所生，叶青者是土脉中所生。其根紫色，节密，气味芳烈。……南、西羌活色并苍紫，气味芳烈。（羌活。南羌活少，西羌活节多）
《本草乘雅半偈》（明）	春生苗，如青麻状。一茎直上，有风不动，无风自摇。六月开花作丛，或黄或紫。生砂石中者，叶微黄。生浓土中者，叶青翠。有两种，一种形大有白，如鬼眼者，今人呼为独活；一种蚕头鞭节，色黄紫，臭之作蜜蜡香，今人呼为羌活。
《本草征要》（明）	时珍曰：独活、羌活乃一类二种。中土产者为独活，色黄气细，可理伏风。西羌出者为羌活，色紫气雄，可理游风
《本草崇原》（清）	羌活色紫赤，节密轻虚。羌活之中复分优劣，西蜀产者，性优。……羌活初出土时，苦中有甘，曝干则气味苦辛，故《本经》言气味苦甘辛，其色黄紫，气甚芳香，生于西蜀
《本草备要》（清）	以形虚大有白如鬼眼，节疏色黄者为独活；色紫节密，气猛烈者为羌活。并出蜀汉。又云自西羌来者名羌活（故名胡王使者，今采诸家所分经络、主治各证，以便施用）
《本草易读》（清）	中国或蜀汉出者为独活，西羌出者为羌活。春生苗叶如青麻，六月开花作丛，或黄或紫。今人以根紫色而节密者为羌活，黄色而作块者为独活
《本草害利》（清）	西羌者为羌活，色紫气雄，可理游风，羌性猛，独性缓
《本草便读》（清）	其形较独活为雄。其气较独活为猛
《本草问答》（清）	羌活、独活根极深长，得黄泉之水气，而上升生苗
《本草崇原集说》（清）	羌活色紫赤，节密轻虚

1.1.2　羌活药材名称考证

1. 历代本草记载的羌活名称考证

羌活名称在历代本草中的记载大同小异，主要有羌活、羌青、护羌使者、胡王使者、独摇草、羌滑等 6 种说法，历代本草记载详见表 1-2。

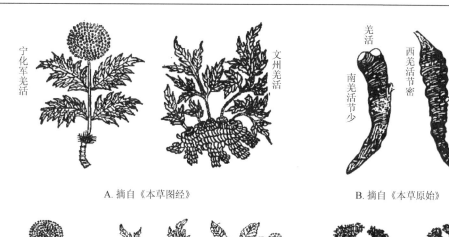

A. 摘自《本草图经》　　　　　　　B. 摘自《本草原始》

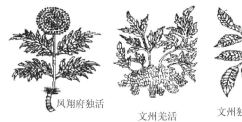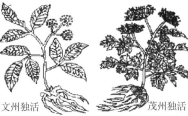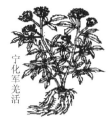

凤翔府独活　　文州羌活　　文州独活　　茂州独活　　宁化军羌活

C. 摘自《重修政和经史证类备用本草》

图 1-1　本草有关羌活的绘图

表 1-2　历代本草对羌活名称及产地、功用的记载

编号	名称	记载文献	产地记录	性味功用
1	羌活、羌青、护羌使者	《神农本草经》		主风寒所击,金疮,止痛,贲豚,痫痉,女子疝瘕
2	羌活	《神农本草经集注》	羌地	
3	独活、胡王使者、独摇草	《名医别录》	雍州川谷或陇西南安	微温,无毒,主疗诸贼风,百节痛风,无论新久者
4	羌活	《新修本草》		
5	羌活	《药性论》		君,味苦,辛,无毒。能治贼风,失音不语,多痒血癞,手足不遂,口面斜,遍身顽痹
6	羌活	《日华子本草》		治一切风并气,筋骨拳挛,四肢羸劣,头旋,明目,赤目痛,及伏梁水气,五劳七伤,虚损冷气,骨节酸疼,通利五藏
7	羌活	《药性赋》		味苦、甘、平,气微温,无毒。升也,阴中之阳也。其用有五:散肌表八风之邪,利周身百节之痛,排巨阳肉腐之疽,除新旧风湿之证,乃手足太阳表里引经之药也
8	羌活	《本草图经》	出雍州川谷或陇西南安,今出蜀汉者佳	
9	羌活	《珍珠囊》		太阳经头痛,去诸骨节疼痛,亦能温胆
10	羌活	《汤液本草》		气微温,味苦甘平。苦辛,气味俱轻,阳也,无毒

编号	异名	记载文献	产地记录	性味功用
11	羌活	《本草品汇精要》	产雍州川谷或陇西南安，文州宁化军，益州北部及西川。今蜀汉出者佳	
12	羌活、胡王使者	《本草纲目》	以羌中来者为良	
13	羌滑、独摇草	《本草蒙筌》	多生川蜀，亦产陇西	味苦、甘、辛，气平、微温。气味俱轻，升也，阳也。无毒。能散肌表入风之邪，善利周身百节之痛。排巨阳肉腐之疽，除新旧风湿之证
14	羌活	《本草从新》		辛、苦，性温。气雄而散，味薄上升……治风湿相搏，本经头痛，督脉为病，脊强而厥，刚痉柔痉，中风不语，头眩目赤。散肌表八风之邪，利周身百节之痛，为却乱反正之主药
15	羌活	《本草正义》		羌活之气尤胜，则能直上顶颠，横行之臂，以尽其搜风通痹之职
16	羌活	《本经逢原》	生于羌胡，雍州陇西西川皆有之	苦、辛温，无毒。治足太阳风湿相搏，一身尽痛，头痛，肢节痛，目赤，肤痒，乃却乱反正之主帅。督脉为病，脊强而厥者，非此不能除
17	羌活	《本草备要》		辛、苦、性温，气雄而散，味薄上升。入足太阳（膀胱）以理游风，兼入足少阴、厥阴（肾、肝）气分。泻肝，搜肝风，小无不入，大无不通。治风湿相搏，本经头痛
18	羌活	《药物出产辨》	出川者佳，产四川打箭炉，灌县，龙安府，江油县等处为佳	

2. 羌活独立于独活的考证

羌活在《神农本草经》中列为上品，作为异名置独活项下，曰："独活，一名羌活，一名羌青，一名护羌使者"。历代本草常承袭《神农本草经》观点，将羌活与独活混淆不分。如宋《图经本草》和《经史证类备急本草》视二者为同物，但又言及"紫色而节密者为羌活，黄色而作块状为独活。……今方既用独活，又用羌活"，说明在实际应用中区别分开使用，却又得出"今方既用独活，又用羌活，兹为谬矣"的错误结论，作者记述的使用情况与结论相互矛盾。明朝《本草品汇精要》述："谨按旧本羌、独活不分，混而为一，然其形色功用不同，表里行经亦异，故分为二，则各适其用也。"《本草纲目》载："独活归为羌中来者良，故有羌活……诸名，乃一物二种也……后人以为二物者，非矣……独活羌活乃一类二种，以他地者为独活，西羌者为羌活……"王忠壮等（1995）认为《本草纲目》中将羌活、独活归为一类，导致了明、清医药界的混乱。一些后世本草因此误将二者混为一谈。

羌活从独活项下分列始于唐代《药性本草》，而早在南北朝时期，梁代的陶弘景在《名医别录》和《本草经集注》中已明确指出羌活与独活在药材性状及气味上有明显的区别，功效也不尽相同，产地殊异，是两种药材；隋唐甄权的《药性本草》和李绩等人的《唐本草》也将羌活分列为独立条目，明确二者在功用上有明显区别。

清代吴仪洛在《本草从新》里言及二者在性味归经上的显著差异，"（独活）理伏风，去湿，辛、苦，微温，气缓善搜，入足少阴气分，以理伏风"，"（羌活）理游风，发表胜湿，辛、苦，性温。气雄而散，味薄上升，入足太阳膀胱以理游风，兼入足少阳，厥阴气分，搜肝风"。已从传统中医理论上对二者进行了深入研讨，指出了二者在性味、归经、主治功用上的不同，羌活从属于独活的地位完全分化成一个独立的中药品种。

3. 不同地区羌活名称查考

羌活是我国特有的药用植物，四川、青海、西藏、甘肃、陕西等地都曾有分布记载，商品药材主要产于四川、青海、甘肃，西藏东南部和云南西北部也有少量产出。各地有不同的叫法，具体详见表 1-3。

表 1-3　羌活基源及药材异名总汇

品种	植物来源	异名	使用地区
羌活	*N. incisum*	川羌	全国
		蚕羌	四川、青海
		竹节羌	青海、甘肃
		狗引子花	四川甘孜
		小羌活	四川九龙、青海
		土当归	西藏
宽叶羌活	*N. franchetii*	西羌	全国
		臭羌	四川甘孜
		烧羌	四川阿坝
		骚羌	四川
		大羌活	青海
		黑药	青海
		大头羌	青海、甘肃
		条羌	青海
		裂叶羌活	西藏

除药典收载的正品羌活以外，各地还有习用品种。在丽江地区习用的"蛇头羌活"、怒江地区习用的"龙头羌"，与羌活同等入药，其来源于心叶棱子芹 *Pleurospermum rivulorum* (Diels) Fu et Ho. 的干燥根与根茎，因其药材顶端膨大，有残留的茎基，形似龙头（或蛇头）而得名；新疆个别地方曾用"新疆羌活"，其为当归属植物林当归 *Angelica silvestris* L.的干燥根茎及根；东北曾有用高丽当归 *Angelica koreana*，陕西有用绵毛独活 *Heracleum lanatum* 等植物的根作羌活，现均已作为伪品不再使用（谢宗万，1964；新疆生物土壤沙漠研究所等，1975；车明凤等，1992；刘宝玲等，1993；饶高雄等，1994）。

此外，云南昭通地区据说也出产羌活，据实地调查采样鉴定确认，当地作为羌活收购出售的，其实是当归属的植物隆萼当归 *Angelica oncocepala* Hand.-Mazz.（溥发鼎鉴定，凭证标本：YN20030002，存放在四川省中药研究所羌活课题组）；四川九龙、石棉县区域产的所谓"大羌活"、大叶子羌活其实是伞形科独活属植物（凭证标本：GZ20060716001，存放在四川省中药研究所羌活课题组）。

4. 不同民族羌活名称查考

羌活主要分布在四川、青海、甘肃、西藏的高海拔地区，通常是少数民族聚居区域，也被作为民族药收载（表1-4），尤其是藏族和羌族。

表 1-4　我国少数民族对羌活的称谓及使用

使用民族	民族药名	植物来源	药用部位	使用方法	临床功效
藏族	朱那、珠那、志那合	*N. franchetii* 及 *N. incisum*	根茎及根	9～10月挖根，洗净晒干 入丸或散	治太阳穴头痛，鼻窦炎，痰证、热证，虫病，瘰，麻风，癫痫，感冒风热，头痛身痛，风湿痹痛，外伤后发热
	肖打接哇、毒嘎	*N. incisum*	根茎及根	泡水	
			幼茎	晒干，熏烟	预防传染病，德格藏医用之治流感、脑膜炎、胆囊炎、头痛、发热
羌族	寿哆	*N. franchetii* 及 *N. incisum*	根茎及根	9～10月挖根，洗净晒干	治疗感冒风寒，头痛无汗，风寒湿痹，项强筋急，骨节酸痛，风湿浮肿，痈疽疮毒等症
蒙古族	熟芒	*N. franchetii*	根茎及根	春、秋二季采挖，除去须根及泥沙，晒干	辛、苦、温，解表散风寒、除湿止痛

此外，在藏区被称为羌活的民族药材还有一些非羌活属来源的植物，如粗糙羌活（珠嘎 *Heracleum scabridum*）、白亮独活、阔叶缬草等（杨永昌，1990）；又曾有将羌活属植物误作其他药材的，如《西藏常用中草药》中记载的白芷实际来源于宽叶羌活 *N. franchetii*（又称"裂叶羌活"），把羌活 *N. incisum* 当作"土当归"，与当归同用。

1.2　羌活的道地沿革

1.2.1　产地及变迁的本草记述

传统本草有关羌活道地产区的记载从古到今变化不大，从地理分布看，以四川、甘肃、青海最为集中，陕西、山西以及云南等地有零星分布，与当前羌活属植物的实际分布区域基本相符。梁代羌活的产地在今天甘肃南部一带，而独活在今天四川的西部及北部。但是从唐代开始，羌活、独活的产地却发生了互换，羌活移向了四川，而独活扩大到了甘肃南部。宋代《本草图经》称羌活、独活"今蜀汉出者佳"，其所附茂州独活、文州独活，说明了川西一带仍有独活产出。明代《本草蒙筌》称羌活"多出川蜀，亦产陇西"，清代《本草乘雅半偈》称独活、羌活"出蜀汉、西羌者良"。陈仁山在《药物出产辨》中云："出川者佳，……产四川打箭炉，灌县，龙安府，江油县等处为佳"。可见，从唐代开始四川西部已取代甘肃成为羌活主产地，陇西一带亦产。川羌活产地沿革见表 1-5。

表 1-5　川羌活产地沿革

序号	典籍（朝代）	产地记载
1	《名医别录》（汉）	生雍州（今青海省东南部、甘肃省）或陇西南安（今甘肃陇西）
2	《本草经集注》（南朝·梁）	生雍州川谷，或陇西南安。……此州郡县并是羌活。……出益州（今四川盆地、陕西汉中盆地一带，四川省、重庆市全境和陕西省南部，云南省西北部）北部、西川（今成都平原以西、以北地区）为独活
3	《新修本草》（唐）	生雍州川谷，或陇西南安。……此州郡县并是羌地
4	《千金翼方》（唐）	药出州土第三，陇右道，宕州（今甘肃宕昌等地）：独活；剑南道，茂州（今四川茂县、汶川、理县、北川等地）：羌活
5	《本草图经》（宋）	出雍州川谷或陇西南安，今蜀汉（今四川、陕西一带）出者佳 附图有宁化军（山西宁武县）羌活、文州（甘肃文县）羌活
6	《经史证类备急本草》（宋）	生雍州川谷，或陇西南安
7	《本草品汇精要》（明）	（图经曰）出雍州川谷或陇西南安及文州宁化军（陶隐居云）出益州北部及西川（道地），今蜀汉出者佳
8	《本草纲目》（明）	独活以羌（今四川西北部、甘肃西南部及青海、西藏）中来者为良，故有羌活、胡王使者诸名，乃一物二种也
9	《本草蒙筌》（明）	多生川蜀（今四川、重庆），亦产陇西（今甘肃陇西）
10	《本草原始》（明）	【羌活】亦生雍州川谷及陇西南安、益州北郡。此州县并是羌地（今四川西北部、甘肃西南部及青海、西藏），故此草以羌名。……以羌中来者为良，故《本经》名护羌使者
11	《本草乘雅半偈》（明）	出蜀汉、西羌者良……在蜀名蜀活，在羌名羌活，随地以名，亦随地有差等
12	《本草崇原》（清）	羌活始出雍州川谷及陇西南安，今以蜀汉、西羌所出者为佳
13	《本草易读》（清）	独活、羌活，乃一类二种。中国或蜀汉出者为独活，西羌出者为羌活
14	《本经逢原》（清）	羌活生于羌胡雍州，陇西西川皆有之
15	《本草从新》（清）	并出蜀汉。又云：自西羌来者。为羌活
16	《本草述钩元》（清）	为其生于羌地也。陶隐居言羌活出羌地
17	《本草便读》（清）	羌活一云产自西羌胡地
18	《药物出产辨》（清）	"出川者佳"羌活产四川打箭炉（今四川省甘孜州康定市）、灌县（今都江堰市）、龙安府（今四川省平武县）、江油县等处为佳，陕西次之，云南又次之

1.2.2　产地与质量的本草记述

本草中有关羌活产地质量信息从宋代起始有描述，《本草图经》曰："今蜀汉出者佳。"《本草品汇精要》曰："产地：雍州川谷或陇西南安，文州宁化军，益州北部及西川，道地：今蜀汉出者佳。"《本草纲目》虽然混淆羌活与独活，但认为"以羌中来者为良"。《本草原始》曰："以羌中来者为良，故《本经》名护羌使者"。《本草乘雅半偈》曰："出蜀汉、西羌者良……在蜀名蜀活，在羌名羌活，随地以名，亦随地有差等"。《本草崇原》曰："今以蜀汉、西羌所出者为佳"、"羌活之中复分优劣，西蜀产者，性优。江淮近道产者，性劣"，此处记载江淮近道产者，应该是伪品。《药物出产辨》云（羌活）"出川者佳"，"羌活产四川打箭炉、灌县、龙安府、江油县等处为佳，陕西次之，云南又次之"。

另外，在一些文献报道中也有相关的信息：《常用中药名与别名手册》记载，以四川省阿坝藏族羌族自治州的小金、松潘，甘孜藏族自治州及绵阳地区平武（以上为川羌）以及青海省的黄南、海南、化隆等地和甘肃省的天祝、岷县等地（以上为西羌）出产者质量上乘，均以条粗壮、有隆起曲折环纹、断面质紧密、朱砂点多、香气浓郁者为佳。

1.2.3 羌活采制、炮制方法的本草记述

中药采制，是指在中医药基础理论指导下，对天然来源的动物、植物、矿物（除人工制品和鲜品外）通过采捕收集、加工干燥、包装贮藏等几大工序制成一定规格的药材，商品通称"中药材"。在现代文献一般称为"采收、加工"，是中国制备商品中药材的一门独特的传统技术。中药炮制，是在中医辨证用药的基础上发展而成，是中国制备中药饮片的一门独特传统技术；是指在中医药基础理论指导下，将商品药材通过净选、切制和炮炙三大工序，制成一定规格的薄片（或粗粒），商品通称为"中药饮片"。

羌活的采制方法，在《名医别录》中记载："二月八月采根，曝干"。后诸多本草因袭之，二、八月采。春季于出苗前采，秋季则在地上部分枯萎之后采，以秋季为佳。

羌活的炮制主要是净制和切制：

（1）净制："去芦"（《理伤续断方》）。"去芦头，米泔浸一宿"（《圣济总录》）。"去芦，洗，焙，秤"（《普济本事方》）。"湿水洗浸过"（《博济方》）。

（2）切制："锉如豆大"（《脾胃论》）。

（3）炮炙："烧""酒浸"（《医学入门》）。"酒洗"（《增补万病回春》）。"酒炒"（《串雅补》）。"炒"（《外科启玄》）。"面炒"（《傅青主女科》）。

羌活的采收期和干燥方法沿袭至今，炮制方法古今有异，现代炮制规范要求切为厚片而非颗粒；古时用药多以酒炙，现在均生用，酒炙可能更利于药材挥发油及脂溶性成分的提取和药效发挥，有待进一步研究。

1.3 羌活传统功效的本草考证

唐朝以前，羌活作为异名置于独活项下，且对"二活"功效未做区分，隋唐之际，甄权始在《药性论》中将羌活与独活分列。羌活用药始载于《神农本草经》，言独活又名"羌活，羌青，护羌使者"，主治"风寒所击，金疮，止痛，贲豚，痫痓，女子疝瘕"，"久

服，轻身耐老"。清·叶桂解读《神农本草经》后，在《本草经解》中对羌活的功效进行如下诠释：羌活入肺经可"解风寒"，使"风血行"而"止痛"；"苦"可"燥湿"，"甘"可"伐肾"，可治"豚"者"肾水之邪"；"气平"可"治风"，"味苦"可"燥湿"，从而可以止"痫痉"；"平风燥湿"，兼之"气雄"，故可"散血"，可治由"多经行后血假风湿"导致的"女子疝瘕"；久服可以"散脾湿"，故可"轻身、耐老"。由此可见羌活除具解表祛寒、止痛、祛风除湿、息风止痉等功效外，还具活血、宣肺等功效。后代本草在此基础上，逐步明确了羌活独特的功效，并拓展了羌活的药用途径。

1.3.1 解表散寒、祛风除湿、止痛

羌活与独活在临床应用上的区分始于唐朝，唐·苏敬等所著《新修本草》中记载"疗风宜用独活，兼水宜用羌活"，可见当时羌活在除湿方面的独特疗效已被医家普遍认可，"二活"在功效上的差异开始逐渐明朗。五代《日华子本草》中记载羌活可治"一切风并气，筋骨拳挛，四肢羸劣，头旋眼目赤疼及伏梁水气……骨节酸疼"，因"风能胜湿"，故具"祛风除湿"之效。元朝开始，羌活以解表、祛风除湿和止痛为主要功效的观点已为广大医家认可，如元·李东垣《珍珠囊补遗药性赋》言"散肌表八风之邪利周身百节之痛……除新旧风湿之证"，清·张璐《本经逢原》记载"羌活……治足太阳风湿相搏，一身尽痛，头痛，肢节痛，……与芎同用治太阳、厥阴头痛，发汗散表，透关利节，非时感冒之仙药也"。由此可见羌活辛温发散，气味雄烈，善于升散发表，有较强的解表散寒、祛风除湿、止痛之功效。后代医学著作皆认同此观念，在用药上更加灵活。

1.3.2 透邪消痈

羌活具透邪消痈之功效，始见于隋唐《药性论》，称可治"多痒血癞，遍身顽痹"之症，唐·甄立言《本草药性》亦言羌活可治"疮痹血癞"之症。羌活透邪消痈功效为后期医家的共识，如元·李东垣在《珍珠囊补遗药性赋》中将羌活作为君药，可"排阴阳肉腐之疽"；明·贾所学《药品化义》载其可"消诸毒热痈"；清·杨时泰《本草述钩元》记载羌活能治"血癞及痈疽败血"之症。代表处方有"人参败毒散"（《太平惠民和剂局方》卷二）言其"可治一切疮疡"，人参败毒散以羌活配伍人参、独活、前胡、柴胡、桔梗、枳壳、茯苓、川芎、甘草，各组剂量均为一钱，方中羌活配伍独活、川芎引入太阳经，方中羌活用于祛周身风湿之邪，解表止痛，并起疏通经络、散气血壅滞之效，依托柴胡和薄荷的疏散风邪之用提升羌活的解表疏风之功效，从而达到透邪消痈之效。

1.3.3 息风止痉

早在南北朝时期，《小品方》中就记载了以羌活单味药治"产后中风、语涩，四肢拘急"的案例，此后，唐·许孝宗在《箧中方》中亦记载羌活可疗"中风"；唐·甄权在《药性论》中言羌活"味苦、辛"，可治"贼风、失音不语、多痒血癞，手足不遂，口面邪、遍身顽痹"等"风"症；明·李时珍《本草纲目》言羌活可治疗由"风寒风湿"引起的

"瘫痪"、"产后中风"以及"喉闭口禁"等症状；清·叶桂《本草经解》言"肾水之邪。……苦可燥湿。甘可伐肾。……羌活气平，可以治风。味苦可以燥湿。故止痫痉也"。由此可见羌活性温，能调畅气机，通畅血脉，可以散脏腑间风邪，平息内风，从而达到"息风止痉"之效。清·张锡纯在《医学衷中参西录》中记载"逐风汤"可治"中风抽掣及破伤后受风抽掣者"，其药方为"生箭（黄芪）（六钱），当归（四钱），羌活（二钱），独活（二钱），全蝎（二钱），全蜈蚣（大者两条）"。

1.3.4 通络活血

明·倪朱谟《本草汇言》中记载"羌活功能调达肢体，通畅血脉，攻彻邪气，发散风寒风湿"。可见羌活辛行温通，可通经络，活气血。清·杨时泰《本草述钩元》亦记载羌活可"通经络"。羌活用于通络活血的传统方剂较多，金·刘完素《素问病机气宜保命集》记载血风汤（川芎、芍药、当归、熟地、秦艽、羌活、防风、白芷、茯苓、白术）可活血行气、疏通经络，尤治"产后诸风挛急"或"痿弱无力"；宋《太平惠民和剂局方》卷一中记载五痹汤（姜黄、羌活、白术、防己、甘草）可治"麻痹不仁"或"气血失顺，痹滞不仁"；清·孙一奎《赤水玄珠》（又名《孙氏医书三种》）卷十二中记载姜黄散（姜黄、甘草、羌活、白术）可"通经活络止痛"，尤善于解臂痛。

1.3.5 升阳举陷

清·杨时泰《本草述钩元》中言羌活可"固畅阴以达阳"，并可"升举下焦"，因羌活入膀胱、肾二经，故可升举下焦清阳。清·徐大椿《医略六书》记载升阳除湿汤（羌活、独活、苍术、防风、葛根、藁本、升麻、白芷、甘草）可升阳，止清气下陷，方中以羌活之力散太阳之邪（玄府泄），借藁本、升麻之效升清阳通巅顶。因羌活可入足太阳和少阴两穴，因入肾司二阴，又加之羌活性温味辛，气味俱薄，故可升而能散，为风升之药，有升清达阳之效，故可升清阳止下陷。

1.3.6 疏肝宣肺

肺主气，主皮毛，易受外邪。元·李东垣《珍珠囊补遗药性赋》记载羌活可"散肌表八风之邪"，清·张志聪《本草崇原》中言"羌活禀太阴肺金之气，则御皮毛之风寒"，均表明羌活具宣肺之效。宋·钱乙《小儿药证直诀》卷下记载泻青丸（当归、龙胆草、川芎、山栀仁、川大黄、羌活、防风）可疗"肝热搐搦"之症，方中配伍羌活等升散之品，以疏肝经中之郁火。《奇效良方》记载沉香羌活散（沉香、木香、羌活、白芍、槟榔、甘草、川芎、枳壳、青皮、紫苏茎叶、紫苏子、木瓜），又名沉香导气散（《杏苑》卷七）、沉香导气汤（《张氏医通》卷十四），可清肝火、疏肝气，方中白芍敛阴和肝，助以羌活疏通经络以祛寒湿，疏肝愈甚。

第2章 羌活属系统学与生物学研究

羌活属 *Notopterygium* 隶属伞形科 Umbelliferae 芹亚科 Apioideae 美味芹族 Smyrnieae。羌活属自建立以来，国外对该属的系统研究甚少，其他国家或地区尚未发现有羌活属分布的记载。日本植物学家 Hiroe（1958，1979）两部伞形科专著 *Umbelliferae of East Asia*（《东亚伞形科》）和 *Umbelliferae of World*（《世界伞形科》）均无羌活属的相关记述。因此，羌活属为中国植物特有属无疑。迄今为止，羌活属正式发表的种及种下单位有 7 个，在我国有野生种群分布的仅羌活 *N. incisum* 与宽叶羌活 *N. franchetii* 2 个种，其余种及种下分类单位的野生植株并未发现，即使在标本记录的原采集地亦未发现野生分布。

2.1 羌活属系统学与地理分布

2.1.1 羌活属系统学研究

羌活属由法国植物学家 H. de Boissieu 以 *N. franchetii* Boissieu 为模式于 1903 年建立，所依据的主要特征是果实的背棱和中棱扩展呈翅状，侧棱不明显或稍突起。属的拉丁名即含"背翅"之意，中名亦曾译作"背翅芹"。根据张盍曾（1975）的研究，果实在未成熟时，果翅的状况悉如上述，而发育完全时，侧棱亦扩展成翅，与背棱无异。

迄今为止，羌活属正式发表的拉丁学名共 7 个，即 *N. franchetii* Boissieu，*N. forbesii* Boissieu（宽叶羌活），*N. forrestii* H. Wolff（澜沧羌活），*N. oviforme* Shan（卵叶羌活）（单人骅和溥发鼎，1989），*N. incisum* Ting ex H. T. Chang（羌活）（张盍曾，1975），*N. pinnatiinvolucellatum* Pu et Y. P. Wang（羽苞羌活）（溥发鼎和王幼平，1994），*N. tenuifolium* Sheh et Pu（细叶羌活）（佘孟兰和溥发鼎，1997）。其中，*N. franchetii* 和 *N. forbesii* 是 H. de Boissieu 在建立该属时所发表的两个种名；*N. forrestii*（Forrest 13342，采于云南，1914 年）仅见 1 份标本，羽苞羌活的根茎具有本属植物特殊的香气，与 *N. incisum* 相近，其区别在于小总苞片呈羽状深裂，稀全缘，果棱发育极不均匀，有时中棱不发育（溥发鼎和王幼平，1994）。

《中国植物志》第五十五卷第一分册（1979 年）羌活属仅收载 2 种 1 变种，即宽叶羌活 *N. forbesii* 及其变种卵叶羌活 *N. forbesii* var. *oviforme*，羌活 *N. incisum*；第三分册（1992 年）增补了澜沧羌活 *N. forrestii*。

张盍曾（1975）将 *N. franchetii* 与 *N. forbesii* 合并，把 *N. oviforme* 改级处理，作为宽叶羌活 *N. forbessi* 的变种。溥发鼎等（2000）在系统学研究的基础上对该属的属下分类做了补充修订，主要以小总苞片的形状及其相关特征作为属下分类的依据，支持张盍曾在

1975 年将 *N. franchetii* 与 *N. forbesii* 合并为 1 种，将卵叶羌活 *N. oviforme* 改隶于宽叶羌活之下作为亚种处理。按此修订意见，该属共 5 种，其中 1 种含 1 亚种，即宽叶羌活 *N. forbesii* subsp. *forbesii* 及其亚种卵叶羌活 *N. forbesii* subsp. *oviforme*，以及澜沧羌活 *N. forrestii*、羌活 *N. incisum*、细叶羌活 *N. tenuifolium*、羽苞羌活 *N. pinnatiinvolucellatum*。但 *Flora of China* 恢复了 *N. oviforme* 种的地位，将 *N. forbesii* 作为 *N. franchetii* 的异名，因此羌活属收录 6 个种，为羌活 *N. incisum*、宽叶羌活 *N. forbessi*、澜沧羌活 *N. forrestii*、卵叶羌活 *N. oviforme*、细叶羌活 *N. tenuifolium*、羽苞羌活 *N. pinnatiinvolucellatum*。本章的物种依照溥发鼎等（2000）的分类界定。

王幼平等（1996）对羌活属 4 种 1 变种（羌活 *N. incisum*、宽叶羌活 *N. forbessi*、卵叶羌活 *N. forbessi* var. *oviforme*、羽苞羌活 *N. pinnatiinvolucellatum*、澜沧羌活 *N. forrestii*）的区系地理进行了比较，报道了除澜沧羌活外的该属 3 种 1 变种的花粉形态、叶气孔类型以及叶柄、果实的形态解剖结构，讨论了该属种间关系及进化趋势。王幼平等（1998）对该属宽叶羌活 *N. forbessi*、卵叶羌活 *N. forbesii* var. *oviforme* 和羌活 *N. incisum* 的染色体数目和核型进行了研究，发现它们的染色体数目为 $2n = 22$，核型公式可分别表示为：宽叶羌活 $2n = 22m$，卵叶羌活 $2n = 18m + 4sm$，属 "1A" 型，皆具有较小的不对称系数，表明它们在系统发育上是较原始的种类；同时卵叶羌活具有 2 对 sm 型染色体，不对称系数稍大，染色体相对长度系数的组成略有不同，它们的核型与形态、地理方面基本一致。羌活 $2n = 12m + 10sm$，属 "2B" 型，和宽叶羌活、卵叶羌活相比相差 5 个等级，不对称系数为 62.55%，稍不对称。核型进化趋势：宽叶羌活→卵叶羌活→羌活。上述研究为该属的物种生物学研究提供了细胞学指标。

羌活属分种检索表（根据：溥发鼎等，2000）

1. 小总苞片线形、全缘；基生叶和茎下部 2 回三出分裂或 2～3 回三出式羽状分裂，末回裂片宽卵圆形至卵状披针形，叶缘有锯齿，圆钝齿，或不规则圆齿……………………组 1. **羌活组** Sect. 1. ***Notopterygium***

　　2. 基生叶和茎下部叶 2 回三出分裂，末回裂片卵状披针形至长圆状披针形，果实每棱槽油管 2（～3），合生面油管 2…………………………………………………………2. **澜沧羌活** ***N. forrestii***

　　2. 基生叶和茎下部叶 2 回三出分裂，或 2～3 回三出式羽状分裂，末回裂片卵状披针形至宽卵圆形；果实每棱槽油管 3～4，合生面油管 4～6。

　　　　3. 基生叶和茎下部叶 2～3 回三出式羽状分裂，末回裂片长圆状卵形至卵状披针形；伞辐 10～17（～23），长 3～8（～12）cm；小总苞片短于小伞形花序……………1a. **宽叶羌活** ***N. forbesii*** subsp. ***forbesii***

　　　　3. 基生叶和茎下部叶 2 回三出分裂，末回裂片宽卵圆形；伞辐 8～9，长 1.5～3cm；小总苞片近于或长于小伞形花序…………………………………………1b. **卵叶羌活** ***N. forbesii*** subsp. ***oviforme***

1. 小总苞片线形、全缘，或倒披针形，顶端 2～3 浅裂或羽状分裂，基生叶和茎下部叶 3 回三出式羽状分裂，或 3～4 回羽状分裂，末回裂片长圆状卵形、披针形或线形，叶缘缺刻状浅裂至羽状分裂…………………………………………………………………………………组 2. **细叶组** Sect. 2. ***Tenuifolium***

　　4. 基生叶和茎下部叶 3～4 回羽状分裂，末回裂片线形；伞辐 8～12，长 2～5cm，不等长…………………………………………………………………………………………………4 **细叶羌活** ***N. tenuifolium***

　　4. 基生叶和茎下部叶 3 回三出式羽状分裂，末回裂片长圆状卵形至披针形，边缘缺刻状浅裂至羽状分裂；伞辐 10～24（～39），长达 10cm，近等长。

　　　　5. 小总苞片线形，全缘，短于小伞形花序……………………………………3 **羌活** ***N. incisum***

5. 小总苞片倒披针形，顶端 2～3 浅裂或羽状分裂，稀全缘，明显长于小伞形花序⋯⋯⋯
⋯⋯⋯⋯⋯⋯⋯⋯⋯⋯⋯⋯⋯⋯⋯⋯⋯⋯⋯⋯⋯⋯⋯5 羽苞羌活 *N. pinnatiinvolucellatum*

此外，应该注意到，宽叶羌活的学名有两个，*N. forbesii* 和 *N. franchetii*，均作为新种首次出现在同一本专著，但页码先后有差别。根据国际命名法规的优先原则，*N. franchetii* 优先，因此在 *Flora of China* 中将 *N. forbesii* 作为 *N. franchetii* 的异名的处理方式是恰当的。2020 版《中国药典》羌活条目下的基源植物宽叶羌活拉丁名也遵此规则进行了修改，但是大多数中药书籍和地方标准中有关宽叶羌活的表述基本上将 *N. forbesii* 作为拉丁名。为避免混淆，本书后面关于羌活条目下宽叶羌活的相关表述，统一用 *N. franchetii* 作为宽叶羌活拉丁名。

2.1.2　羌活属植物的地理分布

1. 已确定 6 个种羌活的地理分布

从已经确定的羌活属这 6 个种记载的分布上（表 2-1）来看，只有宽叶羌活分布范围记载的区域比较大，其余几个种分布区域均是在青藏高原及其周围的高海拔区域狭小区域分布。其中，羌活、羽苞羌活与细叶羌活这 3 个种已经列入 2004 年《中国物种红色名录：第一卷红色名录》。

表 2-1　羌活几个种的分布与生境

种名	拉丁名	分布	海拔/(m)	生境
羌活	*N. incisum*	四川、甘肃、陕西、青海、西藏[①]	2000～4500[②]	林缘、林窗、灌丛、疏林、草地
宽叶羌活	*N. franchetii*	陕西、湖北、四川、内蒙古、甘肃、青海、西藏[③]	1700～4800[④]	林缘及灌丛
澜沧羌活	*N. forrestii*	四川（木里）、云南西北部[⑤]	2000～3000	山坡林缘与河滩草地
卵叶羌活	*N. forbessi*	四川、陕西	—[⑥]	山坡林下较阴湿处、林缘草丛中
羽苞羌活	*N. pinnatiinvolucellatum*	四川（小金）[⑦]	3400	林缘、灌丛、草地
细叶羌活	*N. tenuifolium*	四川（雅江、理塘）	4300	高山草地

①在历史上陕西可能分布较多，现代分布区大为缩小，已经没有商品药材的产出。②《中国植物志》记载羌活分布的上限为海拔 4000m，实际调查中发现羌活分布区域的海拔在 4500m 或者更高。*Flora of China* 更正为 1600～5000m，但是实际调查中尚未发现低于 2000m 的记录。③目前调查认为宽叶羌活的分布区多在四川西部、青海、甘肃和西藏，其他区域经近年来调查尚未发现分布。但是宽叶羌活为羌活属的模式种，且模式标本采自湖北，Harry Smith 采自城口的标本藏于瑞典。④*Flora of China* 的记载，实际调查中未发现宽叶羌活分布海拔超过 4500m。⑤基本上自发表新种后未见相关发现和研究的报道。⑥《中国植物志》没有海拔的记载。*Flora of China* 记载为 1800～2700m，分布记载有重庆南川、陕西山阳、太白、镇巴，四川峨眉山，认为对该种的研究较为缺乏。⑦唯一记载是小金四姑娘山海拔 3400m 处。经过多次原地实地调查，再未发现新的记录。

2. 羌活与宽叶羌活的地理分布

从区系分布上讲，羌活属植物主要分布于中国—喜马拉雅植物亚区的横断山脉地区、中国—日本森林植物亚区的黄土高原地区和青藏高原的唐古特地区（吴征镒，1979）。汉藏药材中使用的羌活属植物有两个种，即羌活和宽叶羌活，根据标本和文献确定这两种药用植物主要分布在青海、甘肃、四川、陕西、西藏，宽叶羌活主要分布在四川、青海、甘肃、陕西、内蒙古、云南、山西、湖北（溥发鼎等，2000；王幼平等，1996）。据文献和标本记载，羌活和宽叶羌活的分布区域主要在横断山脉北段海拔 1700～4900m 的阴坡林缘、林窗及亚高山、高山灌丛下，集中分布在 2500～4000m 的林缘、林窗、疏林和灌丛下。

根据课题组的野外考察，并结合商品产地调查，目前羌活分布区主要集中在四川、甘肃、青海、西藏邻接区域，即川西高原和横断山脉北段、甘肃南部和东南部、青海东南部、西藏东部和东北部边缘地带；宽叶羌活分布范围较羌活广，海拔也较低，主要分布在川西高原川藏交界的一些河流及其支流的河谷、甘南和青海等地。其中，四川省甘孜、阿坝全州，凉山西北毗邻甘孜的几个县，以及绵阳紧邻阿坝州的北川、平武等县，两个种都有分布；青海省玉树、果洛州与四川甘孜、阿坝及甘肃接壤的地区，以及海西以外高海拔山地林丛，两个种都有，以宽叶羌活 *N. franchetii* 为主；甘肃省的甘南、临夏、陇南、定西地区及张掖、天祝等紧邻四川阿坝、青海的高原山地，以宽叶羌活 *N. franchetii* 为主；西藏昌都、江达有少量出产，我们的调查发现在八一地区的原始森林也有分布，主要为宽叶羌活 *N. franchetii*；云南省出产药材经产地考证及样品收集鉴定为伪品，乃棱子芹属、当归属之一至几种。文献及标本记载的陕西、山西、内蒙古和湖北等地有羌活分布，迄今为止调查均未发现，其物种野生分布状况尚待进一步调查。

根据野外考察发现，羌活在四川的分布海拔基本在 3000m 以上，上限可至 4100，主要分布在 3400～4000m；青海和甘肃可低至 2500m 左右。宽叶羌活在四川分布海拔主要在 2500～3500m，在高山峡谷地区，如巴朗山、红原刷经寺、德格柯洛洞一线天等地，海拔可高达 3600m；青海和甘肃的宽叶羌活分布海拔可低至 2000m 左右，分布范围比羌活广（表 2-2）。

表 2-2　羌活和宽叶羌活生境海拔和植被类型

种名		四川甘孜	四川阿坝	青海	甘肃
羌活	海拔范围	3000～4100m	3200～4000m	2500～3600m	2800～3500m
	植被类型	冷杉、云杉林；桦木、高山柳等次生林；冷杉、云杉和杜鹃混交林	冷杉、云杉林；桦木、高山柳等次生林；冷杉、云杉和杜鹃混交林	桦木、高山柳等次生林；冷杉、云杉和（或）杜鹃混交林	桦木、高山柳等次生林；冷杉、云杉和（或）杜鹃混交林
宽叶羌活	海拔范围	2500～3300m	2500～3600m	1700～3200m	1700～3000m
	植被类型	桦木、高山柳等次生林；冷杉、云杉和杜鹃混交林	桦木、山杨、高山柳等次生林；冷杉、云杉和杜鹃混交林	桦木、山杨、高山柳等次生林	桦木、高山柳等次生林

羌活和宽叶羌活在其他环境梯度分布上同样有分异的趋势（表 2-2）。比如在光照和温度方面，羌活一般分布在较为荫蔽和冷凉的亚高山原始暗针叶林生境中或者高山矮灌丛与高山灌丛草甸，而宽叶羌活则生长在较为开阔、光照较好、热量优越的阔叶灌丛或者针阔叶混交林分布的地带。在养分方面，这两种植物同样体现了在高海拔地区的替代性分布特点。

从植被类型看，羌活主要分布在亚高山暗针叶林（云杉、冷杉）以及更高海拔的高山杜鹃灌丛、高山灌丛草甸，亚高山暗针叶林是其适宜生境；而宽叶羌活主要分布在海拔较低的山地阔叶林、针阔叶混交林和阔叶次生林（桦木、山杨、鲜卑花和高山柳等次生林）中，高山峡谷区的河谷地带的阔叶次生林是其主要分布区和适宜生境。二者尽管在青海和甘肃等分布北缘有所重叠，但在主要分布区植被类型方面的差异还是非常明显的。

因此，总的来看，羌活属这两个药用物种的野生分布的海拔范围，从 2000m 以下到 4000m 以上，但在海拔梯度上有一定分化，具体表现为以下几个特征：

3700m 以上主要是 *N. incisum* 分布；

3800m 以上再没有 *N. franchetii* 分布，3800m 可能是 *N. franchetii* 的分布上限；

2500～3600m，可见到 *N. incisum* 和 *N. franchetii* 两个种重叠分布；

3400m 以下，主要是 *N. franchetii* 分布；

在高纬度地区（青海、甘肃），*N. incisum* 分布海拔可低至 2500m 左右；在纬度较低地区（四川西部），羌活分布的最低海拔为 3000m。

2.2　羌活属生物学研究

2.2.1　植物学特征

羌活 *N. incisum* 为多年生草本，高 60～120cm，根茎块状或长圆柱状，茎直立，表面淡紫色，具有纵直条纹。基生叶及茎下部叶具柄，下部具膜质叶鞘；基生叶为三出式 3 回羽状复叶。小叶长圆状卵形至披针形，边缘缺刻状浅裂至羽状深裂；茎上部也常无柄。复伞形花序，伞幅长 11～18cm，小花多数，白色，双悬果长圆形，背棱基侧棱有翅，开花期 7 月，果期 8～9 月（附录图 1-1）。

宽叶羌活 *N. franchetii*，多年生草本，高 80～100cm，根和根茎块状或圆柱状；茎无毛。基生叶及下部叶三出式 2～3 回羽状复叶，最终裂片卵状披针形，长 2～4cm，宽 1～2cm，边缘呈不规则羽状深裂，有尖锐锯齿，下面脉上稍有毛；叶柄长 7～9cm；茎生叶简化成三出叶、单叶或形成膨大的紫色叶鞘。复伞形花序顶生和侧生；无总苞；伞幅多数；小总苞片多数，条形；花梗多数，长 2～3mm；花淡黄色。双悬果卵形，长 3～4mm，背棱和中棱有翅，侧棱无翅。开花期 6 月，果期 8～9 月（附录图 1-2）。

两个种的线描图见图 2-1，两者在植物学上的主要区别归纳如下。

从叶片来看，羌活的基生叶是三出式 3 回羽状复叶，末回裂片形状是披针形，裂片边缘缺刻状浅裂至羽状深裂；而宽叶羌活的基生叶叶片是三出式 2～3 回羽状复叶，末回裂片形状是卵状披针形，裂片边缘为粗锯齿。从小总苞片的形状来看，羌活与宽叶羌活均属于线形，其中羌活的数目是 6～10 片，宽叶羌活是 4～5 片；其长度羌活为 3～7mm，而宽叶羌活为 3～4mm。从叶柄的维管束来看，羌活较多，为 20 个，且均为 1 轮，"O"形，大小相间排列；宽叶羌活是 1 轮，"O"形，维管束数为 9，等大排列。

从果实的对比来看，羌活果实的厚/宽为 1：1.2，果棱的 5 条主棱发展不均匀；宽叶羌活的果实厚/宽为 1：1，且果棱的 5 条主棱均发达。

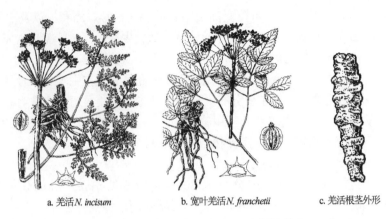

a. 羌活 *N. incisum*　　　　b. 宽叶羌活 *N. franchetii*　　　　c. 羌活根茎外形

图 2-1　羌活及宽叶羌活线描图（引自：《中国植物志》，1979）

这两个种均为多年生草本植物，地上部分每年秋季死亡，根或根茎宿存越冬，为地下芽植物。植株高数厘米至近 2m，视生长环境而定，一般生于较为密集的次生阔叶林中的植株，因为光竞争可能很高；而生于原始森林或者杜鹃灌丛中的植株则较为矮小。叶片颜色视不同生境从嫩黄、浅绿、深绿至暗紫色，光照越强，叶片颜色越深。

2.2.2　羌活、宽叶羌活种质资源研究

1. 羌活、宽叶羌活种质资源分布

通过对四川甘孜和阿坝、甘肃、青海和西藏等地羌活和宽叶羌活的野生种群分布区进行野外调查，采集 73 份羌活种质资源和 38 份宽叶羌活种质资源（采集地基本情况见表 2-3 和表 2-4）。其中，73 份羌活种质资源（全部为野生），涉及甘孜州甘孜县、泸定县、雅江县、康定市、德格县、色达县、丹巴县、九龙县，阿坝州壤塘县、理县、黑水县、小金县、马尔康市、茂县、松潘县、九寨沟县、若尔盖县、红原县，以及绵阳市平武县，青海班玛县、互助县，甘肃临潭县等 22 个县市的 45 个乡镇。38 份宽叶羌活种质资源（全部为野生），涉及甘孜州甘孜县、德格县；阿坝州壤塘县、马尔康市，阿坝县、九寨沟县、若尔盖县、红原县、金川县、茂县、小金县；甘肃卓尼县、临潭县；青海互助县、湟中区、贵德县及西藏自治区八一镇、米林市、朗县等 19 个县市区的 29 个乡镇。

2. 羌活种质资源性状特征

1）羌活种质的性状特征

据《中国植物志》，羌活植株高达 1.2m。根茎粗长，呈竹节状。茎带紫色。基生叶具柄，叶鞘披针形抱茎，边缘膜质；叶三回羽裂，小裂片长圆状卵形或披针形，长 2～5cm，缺刻状浅裂或羽状深裂，茎上部叶无柄，叶鞘抱茎。复伞形花序茎 4～15cm，总苞片 3～6，线形，长 4～7mm，早落；伞幅 10～20（～40），长 3～12（～15）cm，小总苞片 6～10，线形，长 3～5mm，伞形花序有花 15～20。萼齿卵状三角形；花瓣长卵形，白色，

先端内折：花柱基短圆锥形。分果长圆形，背部稍扁，长 5mm，主棱 5，均成宽约 1mm 的翅，棱槽 3 油管，合生面 6 油管。开花期 7 月，果期 8～9 月。

通过实地观察 73 份羌活种质资源，得到羌活的形态特征，如下所述（附录图 1-1，附录图 2-1，附录图 2-3）。

表 2-3　73 份羌活种质资源的地理分布与生境特征

编号	种质名称	海拔(m)	经度	纬度	土壤类型	生态系统类型	年均温度（℃）	年均降水量（mm）
1	甘孜县紫秆羌活-1	3830	100°15′E	31°54′N	有机土	亚高山针叶林	5.6	636.0
2	甘孜县羌活-2	3830	100°15′E	31°54′N	有机土	亚高山针叶林	5.6	636.0
3	甘孜县羌活-3	3840	100°14′E	31°54′N	有机土	亚高山针叶林	5.6	636.0
4	甘孜县羌活-4	3700	100°16′E	31°57′N	有机土	亚高山针叶林	5.6	636.0
5	甘孜县羌活-5	3840	100°14′E	31°53′N	有机土	亚高山针叶林	5.6	636.0
6	甘孜县羌活-6	3890	100°14′E	31°53′N	有机土	亚高山针叶林	5.6	636.0
7	甘孜县羌活-7	3960	99°59′E	31°46′N	有机土	亚高山针叶林	5.6	636.0
8	甘孜县羌活-8	3830	100°12′E	32°03′N	有机土	亚高山针叶林	5.6	636.0
9	理县细裂羌活-1	3740	102°44′E	31°52′N	淋溶土	亚高山针叶林	11.4	590.6
10	理县绿秆阔齿羌活-2	3820	102°45′E	31°46′N	淋溶土	亚高山针叶林	11.4	590.6
11	理县紫秆中裂羌活-3	3930	102°55′E	31°47′N	淋溶土	亚高山针叶林	11.4	590.6
12	理县紫纹中裂羌活-4	3927	102°44′E	31°55′N	淋溶土	亚高山针叶林	11.4	590.6
13	理县下紫上绿羌活-5	3927	102°44′E	31°55′N	淋溶土	亚高山针叶林	11.4	590.6
14	理县中裂楔形羌活-6	4020	102°50′E	31°54′N	淋溶土	亚高山针叶林	11.4	590.6
15	泸定县紫秆中裂羌活-1	3600	102°12′E	29°63′N	淋溶土	亚高山针叶林	12.4	636.8
16	泸定县绿秆细裂羌活-2	3600	102°12′E	29°63′N	淋溶土	亚高山针叶林	12.4	636.8
17	泸定县羌活-3	3600	102°12′E	29°63′N	淋溶土	亚高山针叶林	12.4	636.8
18	泸定县羌活-4	3600	102°12′E	29°63′N	淋溶土	亚高山针叶林	12.4	636.8
19	泸定县绿秆中裂羌活-5	3600	102°12′E	29°63′N	淋溶土	亚高山针叶林	12.4	636.8
20	泸定县叶皱褶羌活-6	3600	102°12′E	29°63′N	淋溶土	亚高山针叶林	12.4	636.8
21	泸定县羌活-7	3600	102°12′E	29°63′N	淋溶土	亚高山针叶林	12.4	636.8
22	泸定县羌活-8	3600	102°12′E	29°63′N	淋溶土	亚高山针叶林	12.4	636.8
23	黑水县羌活-1	3300	102°95′E	32°06′N	淋溶土	亚高山针叶林	9.0	833.0
24	黑水县叶皱褶羌活-2	3300	102°95′E	32°06′N	淋溶土	亚高山针叶林	9.0	833.0
25	黑水县羌活-3	3300	102°95′E	32°06′N	淋溶土	亚高山针叶林	9.0	833.0
26	黑水县羌活-4	3300	102°95′E	32°06′N	淋溶土	亚高山针叶林	9.0	833.0
27	黑水县羌活-5	3300	102°95′E	32°06′N	淋溶土	亚高山针叶林	9.0	833.0
28	黑水县羌活-6	3300	102°95′E	32°06′N	淋溶土	亚高山针叶林	9.0	833.0
29	黑水县羌活-7	2531	102°93′E	32°02′N	淋溶土	亚高山针叶林	9.0	833.0
30	黑水县羌活-8	2590	102°94′E	32°10′N	淋溶土	亚高山针叶林	9.0	833.0
31	黑水县羌活-9	2578	102°93′E	32°06′N	淋溶土	亚高山针叶林	9.0	833.0

编号	种质名称	海拔(m)	经度	纬度	土壤类型	生态系统类型	年均温度（℃）	年均降水量（mm）
32	黑水县绿秆羌活-10	3600	102°94′E	32°10′N	淋溶土	亚高山针叶林	9.0	833.0
33	马尔康市羌活-1	3712	102°34′E	31°82′N	淋溶土	亚高山针叶林	8.6	760.9
34	德格县羌活-1	3830	99°10′E	32°47′N	淋溶土	杜鹃花稀疏灌丛草地	6.4	612.2
35	德格县羌活-2	4188	98°97′E	32°08′N	淋溶土	阔叶次生林	6.4	612.2
36	德格县羌活-3	3697	98°63′E	31°95′N	雏形土	阔叶次生林	6.4	612.2
37	德格县羌活-4	3200	98°56′E	31°86′N	淋溶土	阔叶次生林	6.4	612.2
38	色达县羌活-1	3810	100°30′E	32°34′N	有机土	亚高山针叶林	−0.1	643.8
39	雅江县羌活-1	4010	100°87′E	29°99′N	淋溶土	亚高山针叶林	7.1	705.0
40	班玛县羌活-1	3750	100°39′E	32°53′N	有机土	亚高山针叶林	−1.3	536.0
41	班玛县羌活-2	3760	100°31′E	32°37′N	有机土	亚高山针叶林	−1.3	536.0
42	班玛县羌活-3	3780	100°31′E	32°37′N	有机土	亚高山针叶林	−1.3	536.0
43	互助县细裂羌活-1	2830	100°32′E	32°92′N	雏形土	针阔叶混交林	1.6	484.0
44	互助县羌活-2	2830	100°32′E	32°92′N	雏形土	针阔叶混交林	1.6	484.0
45	茂县羌活-1	3700	103°26′E	30°84′N	淋溶土	亚高山针叶林-杜鹃花灌丛草地	10.6	492.7
46	松潘县羌活-1	3903	103°70′E	32°74′N	雏形土	杜鹃花灌丛	5.7	729.7
47	平武县羌活-1	3338	104°26′E	32°89′N	有机土	针阔叶混交林	5.7	729.7
48	九寨沟县羌活-1	2515	103°67′E	33°56′N	有机土	针阔叶混交林	5.7	729.7
49	若尔盖县羌活-1	3727	103°50′E	33°65′N	有机土	针阔叶混交林	0.7	647.6
50	红原县羌活-1	3757	102°43′E	32°35′N	淋溶土-灰化土	针阔叶混交灌丛草地	1.1	753.0
51	小金县羌活-1	3876	102°87′E	30°95′N	雏形土	阔叶次生灌丛	10.2	653.0
52	小金县羌活-2	3206	102°43′E	31°53′N	雏形土	阔叶次生灌丛	12	613.9
53	九龙县紫秆羌活-1	3200	101°53′E	29°01′N	淋溶土	杜鹃花灌丛草地	8.8	892.8
54	九龙县绿秆羌活-2	3345	101°53′E	29°01′N	淋溶土	杜鹃花灌丛草地	8.8	892.8
55	九龙县紫纹羌活-3	3476	101°53′E	29°01′N	淋溶土	杜鹃花灌丛草地	8.8	892.8
56	壤塘县羌活-1	3679	100°95′E	32°43′N	淋溶土	针叶次生林	4.7	756.1
57	壤塘县羌活-2	3379	101°07′E	32°40′N	淋溶土	杜鹃花灌丛草地	4.7	756.1
58	壤塘县羌活-3	3770	101°04′E	32°19′N	淋溶土	高山柳灌丛	4.7	756.1
59	壤塘县羌活-4	3679	100°95′E	32°43′N	淋溶土	高山柳灌丛	4.7	756.1
60	康定市羌活-1	3780	101°95′E	30°05′N	淋溶土-灰化土	高山灌丛	7.1	804.5

编号	种质名称	海拔(m)	经度	纬度	土壤类型	生态系统类型	年均温度(℃)	年均降水量（mm）
61	康定市羌活-2	4019	101°81′E	30°05′N	淋溶土-灰化土	高山灌丛	7.1	804.5
62	阿坝县羌活-1	3400	101°60′E	32°66′N	有机土	亚高山针叶林	3.3	712.0
63	甘孜县羌活-9	3940	99°54′E	31°32′N	有机土	亚高山针叶林	5.6	636.0
64	甘孜县羌活-10	4050	99°40′E	31°50′N	有机土	亚高山针叶林	5.6	636.0
65	丹巴县绿秆羌活-1	3700	101°35′E	31°07′N	均腐土	针阔叶混交林	14.5	593.9
66	丹巴县细裂羌活-2	3710	101°35′E	31°07′N	均腐土	针阔叶混交林	14.5	593.9
67	临潭县羌活-1	2731	103°59′E	34°66′N	雏形土	针阔叶混交林	3.2	518.0
68	壤塘县羌活-5	3664	100°93′E	32°29′N	淋溶土	高山柳灌丛	4.7	756.1
69	壤塘县羌活-6	3597	100°93′E	32°27′N	淋溶土	高山柳灌丛	4.7	756.1
70	壤塘县羌活-7	3450	100°92′E	32°30′N	淋溶土	高山柳灌丛	4.7	756.1
71	壤塘县羌活-8	3279	100°92′E	32°27′N	淋溶土	高山柳灌丛	4.7	756.1
72	茂县绿秆羌活-1	3700	103°26′E	30°84′N	淋溶土	亚高山针叶林-杜鹃花灌丛草地	10.6	492.7
73	茂县紫秆羌活-2	3700	103°26′E	30°84′N	淋溶土	亚高山针叶林-杜鹃花灌丛草地	10.6	492.7

表 2-4　38 份宽叶羌活种质资源的地理分布与生境特征

编号	种质名称	海拔(m)	经度	纬度	土壤类型	生态系统类型	年均温度(℃)	年均降水量（mm）
1	甘孜县宽叶羌活-1	3646	100°27′E	31°95′N	雏形土	阔叶次生林	5.6	636.0
2	甘孜县宽叶羌活-2	3646	100°27′E	31°95′N	雏形土	阔叶次生林	5.6	636.0
3	甘孜县宽叶羌活-3	3835	100°27′E	31°95′N	雏形土	阔叶次生林	5.6	636.0
4	甘孜县紫纹宽叶羌活-4	3835	100°27′E	31°95′N	雏形土	阔叶次生林	5.6	636.0
5	甘孜县绿秆宽叶羌活-5	3646	100°27′E	31°95′N	雏形土	阔叶次生林	5.6	636.0
6	甘孜县宽叶羌活-6	3728	100°27′E	31°95′N	雏形土	阔叶次生林	5.6	636.0
7	甘孜县宽叶羌活-7	3646	100°27′E	31°95′N	雏形土	阔叶次生林	5.6	636.0
8	甘孜县宽叶羌活-8	3646	100°27′E	31°95′N	雏形土	阔叶次生林	5.6	636.0
9	壤塘县宽叶羌活-1	3366	101°00′E	32°29′N	雏形土	阔叶灌丛	4.7	756.1
10	壤塘县宽叶羌活-2	3660	100°53′E	32°09′N	雏形土	阔叶次生灌丛	4.7	756.1
11	壤塘县宽叶羌活-3	3330	101°04′E	32°51′N	雏形土	阔叶灌丛	4.7	756.1
12	德格县宽叶羌活-1	3697	98°63′E	31°95′N	雏形土	阔叶次生林	6.4	612.2
13	马尔康市宽叶羌活-1	3055	102°32′E	31°83′N	雏形土	阔叶次生林	8.6	760.9
14	马尔康市宽叶羌活-2	3416	102°33′E	31°83′N	雏形土	阔叶次生林	8.6	760.9
15	阿坝县宽叶羌活-1	3296	101°60′E	32°66′N	淋溶土	亚高山针叶林	0.7	712.0
16	卓尼县紫秆宽叶羌活-1	2800	103°12′E	34°56′N	淋溶土	亚高山针叶林	4.5	584.0

续表

编号	种质名称	海拔(m)	经度	纬度	土壤类型	生态系统类型	年均温度(℃)	年均降水量(mm)
17	青海互助县宽叶羌活-1	2302	102°44′E	36°95′N	雏形土	阔叶疏林林缘	1.6	578.0
18	青海互助县宽叶羌活-2	2830	102°32′E	36°92′N	雏形土	阔叶疏林林缘	1.6	578.0
19	九寨沟县宽叶羌活-1	2552	103°67′E	33°56′N	淋溶土	阔叶次生林	10.8	552.0
20	九寨沟县绿秆宽叶羌活-2	3103	103°55′E	33°60′N	淋溶土	阔叶次生林	10.8	552.0
21	若尔盖县宽叶羌活-1	2862	103°25′E	33°65′N	雏形土	阔叶次生林	0.7	647.6
22	红原县绿秆宽叶羌活-2	3757	102°43′E	32°35′N	雏形土	阔叶次生林	1.1	753.0
23	金川县宽叶羌活-1	3007	101°85′E	31°59′N	有机土	阔叶次生林	12.2	616.2
24	小金县宽叶羌活-1	3206	102°42′E	31°53′N	雏形土	混交林	10.2	653.0
25	小金县绿秆宽叶羌活-2	3578	102°85′E	30°98′N	雏形土	阔叶次生林	10.2	653.0
26	八一镇宽叶羌活-1	3100	94°25′E	29°59′N	有机土	混交林	8.7	630.0
27	米林市宽叶羌活-2	3700	94°13′E	29°18′N	有机土	混交林	8.2	641.0
28	朗县宽叶羌活-3	3200	93°11′E	29°06′N	有机土	混交林	9.0	600.0
29	德格县宽叶羌活-2	3264	98°64′E	31°67′N	新成土	阔叶次生林	6.4	612.0
30	临潭县宽叶羌活-1	2831	103°24′E	34°58′N	雏形土	针阔叶混交林	6.7	612.0
31	湟中区宽叶羌活-1	3200	101°57′E	36°49′N	有机土	针阔叶混交林	5.0	630.0
32	湟中区宽叶羌活-2	3100	101°48′E	37°00′N	有机土	针阔叶混交林	5.0	630.0
33	湟中区宽叶羌活-3	3230	101°25′E	37°10′N	有机土	针阔叶混交林	5.0	630.0
34	互助县宽叶羌活-3	3302	101°95′E	36°84′N	有机土	针阔叶混交林	1.6	578.0
35	贵德县宽叶羌活-1	2900	101°47′E	36°02′N	有机土	针阔叶混交林	7.2	550.0
36	甘孜县宽叶羌活-9	4050	99°40′E	31°50′N	有机土	亚高山针叶林	5.6	636.0
37	壤塘县宽叶羌活-4	3400	101°04′E	30°30′N	雏形土	阔叶次生林	4.7	756.1
38	茂县紫秆宽叶羌活-1	2861	103°49′E	32°17′N	淋溶土	亚高山针叶林-杜鹃花-灌丛草地	10.6	492.7

（1）羌活地上部分的性状特征。

73 份羌活种质资源地上部分性状特征见图 2-2。73 份羌活种质资源中，18 份羌活种质资源基生叶叶色为暗绿色，主要是青海、德格县、黑水县、甘孜县等地的羌活种质资源；其余基生叶叶色为绿色，占 75.34%。19 份羌活种质资源叶质为厚纸质，主要是青海、黑水县及部分甘孜县和理县等地的羌活种质资源，其余叶质为纸质，占73.97%。

叶柄颜色：观察到基生叶叶柄存在 4 种颜色，分别是紫色、绿色、紫纹和下紫上绿。其中，紫色占 11.01%，主要是丹巴县、九龙县、泸定县、理县、甘孜县等产地部分羌活种质资源；绿色占 10.91%，主要是甘孜县、理县、泸定县、黑水县、九龙县、丹巴县、茂县等产地的部分羌活种质资源；紫纹占 49.31%，主要是甘孜县、理县、泸定县、黑水县、色达县、茂县、松潘县、九寨沟县、红原县、九龙县、壤塘县、阿坝县等产地的部分羌活种质资源；下紫上绿占 28.77%，主要是理县、泸定县、黑水县、马尔康市、德格县、雅江县、青海、平武县、若尔盖县、小金县、康定市等产地部分羌活种质资源。

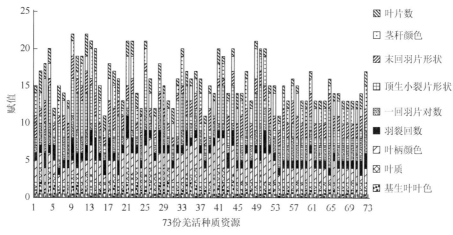

图 2-2　73 份羌活种质资源地上部分性状

叶片数：65.75%羌活种质资源基生叶叶片数为 1~8，此性状受环境影响较大。

羽裂回数：20.55%羌活种质资源基生叶羽裂回数为 2~4；9.59%羌活种质资源基生叶羽裂回数为 3~4；69.86%羌活种质资源基生叶羽裂回数为 2~3。

一回羽片对数：41.10%羌活种质资源基生叶一回羽片对数为 3~4；36.98%羌活种质资源基生叶一回羽片对数为 2~5；21.92%羌活种质资源基生叶一回羽片对数为 3~6。

顶生小裂片形状：68.49%羌活种质资源顶生小裂片形状为卵圆形；6.85%羌活种质资源顶生小裂片形状为卵形，主要是青海、壤塘县、康定市、丹巴县、临潭县等产地羌活种质资源；24.66%羌活种质资源顶生小裂片形状为菱形，主要是甘孜县、理县、泸定县、黑水县、青海、若尔盖县、红原县、丹巴县等产地羌活种质资源。

末回羽片形状：30.17%羌活种质资源基生叶末回羽片形状为卵圆形；49.31%羌活种质资源基生叶末回羽片形状为卵形，主要是甘孜县、理县、泸定县、德格县、青海、九寨沟县、若尔盖县、红原县、小金县、壤塘县、阿坝县、丹巴县、临潭县、茂县等产地部分羌活种质资源；20.52%羌活种质资源基生叶末回羽片形状为卵披针形，主要是甘孜县、理县、泸定县、雅江县、茂县、松潘县、平武县、九龙县、壤塘县、康定市等产地部分羌活种质资源。

茎秆颜色：在实验地观察得到 4 种花茎颜色，分别是紫色、紫纹、绿色和下紫上绿，其中花茎绿色性状为本团队首次观察得到。9 份羌活种质资源花茎颜色为绿色，主要是理县、泸定县、黑水县、九龙县、丹巴县、茂县松坪沟等产地部分羌活种质资源。

（2）羌活花的性状特征。

高山地区有利于植物生长的季节很短，大多数高山植物仍能开花，开花被限制在一个更短的时期内（Arroyo et al.，1981）。与植株相比，高山植物的花相对较大，花的颜色较鲜艳，具有虫媒花的典型特征（Bynum and Smith，2001）。研究表明，在安第斯山脉，虫媒植物占该地区植物的 95.62%，而专性自交或风媒传粉植物等的比例较低（Arroyo et al.，1981）。高山恶劣的气候降低了传粉昆虫的多样性，昆虫的访花频率和活动能力随海拔的升高而降低（Mani，1962）。

在长期的适应过程中，许多高山植物都发展了有性繁殖和无性繁殖两种生殖方式。当外界条件适宜时，高山植物同时进行有性繁殖和无性繁殖，增加植物数量，扩大分布面积；当条件不适合有性繁殖时，通过无性繁殖方式，如匍匐茎、根茎或分蘖等进行繁殖。因此，在高山植物中，多年生植物占绝大多数，包括一些小草，如虎耳草属（*Saxifraga*）、金腰子属（*Chrysosplenium*）等都是多年生的（Zhou et al.，1992）。兼具有性繁殖和无性繁殖的高山植物，更能适应高山残酷的生态环境，是一更为特化的植物类群。73 份羌活种质资源花性状特征见图 2-3。

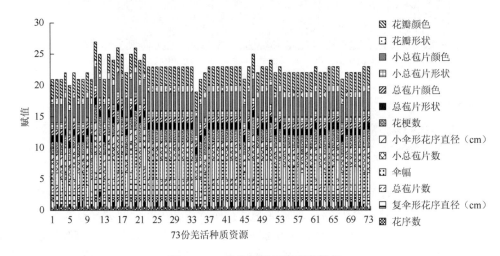

图 2-3　73 份羌活种质资源花性状

由图 2-3 可知以下内容。

花序数：79.45%羌活种质资源花序数 2～10，19.18%羌活种质资源花序数 2～6，1.37%羌活种质资源花序数 5～10。

复伞形花序直径：43.84%羌活种质资源复伞形花序直径 8～15cm，主要是甘孜县、理县、泸定县、德格县、九寨沟县、小金县、九龙县、壤塘县、丹巴县、茂县等产地部分羌活种质资源；49.32%羌活种质资源复伞形花序直径 8～20cm，主要是甘孜县、泸定县、黑水县、青海、松潘县、平武县、若尔盖县、红原县、九龙县等产地部分羌活种质资源；6.84%羌活种质资源复伞形花序直径 12～20cm，主要是理县、泸定县产地羌活种质资源。

总苞片数：90.41%羌活种质资源总苞片数 3～6；9.59%羌活种质资源总苞片数 3～10，主要是甘孜县、理县、泸定县产地部分羌活种质资源。

总苞片形状：73 份羌活种质资源总苞片形状观察结果均为线形。

总苞片颜色：73 份羌活种质资源总苞片颜色观察结果均为绿色。

伞幅：甘孜县两个羌活种质和茂县羌活种质伞幅 7～20；21.92%羌活种质资源伞幅

10～30，主要是甘孜县、理县、德格县产地羌活种质资源；73.97%羌活种质资源伞幅20～40，主要是理县、泸定县、黑水县、色达县、雅江县、青海、松潘县、平武县、九寨沟县、若尔盖县、红原县、小金县、壤塘县、康定市、丹巴县、茂县等产地羌活种质资源。

小总苞片数：89.04%羌活种质资源小总苞片数 6～20；10.96%羌活种质资源小总苞片数 10～20，主要是理县、泸定县、茂县产地部分羌活种质资源。

小总苞片颜色：73 份羌活种质资源小总苞片颜色观察结果均为绿色。

小总苞片形状：73 份羌活种质资源小总苞片形状观察结果均为线形。

小伞形花序直径：87.67%羌活种质资源小伞形花序直径 1～3cm；12.33%羌活种质资源小伞形花序直径 2～4cm，主要是甘孜县、理县、泸定县产地部分羌活种质资源。

花梗数：72.60%羌活种质资源花梗数 20～50；27.40%羌活种质资源花梗数 30～50，主要是甘孜县、理县、泸定县、德格县产地部分羌活种质资源。

（3）羌活分果的性状特征。

73 份羌活种质资源分果性状特征见图 2-4。

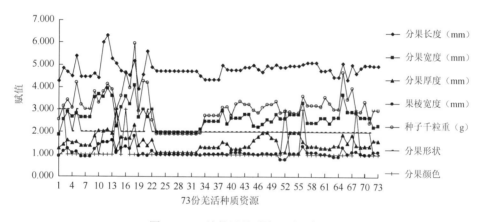

图 2-4　73 份羌活种质资源分果性状

由图 2-4 可知以下内容。

分果形状：87.67%羌活种质资源分果形状为卵圆形；理县、茂县松坪沟羌活种质资源分果形状近圆形；甘孜县、理县、泸定县产地 6 个羌活种质资源分果形状为长圆形。

分果颜色：甘孜县、理县、泸定县、小金县、壤塘县产地 7 份羌活种质资源分果颜色为黑褐色，其余为褐色。

分果长度：4.816mm±0.3566mm，其中，理县紫纹中裂羌活-4 种质分果长度最长，为 6.3084mm，其次为理县紫秆中裂羌活-3 种质，为 5.996mm；泸定县绿秆中裂羌活-5 种质分果长度最短，为 3.929mm。

分果宽度：2.658mm±0.4984mm，其中，泸定县羌活-4 种质分果宽度最宽，为 4.084mm，其次为理县紫纹中裂羌活-4 种质，分果宽度为 3.946mm。

分果厚度：1.489mm±0.3034mm，其中，泸定县羌活-4 种质分果厚度最厚，为 2.312mm，其次为理县紫纹中裂羌活-4 种质，分果厚度为 2.095mm；黑水产地羌活种质分果厚度最小，为 1.090mm。

果棱宽度：1.082mm±0.1795mm，其中，泸定县羌活-4 种果棱宽度最大，为 1.820mm，其次分别是理县下紫上绿羌活-5 种质（1.642mm）和理县紫纹中裂羌活-4 种质（1.547mm），小金县产地羌活（小金县羌活-1、小金县羌活-2）种质果棱宽度最小，为 0.790mm 左右。

种子千粒重：3.099g±0.7469g，其中，泸定县羌活-4 种质种子千粒重最高，为 5.960g，其次分别是丹巴县绿秆羌活-1 种质（4.690g）和泸定县绿秆细裂羌活-2 种质（4.670g），黑水县产地羌活种质种子千粒重最低，为 1.920g。

（4）羌活药材的性状特征。

73 份羌活种质资源药材性状特征见图 2-5。

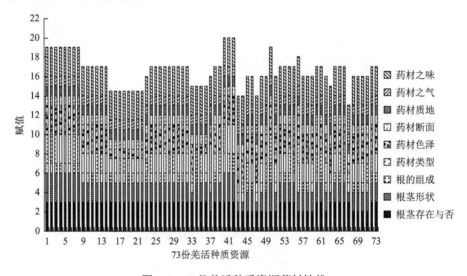

图 2-5　73 份羌活种质资源药材性状

由图 2-5 可知以下内容。

根茎存在与否：26.03%羌活种质资源根茎少量，主要是青海互助县、茂县维城、松潘县、平武县、九寨沟县、若尔盖县、红原县、壤塘县、阿坝县等产地羌活种质资源；73.97%羌活种质资源根茎发达，主要是甘孜县、理县、泸定县、黑水县、德格县、色达县、雅江县、青海班玛县、小金县、九龙县、康定市、丹巴县、甘肃临潭县、茂县松坪沟等产地羌活种质资源。

根茎形状：马尔康市、青海互助县、平武县、甘孜县生康、甘肃临潭县等产地 6 份羌活种质资源根茎形状为蚕体状，节间极度缩短；甘孜县、青海班玛县、红原县等产地12 份羌活种质资源根茎形状为不规则结节状；其余 55 份羌活种质资源根茎形状为竹节状，节间较长，占 75.34%，主要是理县、泸定县、黑水县、德格县、色达县、雅江县、茂县、松潘县、九寨沟县、若尔盖县、小金县、九龙县、壤塘县、丹巴县等产地羌活种质资源。

根的组成：93.15%羌活种质资源有明显主根，6.85%羌活种质资源无明显主根，须根不发达,主要是青海班玛县产地羌活种质资源。

药材类型:马尔康市、青海互助县、平武县、甘孜县生康、甘肃临潭县产地 6 份羌活种质资源药材类型以蚕羌为主;甘孜县、德格县龚垭、青海班玛县、红原县产地 12 份羌活种质资源药材类型以头羌为主;泸定县产地羌活种质资源以竹节羌、蚕羌为主;其余产地羌活种质资源药材类型以竹节羌为主。

药材色泽:泸定县、德格县、甘肃临潭县产地羌活种质资源药材为棕褐色;其余产地羌活种质资源药材为黑褐色。

药材断面:73 份羌活种质资源药材断面观察结果均为不平整,多裂痕。

药材质地:73 份羌活种质资源药材质地观察结果均为松脆。

药材之气:73 份羌活种质资源药材之气均为香。

药材之味:73 份羌活种质资源药材之味均为微苦而辛。

2)羌活种质资源性状的聚类分析

根据实地观察,初步调查了 54 个性状特征,经过分析后,去除了差异不显著性状(末回裂片边缘形状、株高、总苞片形状、总苞片颜色、小总苞片颜色、小总苞片形状、花瓣形状、花瓣颜色、果实棱槽内油管数、分果合生面油管数、药材断面、药材质地、药材之气、药材之味)和受环境影响较大的性状(叶柄长、叶片长、叶片宽、顶生小裂片长度、顶生小裂片宽度、末回羽片长度、末回羽片宽度),最后选取了 33 个性状做数据分析。

(1)R 型聚类分析。

对 73 份羌活种质资源的 33 个性状进行 R 型聚类分析的结果见图 2-6。将聚类结果分成五大组:A 组包括根茎性状、药材类型、根的组成、药材色泽,这些性状都反映了羌活地下部分的生长状况;B 组包括分果形状、分果颜色和裂片间距,反映了羌活果实的外观形态;C 组包括分果宽度、千粒重、分果厚度、果棱宽度、分果长度、末回羽片形状、花梗数、花茎数、小总苞片数、一回羽片对数,这些性状能够反映羌活花及分果性状,在分类学上,花果性状是较为稳定的遗传性状;D 组包括顶生小裂片形状、复伞形花序直径、总苞片数、小伞形花序直径、羽裂回数、小叶数、叶片数、羽片张角、叶质、基生叶叶色、根茎存在状况、顶生小裂片边缘形状;E 组包括叶柄颜色、茎秆颜色、花序数、伞幅,D、E 组性状都能表现羌活植株的生长量。

总之,R 型聚类分析的结果能够反映植株不同部位和具有不同观赏特性的性状间的相关性,同时,也有少数性状间虽然密切相关,但它们是非逻辑相关的,如花序数与茎秆颜色、根茎存在状况与基生叶叶色等,其遗传背景还有待进一步研究。

(2)Q 型聚类分析。

为了解不同羌活种质间的形态相似性,根据形态特征,用 SPSS 软件对 73 个羌活种质进行了 Q 型聚类分析。从图 2-7 可以看出:①相同县以不同区、乡区分的种质资源主要按所在县聚为一类;②青海互助县和班玛县地区羌活种质聚为一类;③泸定县、理县、甘孜县等产地羌活种质资源主要按产地聚为一类,其中,少部分聚类较分散。

为便于分析,将聚类结果分成 7 类:甘孜县(多数)、德格县、丹巴、泸定县(少量）、色达县、红原县羌活种质聚为一类；壤塘县、雅江县、阿坝县、青海、康定市、小金县地区羌活种质资源聚为一类；九龙县、九寨沟县、松潘县、若尔盖县、茂县、平武县等产地羌活种质资源聚为一类；泸定县（多数）、理县（少量）、甘肃临潭县新城乡地区羌活种质资源聚为一类；黑水县、马尔康市、茂县、甘孜县（少量）和泸定县（少量）羌活种质资源聚为一类；壤塘县、小金县、甘孜县（少量）、理县（少量）聚为一类；理县（多数）、丹巴县、泸定县（少量）聚为一类。Q 型聚类分析基本可以反映羌活种质资源的差异。

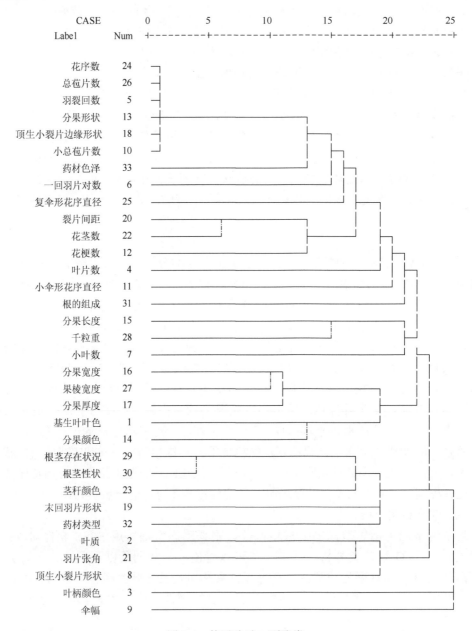

图 2-6 羌活种质 R 型聚类

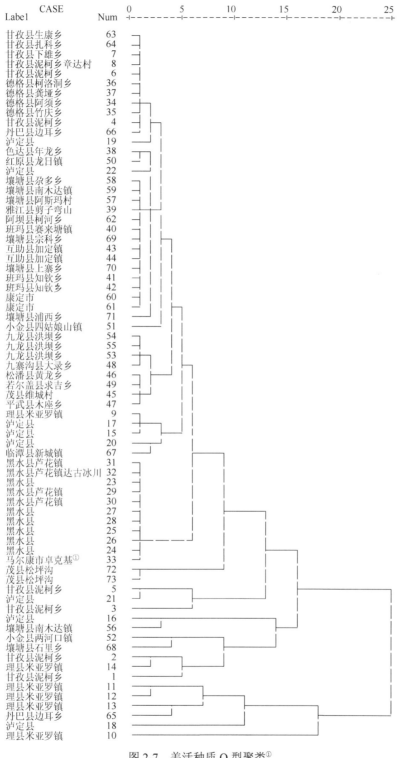

图 2-7　羌活种质 Q 型聚类①

3）羌活种质性状特征与环境参数的相关分析

利用 SPSS 软件中皮尔逊相关（Pearson correlation）对 73 份羌活种质资源性状（茎秆颜色、复伞形花序直径、总苞片数、伞幅、小总苞片数、小伞形花序直径、花梗数、分果长度、分果宽度、分果厚度、果棱宽度、千粒重、药材类型）与环境因子（海拔、经度、纬度、年均温度、年均降水量）进行相关性分析，利用双尾检验对相关系数进行显著性检验，见表 2-5。

表 2-5 羌活种质形态特征与环境参数的相关性分析

种质形态特征	海拔	经度	纬度	年均温度	年均降水量
茎秆颜色	0.105	0.182	−0.007	0.023	−0.046
复伞形花序直径	0.116	0.279*	−0.197	0.196	0.070
总苞片数	0.099	−0.016	−0.275*	0.248*	−0.146
伞幅	−0.087	0.370**	0.014	0.067	0.274*
小总苞片数	0.132	0.301**	−0.153	0.306**	−0.270*
小伞形花序直径	0.140	−0.001	−0.214	0.236*	−0.166
花梗数	−0.039	0.007	−0.101	0.252*	−0.328*
分果长度	0.123	0.306**	0.026	0.074	−0.031
分果宽度	0.239*	−0.103	−0.224	0.246*	−0.392*
分果厚度	0.168	0.171	−0.262*	0.236*	−0.227
果棱宽度	0.154	0.116	−0.152	0.289*	−0.227
千粒重	0.267*	−0.084	−0.206	0.153	−0.480*
药材类型	0.205	−0.521**	−0.066	−0.322**	−0.077

*表示显著相关 $P < 0.05$；**表示极显著相关 $P < 0.01$（双尾检验）

由表 2-5 可知：除伞幅、花梗数与海拔呈负相关外，其余性状与之呈正相关，其中，分果宽度、千粒重与海拔呈显著正相关；总苞片数、小伞形花序直径、分果宽度、千粒重与经度呈负相关，药材类型与之呈极显著负相关（$r = -0.521$，$P < 0.01$），其余性状与之呈正相关，其中，伞幅、小总苞片数、分果长度与经度呈极显著正相关（$r = 0.370$，$r = 0.301$，$r = 0.306$，$P < 0.01$）；除伞幅、分果长度外，所有性状与纬度呈负相关；药材类型与年均温度呈极显著负相关（$r = -0.322$，$P < 0.01$），其余性状与年均温度呈正相关，小总苞片数与之呈极显著正相关（$r = 0.306$，$P < 0.01$）；复伞形花序直径和伞幅与年均降水量呈正相关，其余性状与之呈负相关，其中小总苞片数、花梗数、分果宽度、千粒重与之呈显著负相关。

3. 宽叶羌活种质资源性状特征分析

1）宽叶羌活种质的性状特征研究

《中国高等植物图鉴》对宽叶羌活的描述为，植株高达 1.8m。根茎不规则块状，多枝根和须根。茎带紫色。基生叶及茎下部叶柄长 1~22cm，叶鞘抱茎；叶三出二至三回羽状复叶，一回羽片 2～3 对，小裂片长圆状卵形或卵状披针形，长 3～8cm，基部稍楔形，具粗锯齿。复伞形花序直径 5～14cm，总苞片无或 1～3，早落：伞幅 10～17（～23），长 3～12cm，小总苞片数 4～5，线形，长 3～4mm。萼齿卵状三角形：花瓣淡黄色，倒卵形，顶端内折：花柱基短圆锥形，花柱短。果近球形，分果长 5mm，背棱及侧棱均成宽翅，常发育不均匀：棱槽 3～4 油管，合生面 4 油管。开花期 7 月，果期 8～9 月。

笔者于 2006 年 6～8 月，于泸定县二郎山羌活园实地观察得到宽叶羌活的形态特征性状如下所述（附录图 1-1 右边）。

（1）宽叶羌活地上部分的性状特征。

38 份宽叶羌活种质资源地上部分性状特征见图 2-8。

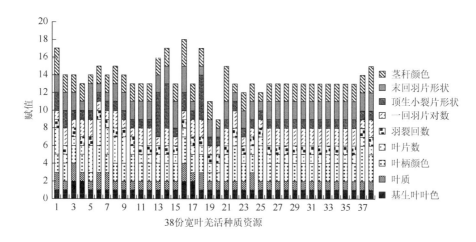

图 2-8　38 份宽叶羌活种质资源地上部分性状

由图 2-8 可知：

基生叶叶色：甘孜县部分宽叶羌活种质资源及甘肃卓尼县、青海互助县加定镇宽叶羌活种质资源基生叶叶色为暗绿色；其余为绿色，占 89.47%。

叶质：甘孜县部分宽叶羌活种质资源及甘肃卓尼县、青海互助县、小金县宽叶羌活种质资源叶质为厚纸质，其余为纸质，占 81.58%。

叶柄颜色：实验观察到叶柄 4 种颜色，分别是紫色、绿色、紫纹和下紫上绿。其中，甘孜县、九寨沟县产地部分宽叶羌活种质资源为绿色；甘孜县、壤塘县、甘肃卓尼县、茂县等产地的部分宽叶羌活种质资源为紫色；甘孜县、壤塘县、马尔康市、青海、若尔盖县、小金县、金川县、西藏、甘肃临潭县等产地的部分羌活种质资源为紫纹；红原县、小金县、壤塘县部分宽叶羌活种质资源为下紫上绿。

叶片数：大多数宽叶羌活种质资源基生叶叶片数为 1～8，此性状受环境的影响较大。

羽裂回数：38 份宽叶羌活种质资源羽裂回数为 2～3。

一回羽片对数：甘孜县、壤塘县、马尔康市、甘肃卓尼县、九寨沟县、金川县、小金县等产地部分宽叶羌活种质资源一回羽片对数 2～5；甘孜县、壤塘县、青海、若尔盖县、红原县、西藏、茂县等产地部分宽叶羌活种质资源一回羽片对数 3～4。

顶生小裂片形状：几乎所有宽叶羌活种质资源顶生小裂片形状为卵圆形。

末回羽片形状：几乎所有宽叶羌活种质资源末回羽片形状呈卵形。

茎秆颜色：在实验地观察得到 4 种花茎颜色，分别是紫色、紫纹、绿色和下紫上绿，其中花茎绿色性状为首次观察得到。4 份羌活种质资源花茎颜色为绿色，主要是甘孜县、红原县、小金县等产地的部分宽叶羌活种质资源，除此外大多数为紫纹。不同茎秆颜色羌活种质资源分子遗传多样性研究见第 4 章。

（2）宽叶羌活花的性状特征。

38 份宽叶羌活种质资源花性状特征见图 2-9。

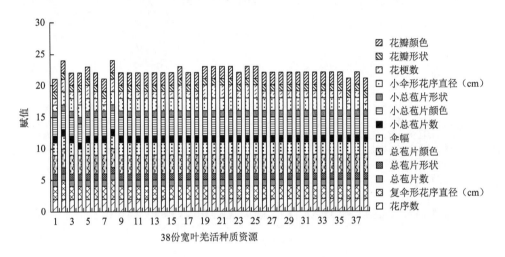

图 2-9　38 份宽叶羌活种质资源花性状

由图 2-9 可知：

花序数：38 份宽叶羌活种质资源花序数 2～10。

复伞形花序直径：甘孜县两个宽叶羌活种质资源复伞形花序直径 12～20cm，其余宽叶羌活种质资源复伞形花序直径 8～20cm。

总苞片数：38 份宽叶羌活种质资源总苞片数 3～6。

总苞片形状：38 份宽叶羌活种质资源总苞片形状观察结果均为线形。

总苞片颜色：38 份宽叶羌活种质资源总苞片颜色观察结果均为绿色。

伞幅：几乎所有宽叶羌活种质资源伞幅 10～30。

小总苞片数：38 份宽叶羌活种质资源小总苞片数 6～10。

小总苞片颜色：38 份宽叶羌活种质资源小总苞片颜色观察结果均为绿色。

小总苞片形状：38 份宽叶羌活种质资源小总苞片形状观察结果均为线形。

小伞形花序直径：89.47%宽叶羌活种质资源小伞形花序直径 2～4cm；10.53%宽叶羌活种质资源小伞形花序直径 1～3cm，主要是甘孜县部分宽叶羌活种质资源和茂县松坪沟宽叶羌活种质资源。

花梗数：26.32%宽叶羌活种质资源花梗数 20～50，主要是甘孜县、卓尼县、九寨沟县、若尔盖县、红原县、小金县等产地宽叶羌活种质资源；71.05%宽叶羌活种质资源花梗数 20～30，主要是甘孜县、壤塘县、德格县、马尔康市、青海省、金川县、西藏自治区、茂县等产地部分宽叶羌活种质资源。

（3）宽叶羌活分果的性状特征。

38 份宽叶羌活种质资源分果性状特征见图 2-10。

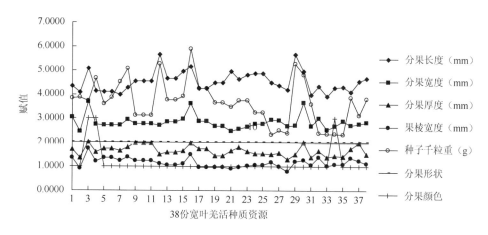

图 2-10　38 份宽叶羌活种质资源分果性状

由图 2-10 可知：

分果形状：38 份宽叶羌活种质资源分果形状均为卵圆形。

分果颜色：甘孜县部分种质资源及青海互助县种质资源分果颜色为黑褐色，其余为褐色。

分果长度：4.540mm±0.4276mm，其中，德格县宽叶羌活-1 和德格县宽叶羌活-2 种质分果长度最长，为 5.680mm，其次为卓尼县紫秆宽叶羌活-1 种质，为 5.160mm；青海湟中区宽叶羌活-3 种质分果长度最短，为 3.940mm。

分果宽度：2.840mm±0.2780mm，其中，甘孜县宽叶羌活-3 种质分果宽度最宽，为 3.710mm，其次为甘肃临潭县宽叶羌活-1 种质，分果宽度为 3.660mm。

分果厚度：1.650mm±0.2014mm，其中，临潭县宽叶羌活-1 种质分果厚度最厚，为 2.010mm，其次为甘孜县宽叶羌活-3 种质，分果厚度为 2.000mm；西藏宽叶羌活-3 宽叶羌活种质分果厚度最小，为 1.280mm。

果棱宽度：1.150mm±0.1879mm，其中，甘孜县宽叶羌活-3 种质果棱宽度最大，为 1.740mm，其次分别是卓尼县紫秆宽叶羌活-1 种质（1.504mm）和青海湟中区宽叶羌活-2 种质（1.400mm），西藏宽叶羌活-3 种质果棱宽度最小，为 0.790mm 左右。

种子千粒重：3.680g±0.8924g，其中，卓尼县紫秆宽叶羌活-1 种质种子千粒重最高，为 5.910g，其次分别是德格县宽叶羌活-1 种质和德格县宽叶羌活-2 种质，为 5.290g，青海产地宽叶羌活种质种子千粒重最低，为 1.230g 左右。

（4）宽叶羌活药材的性状特征。

38 份宽叶羌活种质资源药材性状特征见图 2-11。

由图 2-11 可知：

根茎存在与否：10.53%宽叶羌活种质资源根茎少量，主要是红原县、金川县、小金县等产地宽叶羌活种质资源；89.47%宽叶羌活种质资源根茎发达，主要是甘孜县、壤塘县、德格县、马尔康市、阿坝县、甘肃卓尼县、青海、九寨沟县、若尔盖县、西藏等产地宽叶羌活种质资源。

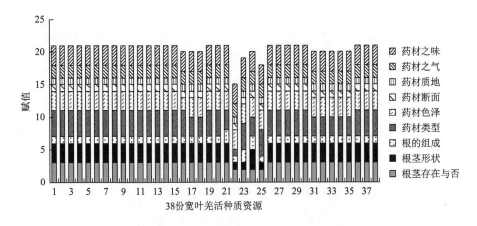

图 2-11　38 份宽叶羌活种质资源药材性状

根茎形状：红原县、金川县、小金县等产地 3 份宽叶羌活种质资源根茎形状为蚕体状，节间极度缩短；其余产地宽叶羌活种质资源根茎形状为不规则结节状。

根的组成：92.11%宽叶羌活种质资源有明显主根；7.89%宽叶羌活种质资源无明显主根，须根不发达，主要是若尔盖县、小金县、金川县等产地宽叶羌活种质资源。

药材类型：红原县、小金县产地 2 份羌活种质资源药材类型以蚕羌为主；青海省、若尔盖县、小金县产地宽叶羌活种质资源药材类型以头羌为主；其余产地羌活种质资源药材类型以条羌为主。

药材色泽：卓尼县宽叶羌活种质资源药材色泽为棕褐色；其余产地宽叶羌活种质资源药材色泽为黑褐色。

药材断面：38 份宽叶羌活种质资源药材断面观察结果均为不平整，多裂痕。

药材质地：38 份宽叶羌活种质资源药材质地观察结果均为松脆。

药材之气：38 份宽叶羌活种质资源药材之气均为微膻。

药材之味：38 份宽叶羌活种质资源药材之味均为微苦而辛。

2）宽叶羌活种质资源形态性状聚类分析

（1）种质性状的 R 型聚类。

对 38 份宽叶羌活种质资源的 33 个性状进行 R 型聚类分析的结果见图 2-12。将聚类结果分成五大组：A 组包括花序数、总苞片数、羽裂回数、分果形状、顶生小裂片边缘形状、小总苞片数、药材色泽、一回羽片对数、复伞形花序直径、裂片间距、花茎数、花梗数、叶片数、小伞形花序直径、根的组成、分果长度、千粒重、小叶数；B组包括分果宽度、果棱宽度、分果厚度、基生叶叶色、分果颜色，这两组反映了宽叶羌活花和种子的外观性态，在分类学上，花果性状是较为稳定的遗传性状；C 组包括根茎存在与否、根茎性状、茎秆颜色、末回羽片形状、药材类型，这些性状都反映了宽叶羌活地下部分的生长状况；D 组包括叶质、羽片张角、顶生小裂片形状；E 组包括叶柄颜色、伞幅，这两组性状都能表现宽叶羌活植株的生长量（黄家平，1998）。

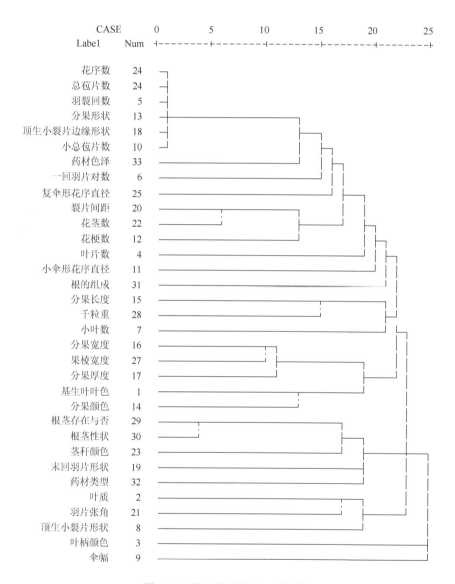

图 2-12　宽叶羌活种质 R 型聚类

总之，R 型聚类分析的结果能够反映植株不同部位和具有不同观赏特性的性状间的相关性，同时，也有少数性状间虽然密切相关，但它们是非逻辑相关的，如羽裂回数、顶生小裂片边缘形状与分果形状，药材色泽和一回羽片对数等，其遗传背景还有待进一步研究。

（2）种质性状的 Q 型聚类。

为了解不同宽叶羌活种质间的形态相似性，根据形态特征，用 SPSS 软件对 38 个宽叶羌活种质进行了 Q 型聚类分析。从图 2-13 可以看出：以相同县不同乡区分的宽叶羌活

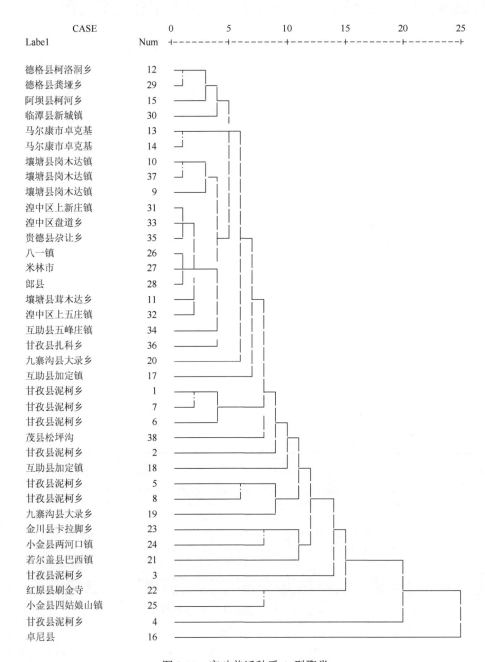

图 2-13　宽叶羌活种质 Q 型聚类

种质资源主要以县聚为一类；甘肃卓尼县与其他种质资源的距离最远；西藏 3 个区县的种质聚为一类；青海湟中区、贵德县宽叶羌活种质聚为一类，青海互助县种质与青海其他地区种质较分散。

为便于分析，将聚类结果分成 3 类：德格县、阿坝县、马尔康市、壤塘县、青海、西藏、甘孜县、九寨沟县等产地的宽叶羌活种质资源基本聚为一类；金川县、小金县、若尔盖县、红原县等产地宽叶羌活种质资源基本聚为一类；甘肃卓尼县宽叶羌活种质资源与其他产地种质资源距离最远。Q 型聚类分析基本可以反映宽叶羌活种质资源的差异。

3）种质性状特征与环境参数的相关性

对 38 份宽叶羌活种质资源性状（茎秆颜色、复伞形花序直径、总苞片数、伞幅、小总苞片数、小伞形花序直径、花梗数、分果长度、分果宽度、分果厚度、果棱宽度、千粒重、药材类型）与环境因子（海拔、经度、纬度、年均温度、年均降水量）进行皮尔逊相关分析，利用双尾检验对相关系数进行显著性检验，见表 2-6。

表 2-6　宽叶羌活种质性状特征与环境参数的相关性分析

种质性状特征	海拔	经度	纬度	年均温度	年均降水量
茎秆颜色	−0.257	0.017	0.116	−0.292	−0.066
复伞形花序直径	0.203	−0.051	−0.098	−0.029	−0.035
总苞片数	a	a	a	a	a
伞幅	−0.223	0.035	0.068	0.020	0.025
小总苞片数	a	a	a	a	a
小伞形花序直径	−0.355*	0.099	0.142	0.036	0.044
花梗数	0.022	0.335*	−0.091	0.108	−0.151
分果长度	−0.111	0.118	−0.204	0.092	0.107
分果宽度	−0.136	0.066	0.076	−0.002	−0.102
分果厚度	0.120	0.241	−0.061	−0.340*	0.431*
果棱宽度	0.376*	0.023	−0.050	−0.120	0.089
千粒重	0.025	0.266	−0.009	−0.125	−0.123
药材类型	0.180	−0.289	−0.499**	0.457**	0.007

*表示显著相关 $P<0.05$；**表示极显著相关 $P<0.01$（双尾检验）；a 值为 0，不能计算

由表 2-6 可知：茎秆颜色、伞幅、小伞形花序直径、分果长度、分果宽度与海拔呈负相关，其余性状与海拔呈正相关。复伞形花序直径、药材类型与经度呈负相关，药材类型与纬度负相关性达极显著水平（$r=0.289$，$P<0.01$），其余性状与经度呈正相关，花梗数与经度的相关性达显著水平。茎秆颜色、伞幅、小伞形花序直径、分果宽度与纬度呈正相关，其余性状与之呈负相关，药材类型与之的负相关性达极显著水平。伞幅、小伞形花序直径、花梗数、分果长度、药材类型与年均温度呈正相关，其中，药材类型与之正相关性达极显著水平（$r=0.457$，$P<0.01$）。茎秆颜色、复伞形花序直径、花梗数、分果宽度、千粒重与年均降水量呈负相关，其余性状与之呈正相关。

综合羌活、宽叶羌活与环境参数的相关性数据，两者与环境参数的相关性有相同点：伞幅与海拔呈负相关，复伞形花序直径、分果厚度、果棱宽度、千粒重、药材类型与海拔呈正相关；茎秆颜色、伞幅、花梗数、分果长度、分果厚度、果棱宽度与经度呈正相关，药材类型与之呈负相关；复伞形花序直径、花梗数、分果厚度、果棱宽度、千粒重、药材类型与纬度呈负相关；伞幅、小伞形花序直径、花梗数、分果长度与年均温度呈正相关；茎秆颜色、花梗数、分果宽度、千粒重与年均降水量负相关，伞幅与年均降水量呈正相关。

2.3 物 候 特 征

气候因子对植物物候有重要影响，温度通常被认为是影响植物物候的重要气候因子。0℃常常被假设为植物发育的基础温度（Kramer，1994），然而实践表明5～6℃是植物发育的基础温度，如小麦（Nuttonson，1955）。一般而言，土壤对植物物候的影响通常小于气候的影响。土壤对植物物候的影响，则可能是由土壤水分造成土壤温度变化所引起，土壤肥力和土壤类型影响累积热值，从而影响植物物候，所以气候因子是影响植物物候的关键因子。羌活作为生长在亚高山和高山地带的植物，其物候可能更多受到霜冻和融雪时间的影响。

羌活作为一种典型的多年生高山植物，其物候特征研究对于引种驯化、人工栽培乃至野生种群在全球变化背景下的适应能力方面的研究非常重要。前期观察发现，羌活野生分布的亚高山暗针叶林融雪时间很迟，气温回升慢，暗针叶林下野生羌活植株至6月中旬尚未返青，而同一地区在高海拔河谷地带实验地人工栽培的羌活植株已经开始抽薹孕蕾；同时，该高寒区域无霜期短，因此初霜时间可能对羌活生长末期影响更加重大。

羌活分布的高寒生境的物候和气象方面等基础资料的缺乏，制约了对羌活物候特征和生物学特性的系统研究，而这些研究对羌活人工栽培技术配套和模式设计具有重要意义。我们通过在羌活原生地的高寒区域布置田间栽培实验，原位观测、系统采集物候与气象数据并进行分析，以期揭示羌活物候的基本规律，为羌活的人工栽培提供理论依据与实践指导。

2.3.1 研究区域概况及研究方法

羌活人工栽培示范基地位于四川省阿坝藏族羌族自治州小金县两河口镇大板村，海拔3244m。基地为亚高山针叶林下沿的河边的平坦耕作旱地，土壤以山地棕色针叶林土为主。

在基地内起垄设置6个样区，样区大小为2m×2m，样区间沟宽0.2m。选取生长情况相对一致的一年生羌活实生苗（史静等，2007），于2012年4月移栽，栽培间距为25cm。物候研究设置3个处理：露地栽培（对照）、凋落物覆盖地表（林下收集的凋落物，覆盖地表5cm厚）和遮阳网覆盖（透光率70%，搭建高度100cm）。每个处理设置3次重复。

1. 物候观测

野生植物物候观测是在野生抚育地前一年（2012年）选定植株，次年（2013年）开春后开始日常观测。人工栽培植株物候从 2013 年春季萌芽前开始田间观测,选取 20 株羌活植株观测、记录不同的物候时间及其特征。根据实际情况,将羌活植物的物候期分为 8 个阶段记录,即返青期、幼苗期、抽薹期、孕蕾期、开花期、青果期、果熟期、凋萎期。

　　2. 大气和土壤温度记录

　　气温和土壤剖面温度用 Maxim 公司纽扣式温度记录仪测定,每个处理设置 3 次重复。土壤剖面温度记录埋设深度为 0cm、5cm、10cm、15cm,温度记录仪记录时间间隔设为每 3 小时自动记录一次。

2.3.2　人工栽培羌活物候的变化规律

　　根据羌活的实际情况,将药用羌活植物的物候期分为以下 8 个阶段。
　　返青期:指一年生以上的羌活植株每年春季出生的日期。
　　幼苗期:指新芽出土至抽薹之间的营养生长阶段。
　　抽薹期:指花梗从基部抽出的时期。
　　孕蕾期:指花蕾形成的时期。
　　开花期:指花开放的时期。
　　青果期:指果实形成和发育的时期。
　　果熟期:指果实成熟至可收获的时期。
　　凋萎期:指植株地上部分枯萎死亡时间段。
　　人工栽培羌活物候状况见表 2-7。羌活在栽培条件下 4 月下旬即进入返青期,宿根和根茎开始萌芽,羌活宿根出芽集中在 5 月 10 日左右;幼苗期集中在 5 月 10～25 日;抽薹期集中在 6 月 10 日前后 5 天;孕蕾期集中在 6 月 15 日前后 5 天;开花期集中在 6 月 25 日前后 5 天;青果期集中在 7 月 15 日前后两个星期;果熟期集中在 8 月 15 日前后 10 天;凋萎期在 9 月 10 日以后,至 10 月 10 日地上部分基本上全部枯萎。

表 2-7　2013 年栽培条件下羌活物候状况

	返青期	幼苗期	抽薹期	孕蕾期	开花期	青果期	果熟期	凋萎期
初期	04-20	05-10	05-25	06-10	06-15	06-30	08-05	09-15
盛期	05-10	05-20	06-10	06-15	06-25	07-15	08-15	09-30
末期	05-25	05-25	06-15	06-20	06-30	07-30	08-25	10-10

注:初期,此期间 20%～30%发生;盛期,此期间约 50%以上发生;末期,此期间仅 20%～30%发生
表中数据代表月份-日期

2.3.3　气温及土壤温度对羌活物候的影响

　　实验地 2013 年气温和不同深度土壤的日均温度如图 2-14 所示。与其他多数植物一样,

羌活物候受到温度的制约。实验栽培地气温表明，即使在 5 月，多数时间（18 天）日均温度低于 5℃。羌活的根系主要分布在 0～10cm 土壤，0cm 土壤温度波动亦非常剧烈，并发生了数次日冻融交替；5cm 和 10cm 土壤温度从 4 月 1 日以后即一直维持在 5℃ 以上（5.4～10.6℃）。因此，羌活萌发的温度可能是由 5cm 或 10cm 地温决定的。鉴于羌活为地下芽植物，所以羌活的萌芽很大程度上取决于其地下 5cm 处地温是否达到 5℃ 以上。

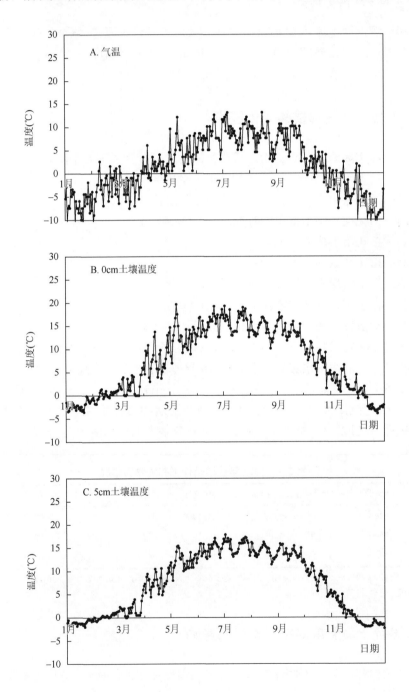

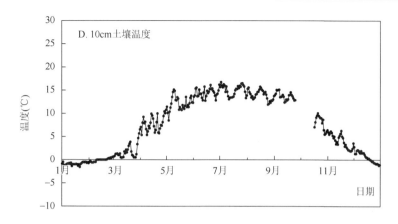

图 2-14　羌活人工栽培试验地 2013 年气温和不同深度土壤日均温度

前期的研究（刘琴等，2006）结果表明：羌活净光合作用速率大于零的温度为 4℃左右。2013 年 4 月和 5 月分别只有 1 天和 18 天日均温度高于 4℃，这也暗示即使在 4 月和 5 月羌活萌发或者出土，植物仍然大部分时间在消耗宿根中积累的营养物质，这可能是导致 5 月羌活根部干重显著低于上一年倒苗时（10 月）干重的主要原因。

对比羌活的物候记录（表 2-7）以及气温与土壤剖面温度记录（图 2-14），发现羌活开始倒苗（9 月 15 日）时，此前 8 天日均气温已经连续低于 10℃（入冬），而 5cm、10cm 等深度土壤日均温度至 9 月底都高于 10℃。由此说明：地上部分在秋季的枯萎可能是由大气日均温度主导，而不是土壤温度。

在对同样海拔环境野生羌活观察时发现，羌活萌芽出现在 5 月 30 日左右，倒苗时间在 9 月 20 日左右，生长期仅约 110 天；且海拔越高，植株生长期越短。即使到 5 月中旬越冬芽的萌动也很难见到，通常到 6 月中旬以后才见返青出苗；然后迅速生长，7 月底至 8 月初开花，在林下荫蔽度较高的生境中，甚至到 8 月中旬还能见到开花期植株；而到 8 月底至 9 月初果实已陆续成熟开裂（脱落），地上部分尤其花（果）秆随之逐渐干枯，如遇霜冻地上部分很快倒苗枯萎。因此，羌活在野生环境下生长缓慢，性成熟周期长，幼苗期长达 3～5 年。但在人工栽培的条件下 2～3 年即可能开花结实。对比人工栽培和野生羌活的物候，一般栽培条件下返青期比野生的要提前 40 天至 2 个月，开花期提前 1 个月左右，地上部分凋萎时间推迟约半个月。

2.3.4　地表凋落物覆盖和遮阳网覆盖对栽培羌活物候的影响

田间观测表明，与对照相比，遮阳网覆盖和凋落物覆盖处理下羌活春季出芽率有较大的差异。不同覆盖处理下各个时期的人工栽培羌活 2013 年的春季出芽率见表 2-8。不同覆盖处理下，出苗期有所差别。2013 年 5 月 10 日以前，凋落物覆盖处理下羌活出苗率高于对照和遮阳网覆盖处理，遮阳网覆盖的出芽率最低；5 月 10～25 日期间，遮阳网覆盖处理的出芽率显著低于对照和凋落物覆盖的对应值；5 月 25 日以后，遮阳网覆盖出芽率显著高于对照和凋落物覆盖处理。由此说明，遮阳网覆盖推迟了人工栽培羌活的春季出芽时间，凋落物覆盖可以显著提前人工栽培下羌活春季出芽时间。

表 2-8 不同覆盖处理下各个时期的人工栽培羌活 2013 年的春季出芽率（%）

处理	5 月 10 日以前	5 月 10～5 月 25 日	5 月 25 日以后
对照（露地栽培）	14.3b	75.3a	10.3b
遮阳网覆盖（30%遮光）	2.7c	52.3b	45.0a
凋落物覆盖（5cm 厚）	18.9a	80.4a	0.7c

注：同一列的平均值后的字母若相同则差异不显著（S-N-K 检验，$\alpha = 0.05$ 水平）

不同覆盖处理下秋季不同时段人工栽培羌活的地上部分倒苗率见表 2-9。由表 2-9 可知，9 月 30 日以前，遮阳网覆盖处理下羌活地上部分倒苗率显著低于凋落物覆盖和对照；在 9 月 30 日至 10 月 10 日期间，对照处理的倒苗率显著高于遮阳网和凋落物覆盖处理的对应值；在 10 月 10 日以后，遮阳网覆盖处理下倒苗率最高，对照的倒苗率最低。这表明，与对照相比，人工种植羌活采取遮阳网覆盖和凋落物覆盖都能推迟倒苗时间，从而延长羌活的生长时间，其中以遮阳网覆盖的效果最好。

表 2-9 不同覆盖处理下秋季不同时段人工栽培羌活的地上部分倒苗率（%）

处理	9 月 30 日以前	9 月 30 日～10 月 10 日	10 月 10 日以后
对照（露地栽培）	41.3a	53.0a	5.0c
遮阳网覆盖（30%遮光）	33.3b	42.7b	24.0a
凋落物覆盖（5cm 厚）	44.3a	41.0b	14.7b

注：同一列的平均值后的字母若相同则差异不显著（S-N-K 检验，$\alpha = 0.05$ 水平）

对比分析不同处理下（对照、凋落物覆盖和遮阳网覆盖）气温和土壤剖面温度可知（图 2-15）：凋落物覆盖可明显增加 5cm 深度土壤在低温季节的温度和维持土壤温度的稳定，减少表层土壤日冻融交替。与对照相比，凋落物覆盖处理在春季萌芽时段（4～5 月）显著升高了 5cm 深度的土壤温度，而在秋季和冬季也升高了土壤温度（图 2-15A）；与对照相比，遮阳网覆盖处理在春季萌芽季节（4～5 月）显著降低了日均气温，而在秋冬季（8～12 月）显著升高了日均气温。这也证实了人工栽培条件下羌活春季出芽时间主要是受到 5cm 深度土壤温度的影响，而气温则是地上部分倒苗的制约因素。春季，遮阳网覆盖降低了气温，也导致了土壤温度下降，从而延迟了出苗时间；秋季晚期遮阳网覆盖处理通过白天吸收热量和挡风降低空气对流有效提高了日均气温，这对于光合作用酶活性的保持具有重要意义，从而延迟地上部分凋萎。因此，遮阳网覆盖推迟地上部分倒苗时间，主要是受到气温的影响而不是光照强度和光质的影响。

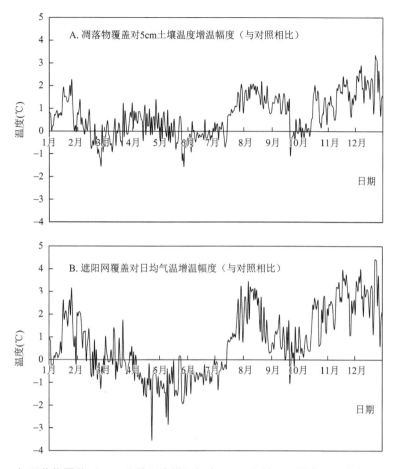

图 2-15   2013 年凋落物覆盖下 5cm 土壤温度增温幅度（A）和遮阳网覆盖下日均气温增温幅度（B）

2.4   繁 殖 特 征

2.4.1   种子繁殖特征

在野生状态下羌活的幼苗期长达 3～5 年，而在人工栽培的条件下 2～3 年即可开花结实。尽管种子量大，但发育率极低。其原因在于绝大多数种子发育不完全，不见种胚或处于原胚，需经历较长时间的形态后熟和生理后熟过程，在自然状态下种子在漫长的后熟过程中会大量腐烂或被土壤中动物取食。经实验室检测，在同一产地采集的种子中，不论是在野生植株还是在栽培植株中采集的羌活种子胚率均几乎为零，通过实验室温度和湿度控制条件下的后熟处理，胚率可不断提高。

在野外调查也发现羌活居群中实生苗很少，基本上是无性系种群。羌活种子发育差与其生长环境密切相关。在海拔 3500～3700m 的自然条件下，羌活年生长期为 90～110 天，从开花到果实成熟脱落（或凋落）仅一个月左右，一般 7 月底至 8 月初开花，在 8 月底或 9 月初即可能遇到霜冻，种子发育受阻。近年来由于无序采挖，羌活的野生居群仅残存在海拔更高的恶劣生境中，植株生长期及相应的种子发育期均更短，种子成熟度更低，此外，还要遭遇如开花期及幼果期食草类野生动物（如盘羊等）取食、人类有意无意采摘破坏、种子腐烂及土壤中动物的取食等，损失严重，种群更新愈加困难；而近年来受经济利益驱使，人类对羌活的采挖速度加快、强度加大，致使羌活野生种群衰退将更加难以避免。

2.4.2　无性繁殖特征

羌活根茎上有大量的芽，可以萌发形成新的植株。无性繁殖系数尤以竹节羌（地下横向生长、类似竹节状的根茎）为高。野外调查初步发现，根茎以似竹节横茎形态的羌活无性系种群植株数量最多，扩散范围也最大，无性系植株在地面上呈散生分布，形似实生苗，实际上是通过地下横走根茎繁殖的植株；头羌在根茎基部节间短，芽密集，形成的无性系植株在地面上呈簇生状态。因此，无性系种群的扩散很大程度上由横生根茎的数量和范围决定。据实地考察，在遭到人为破坏较少的高海拔生境中的羌活多以无性繁殖种群为主；在青海互助县北山林场发现有大量2～3年生实生苗种群，也有报道甘肃的羌活种群以实生苗为主（方子森等，2004），这可能是羌活在甘肃与青海和四川的土壤和气候环境条件的差异引起的，或者是由于严重采挖残留的分散的细小根茎单独萌发而成，并非真正的实生苗。羌活以根茎及根入药，尤以芽点密集的蚕羌及均匀分布的竹节羌商品品相好，质优价高，但这也从根本上威胁到羌活的无性系繁殖。

对于宽叶羌活而言，横走根茎（竹节羌）比例很小或根本没有竹节羌，由无性系繁殖的比例很小，速度很慢，在野外生境中基本上没有发现无性系种群存在，基本上为单生的实生苗植株。

第3章 羌活与宽叶羌活生态学研究

羌活和宽叶羌活早在 1987 年国务院发布的《国家重点保护野生药材物种名录》中已被列为III级保护野生药材物种（资源严重减少的主要常用野生药材物种）。据数年来对川西北羌活主产区的调查，在川西北甘孜等县交通不便的地区，尚有局部分布，而在交通便利的羌活传统主产地，如理县等地，目前已很难发现野生分布，药用羌活野生资源处于严重威胁之中（孙辉等，2004）。由于羌活属植物生长于青藏高原特殊生境下，高寒、强辐射、强紫外线、低氧分压、温差大，生长期短，加之该属植物种胚小且多发育不全，种子发芽、出苗前需经低温阶段，这些特殊生态条件和生物学特性使引种栽培有相当难度。加之中药及其他民族药物中的羌活药材，均历来依赖野生采挖，导致对该属植物的生态学、生物学、土壤学等方面的研究非常欠缺。本章通过揭示羌活与宽叶羌活原生生境的环境生态特征与规律，特别是土壤和植被等特征与羌活分布和药材形态之间的可能关系，对羌活属药用植物野生种群抚育、引种驯化及通过改变栽培条件控制药材质量等方面具有重要的理论意义和实用价值。

3.1 羌活与宽叶羌活野生环境特征

生态环境是植物化学物质形成和积累的基础，而药用植物不像农作物那样具有较广的环境适应性，尤其是我们常说的道地药材，往往需要比较特殊的环境条件或者生境。药用植物的有效成分多为植物次生代谢产物，与初生代谢产物不同，次生代谢产物在植物适应特殊环境条件、提高抗病能力和抗逆性、抵御天敌等方面发挥至关重要的作用。大量次生产物的形成和积累需要特定的生态环境条件的胁迫和诱导才能产生（Gershenzon，1984；Paré and Tumlinson，1997；Gebauer et al.，1997），因此很多药用植物中有效成分的产生和积累以及在植株各部位的再分配与生态环境因子密切相关（Wink，1999；孙视等，1998）。光照、温度、水分状况、土壤理化性质、群落特征等环境因子对药用植物生长、发育、繁殖和物质积累的影响至关重要，同时这些因子既有主导因子，又是相互作用、彼此联系的。

植物从土壤中摄取各种营养元素、水分，土壤同时为植物根系的正常生理活动提供适宜的微环境条件，因此土壤的性质对药用植物代谢发挥极其重要的作用，如王文杰等（1989）报道氮（N）、磷（P）能不同程度提高伊贝母（*Fritillaria pallidiflora*）的生物碱含量，而钾则能降低其生物碱的含量。李新兰和朱蔚华（1993）报道了人参栽培中引起的元素缺乏增施微肥后，人参根中铜（Cu）、锰（Mn）、钼（Mo）等近 20 种微量元素含量明显提高，人参总皂苷含量亦由 4.82%提高到 5.53%，产量也有所提高。王亚琴等（2000）对各种环境因子的影响做通径分析，结果表明土壤中微量元素对杜仲叶中有效成分的影响远大于气象因素，如硒（Se）对京尼平苷酸、绿原酸含量有显著影响，锌（Zn）与总黄酮显著正相关，而 Mn 与京尼平苷、绿原酸、桃叶珊瑚苷和总黄酮显著正相关。这些研究均揭示了药用植物与土壤环境条件的密切关系，而且土壤因子可能也是药材道地性形成的重要基础之一。

3.1.1　羌活与宽叶羌活野生居群分布的土壤环境分析

根据野外实地调查，羌活和宽叶羌活生长的地带性土壤，主要有棕色针叶林土、褐土、褐棕壤、灰棕壤、棕壤、泥炭土、高山亚高山草甸草原土等，在系统分类上这些土壤主要属于有机土、雏形土与淋溶土几个大类。其中羌活分布的土壤的主要特点是有机质含量高，一般有枯枝落叶层和腐殖质层，土壤颜色为黑色、黑褐色至棕色，土壤通透性良好，土壤容重较小、土质较疏松。宽叶羌活分布的土壤一般没有凋落物层或者凋落物层较薄，一般没有腐殖质层，主要是淋溶土和雏形土，土壤容重较大，而且多是黏性土壤。

1. 羌活与宽叶羌活分布土壤的有机质特征

羌活和宽叶羌活主要产地的 70 个点土壤的有机质状况如图 3-1 所示。从图中可看出羌活土壤有机质含量介于 0～300g/kg。其中有机质含量在 80～160g/kg 的占采样点 80% 以上，这说明了土壤有机质对于羌活而言并不是越高越好，羌活极少分布在草甸土上，从本质上说明羌活仍然是森林植物区系成分。土壤多是凋落物层比较厚，或者苔藓层比较厚（多超过 20cm）的亚高山原始针叶林土壤，极少分布在高腐有机土等土壤上，这极可能与羌活根系发育的特点有关。

宽叶羌活土壤有机质含量一般较羌活土壤低，这是因为宽叶羌活多处于海拔较低、植被状况稍差的雏形土或者有机土，一般凋落物层很薄或者没有凋落物层，多属于黏性土壤和壤土。有机质属于偏态分布，多集中在 80～130g/kg，宽叶羌活很少分布在有机质含量高于 200g/kg 的土壤上，即使在高海拔也是这样。可能有凋落物层的土壤不利于宽叶

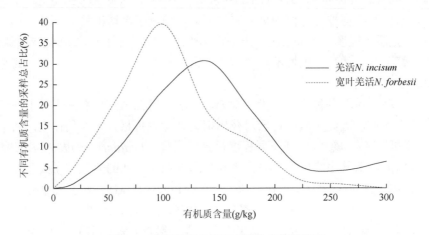

图 3-1　羌活和宽叶羌活土壤的有机质状况

羌活种子萌发着生，这种现象在青海的羌活和宽叶羌活复合分布的一些主产区的表现尤为明显，宽叶羌活实生苗主要分布在次生桦木林，或者杂木林，或者未郁闭的疏林，或者林间开阔地带，凋落物层薄或者很少，而羌活则相反。由此说明，凋落物性质与厚度对羌活与宽叶羌活的生长发育、药材形态与有效成分含量有较大影响，其作用途径可能是多方面的，比较厚的凋落物层和腐殖质层有助于蚕羌的形成。

2. 羌活与宽叶羌活分布土壤的碱解氮特征

羌活分布的土壤水解性氮状况如图 3-2 所示。所有主产地土壤的水解性氮基本上呈正态分布。90%的主产地土壤样品水解性氮含量在 250～650mg/kg，其中在 400～500mg/kg最为集中。这是由两个方面的因素决定的，其一是羌活本身需要水解性氮含量较高的土壤，其二羌活分布区多是针叶林区，水解性氮的含量普遍偏低，加之针叶林土壤酸化较重，长期淋失严重，碱解氮含量高的土壤较少。分布在较为郁闭的具有较厚凋落物层或苔藓层上的羌活多根系发育较差，很少深入到土壤中，多靠吸收凋落物层释放的养分；而分布在林窗或者较为开阔地带的羌活根系发育较好，根茎一般比较发达，多深入土壤吸收养分。

宽叶羌活分布的土壤水解性氮含量主要在 400～650mg/kg，这比羌活土壤的范围要小，水解性氮的平均含量也要高。宽叶羌活分布区的植被类型一般为桦木林、高山栎和高山柳林或者杂木林等次生林，阔叶灌丛或者阔叶树种比例高，其凋落物的含氮量相应也比羌活分布的云杉和冷杉等针叶林的凋落物含量高，加上宽叶羌活根系较为发达，多为较发育的雏形土，其水解性氮主要来源于土壤腐殖质中有机氮的矿化，这与羌活土壤的水解性氮主要来源于凋落物的分解有所不同。

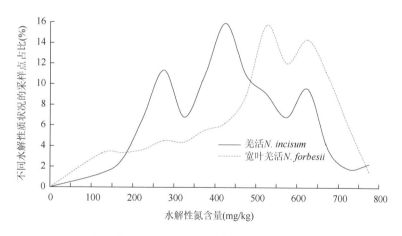

图 3-2　羌活和宽叶羌活土壤水解性氮状况

野外考察和实验分析均表明，土壤中水解性氮含量，以及有机质与水解性氮的比值均对羌活药材质量有很大影响，这可能是由于不同树种的凋落物的碳氮比不同，导致有机质与水解性氮比值不同，影响到其中的微生物活动，进而影响到有机质、氮素和其他养分（尤其是矿物质养分）的矿化率（Berendse，1990；Sactre，1998），从而对羌活的生长发育产生影响，但尚需进一步深入研究。

3. 羌活与宽叶羌活分布土壤的有效磷特征

羌活分布的土壤有效磷状况如图 3-3 所示。对于羌活分布的土壤而言,有效磷含量是比较低的,多在 10mg/kg 以下,而且 65%在 3mg/kg 以下,这可能与针叶林发育晚期导致的磷素匮乏有关。

宽叶羌活分布的土壤有效磷含量有 60%在 4~6mg/kg,普遍比羌活分布的土壤的有效磷含量要高。这可能与宽叶羌活分布的土壤有机质主要来源于次生林和阔叶树种有关。这也表明宽叶羌活分布的土壤有效磷含量比较稳定,因为宽叶羌活分布的多为雏形土,其有效磷主要来源于土壤腐殖质中的有机磷和无机磷的矿化,这与羌活分布的土壤的有效磷主要来源于凋落物中磷素的分解有所不同。

土壤磷素与氮素及其相互作用对羌活药材质量有较大的影响,分析表明,有效磷与水解性氮含量较高的土壤,羌活药材的商品质量亦较高(蚕羌比较高),反之亦然。

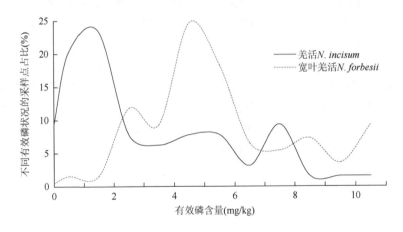

图 3-3　羌活与宽叶羌活土壤有效磷状况

4. 羌活与宽叶羌活分布土壤的常量元素含量特征

羌活和宽叶羌活分布土壤中交换性钾的变化幅度较大(表 3-1),普遍都比较高,从 1782mg/kg 到 6297mg/kg 不等。总的来看,宽叶羌活分布土壤交换性钾含量变化幅度比较大,但羌活和宽叶羌活分布土壤的交换性钾含量差异不具有显著性意义。在羌活的几种药材形态分布的土壤中,蚕羌分布土壤中交换性钾比较低且较稳定。

羌活比宽叶羌活分布土壤中交换性钙含量较高,具有显著性差异。羌活中蚕羌分布土壤中交换性钙含量高且稳定,这可能是因为羌活尤其是蚕羌分布土壤中凋落物层厚、有机质尤其是腐殖质含量高,络合较高交换性钙。总的来看,宽叶羌活分布土壤交换性钙含量处于很低的水平。

羌活比宽叶羌活分布土壤中交换性镁的含量高,而且差异显著。羌活中蚕羌分布土壤中交换性镁处于中等水平,牛尾羌分布土壤中交换性镁含量最低。宽叶羌活分布土壤交换性镁含量普遍较低,甚至比羌活低一个数量级。考虑到镁与植物的光合作用有关,并结合羌活与宽叶羌活分布区的差异以及不同生境羌活不同药材形态差异推测，也许土壤中交换性镁的差异是导致羌活和宽叶羌活分布差异的因素之一。

表 3-1　羌活与宽叶羌活土壤中常量元素含量的差异（mg/kg）

种类	K	Ca*	Mg*
羌活（$n=12$）	3974.17±280.69	314.44±43.99	260.37±33.90
宽叶羌活（$n=6$）	3552.84±687.96	148.00±19.28	117.02±53.15

注：表中的值是均值±标准差；

*表示该列均值有显著性差异（$P<0.05$）

5. 羌活与宽叶羌活分布土壤的微量元素含量特征

在土壤中硼（B）含量方面，宽叶羌活普遍生长在硼含量较高的土壤上，羌活中的头羌和牛尾羌亦出现在硼含量较高的土壤上。而蚕羌和竹节羌多出现在硼含量较低的土壤上，土壤中硼对植物的营养作用主要是促进根的生长，缺硼一般导致幼根的伸长受到抑制，这点可以解释这两种形态的植株须根短少的共同特点，同时蚕羌的根也不发达。

在 Mn 含量方面，不同的土壤变化幅度很大，在 411～1154mg/kg。羌活和宽叶羌活不同形态中土壤 Mn 的规律性不是很强，互有交叉，可能不是限制性微量元素。Mn 作为微量元素的生理作用主要是刺激胚芽鞘伸长。

Cu 既是一种微量元素，又是一种重金属，关键是含量问题。在 Cu 含量方面，波动幅度在 9.37～37.53mg/kg。一般特点是宽叶羌活和牛尾羌分布的土壤中 Cu 含量比较高，而蚕羌和竹节羌分布的土壤中 Cu 含量一般比较低。Cu 作为微量元素的生理作用主要是促进发芽，这可能是宽叶羌活种子比较容易发芽的因素之一。

在 Zn 含量方面，变化幅度在 41～144mg/kg。Zn 的主要生理作用是促进节间伸长。这可能与羌活中蚕羌的形成有一定的关联，羌活受到 Zn 的胁迫时可能会出现节间缩短形成蚕羌。互助县北山的蚕羌样品则出现了例外，这可能与其他的因素有关，或者这种蚕羌本身就是宽叶羌活形成的。

在 Mo 含量方面，变化幅度在 0～0.57mg/kg。宽叶羌活有比较大的耐受幅度。蚕羌一般是在 Mo 含量较高的土壤上出现。Mo 主要与植物的光合作用有关，蚕羌一般生长在林下，光照较弱，需要较高的 Mo 含量改善光合作用才能正常生长。

羌活与宽叶羌活分布土壤的微量元素含量见表 3-2。

表 3-2　羌活与宽叶羌活土壤中微量元素含量比较（mg/kg）

种类	B**	Mn	Cu	Zn	Mo**
羌活（$n=12$）	43.01±3.27	626.76±44.61	15.59±2.43	73.82±8.63	0.23±0.05
宽叶羌活（$n=6$）	59.66±2.35	677.60±43.08	21.58±3.39	75.60±4.34	0.04±0.03

注：表中的值为均值±标准误差；**表示该列均值有显著性差异（$P<0.01$）

6. 羌活和宽叶羌活生长的土壤中重金属含量

四川、青海和甘肃的羌活道地产区中土壤重金属含量见表 3-3。其中羌活分布土壤铬

（Cr）含量的变化幅度在 10.80～74.78mg/kg，黑水县、泸定县二郎山等地 Cr 含量较低，而甘孜县扎科、德格县龚垭、互助县加定等地 Cr 含量较高。

表 3-3　羌活道地产区 0～40cm 土壤中重金属含量（mg/kg）

地点	羌活类型	Cr	Cd	Pb	As
德格县色巴沟 1	竹节羌	19.6243g	0.1079f	13.0899g	11.3342ef
德格县色巴沟 2	竹节羌	25.1335g	0.0989f	11.3793g	11.7158de
德格县色巴沟 3	竹节羌	14.9640g	0.0399g	8.8188h	7.5618i
德格县折雪沟 1	宽叶	43.9538c	0.1988c	13.2060g	13.4447b
德格县龚垭小沟	牛尾羌	61.2163b	0.1994c	15.9920cd	19.9800a
德格县竹庆 1-1	蚕羌	31.9148ef	0.1379e	16.7257c	8.3924h
德格县阿须 1-2	羌活	31.3749f	0.0599g	15.4276de	12.2502cd
甘孜县茶扎 3	头羌	42.1303c	0.1987c	16.1168cd	19.7337a
甘孜县茶扎 4	头羌	20.3673g	0.1680d	9.0948h	10.5108f
甘孜县扎科	蚕羌	37.3868d	0.0196h	14.7382e	14.4431b
甘孜州边耳 1-2	羌活	32.7575e	0.1985c	16.3986cd	16.8354a
甘孜县扎科 KY	宽叶	72.0111a	0.0000	12.4527g	10.0258f
甘孜县扎科 KY2	宽叶	74.7812a	0.0000	14.5783e	9.3675g
互助县北山 KY	宽叶	25.3064g	0.7710a	22.8351b	12.7718c
互助县北山 1-1	蚕羌	32.1742ef	0.7793a	28.5171b	12.2102cd
互助县加定 KY	宽叶	49.3210c	0.0199h	13.4584g	14.1773b
临潭县新城	宽叶	37.4583d	0.1372e	51.7160a	15.8266b
黑水县- I	羌活	10.7950h	0.2672b	12.3173g	8.9945gh
泸定县二郎山	羌活	14.7107g	0.0392g	8.6695h	7.4338i

注：①Hg 用冷原子吸收法测定，未检出，检测限均为 0.0001mg/kg；②标准的数字为平均值，同列的数字后若字母相同，则表示差异不具有显著性的意义，下同

在镉（Cd）含量方面，其变化幅度在 0～0.7793mg/kg。甘孜县扎科、德格县色巴沟等地均比较低，而只有互助县北山的土壤中 Cd 含量尤其高，其次是黑水县羌活土壤中 Cd 含量较高。

在铅（Pb）含量方面，其变化幅度在 8.6695～51.7160mg/kg。含量以临潭县新城最高，互助县北山次之。其余的土壤中 Pb 含量均在 20mg/kg 之下。

在总砷（As）含量方面，变化不是很大，从 7.4338～19.9800mg/kg。

综上所述，在土壤与羌活药材重金属含量相关性方面，羌活药材和土壤中 Cr、Cd 和 As 含量相关性比较高，宽叶羌活药材与土壤中 Cr 含量相关性较高。

7. 讨论

1）非生物环境条件对羌活和宽叶羌活生长和分布的影响

非生物环境条件包括温度、光照、水分等，这些因素通过海拔和坡向起作用，影响到有机质和凋落物的积累和矿化，从而影响到土壤状况。

（1）环境条件对羌活生长和分布的影响。

在自然状态下，无论是在川西北、还是甘南和青海产区，羌活主要集中分布在阴坡和集水区，在阳山和阳坡基本上没有发现羌活分布，这表明羌活生长要求较稳定良好的水分条件。在高海拔地区，由于光、热和风向等异质性，阳山植被、土壤状况和降水等环境条件一般没有阴山优越。分布在暗针叶林中（尤其是间杂其中的杜鹃花林下）的羌活根系发育很差，深度多不超过 20cm，多数只有较短的一段直根，很少有须根，这可能与凋落物层有关，缺乏保护的幼根易受到凋落物层中大量生活的土壤动物和微生物损坏（Coutts，1989），因此地下部分多发育为叶痕密集的根茎（蚕羌）；土壤氮素状况较差的情况下多为竹节羌，也多在土壤 20～30cm 深度盘绕扩展，疏松的土壤可扩展得稍深，这与国外对其他植物的研究有一致性，即在酸性土壤上幼小植物的根系发育多囿于表面有机质层、种植穴或者死亡植物的根道（old root channel）（van Noordwijk et al.，1991）。在较为疏光的林下羌活植株生长期短（6 月中下旬至 8 月底，海拔越高生长期越短），但生长迅速，植株高大，节间距大，叶片和茎呈现绿色，茎纤维化程度低；而生长在光照较为充分的环境中时，植株矮小，节间距小，生长较为缓慢，叶片的颜色较深，很多叶片和茎偏深绿色带暗紫色，茎的纤维化程度高。

（2）环境条件对宽叶羌活生长和分布的影响。

宽叶羌活分布地带海拔一般较羌活低，植被多为阔叶疏林或者灌丛，如石楠、桦木、高山柳、鲜卑花等阔叶次生林下、林缘沟边开阔地上（川西高原）；一般与羌活不重叠分布，或者冷杉稀疏原始林和沟边高山柳灌木疏林（甘南林区，海拔 2900m），针阔叶疏林中或者林缘扰动较小的草坡上（青海互助县，海拔 2300m）。纬度越高，如在互助县等地，由于平均气温低，羌活的分布海拔比四川低，宽叶羌活和羌活有部分地带是重叠分布，而在四川这两个种在海拔上差异是明显的。

宽叶羌活生长环境中土壤一般较为深厚（多在 1m 以上），或者在石缝中，因此根系发育较好，分布较深，一般深度在 20cm 以上，最深的达到 40cm 以上，能够在较深和较广的范围内吸收土壤中的水分和养分。在自然分布中，宽叶羌活生长的土壤中有机质含量较低，容重较大，土壤黏性较重，很少有砂土和砂壤土。

从野外调查和初步研究的结果来看，宽叶羌活生长的海拔较低，生长期比羌活长，同时种子发育时间也较长些，可能比羌活更容易在较低海拔进行人工引种繁殖和集约化栽培。

2）生物因素对羌活和宽叶羌活生长和分布的影响

（1）生物因素对羌活生长和分布的影响。

生物因素主要体现在群落物种组成方面，尤其是优势种和建群种，羌活和宽叶羌活基本上是森林成分，因此乔木层和灌木层的优势种对这两个种的分布和生长具有决定性的影响。

羌活药材商品主要有蚕羌和竹节羌。羌活多分布在腐殖质层和枯枝落叶层中，即土壤剖面的 O 层（以粗有机物质为主的土层），较少根茎分布到 A 层（以腐殖化有机质为主的土层），极少有根茎分布到 B 层（充分发育的以矿质为主的土层）。如果是在针叶林的枯枝落叶层上面，可能根系较好，有须根和侧根。在阔叶林枯枝落叶层形成的土壤中有丰富的水溶性氮素，水分环境良好而且稳定，羌活在没有水分和养分胁迫的条件下根系不发达，甚至极为简化，很多情况下只有少许侧根和须根，很少深入到土壤 B 层，整个根茎均在腐殖质层和枯枝落叶层中，形成了品质最好的蚕羌，粗壮而且环纹密集。另外，羌活生长在有较厚的苔藓层的针叶林下也多形成蚕羌，因为苔藓层的碳氮含量比较低，而且矿化较快，有利于羌活的吸收利用。

药材商品中的蚕羌一般产于落叶阔叶林（石楠、桦木、高山杜鹃、鬼箭锦鸡儿以及柳属植物等）或针阔叶混交林具有枯枝落叶层的生境中，或者有丰富林下苔藓层的土壤中，蚕羌为根茎，植株多单生；竹节羌多产于针叶林（云杉、冷杉等）枯枝落叶层土壤中，多丛生，多有很小的蚕羌和羌头，主要产品则为竹节羌；大头羌在野外羌活中较少出现，但是在人工栽培中几乎全部长成大头羌，这是因为人工引种栽培土壤没有枯枝落叶层，有机质含量低，根系尤其是须根发达。即使在同一片林中，杜鹃林下的羌活植株也比针叶林下的羌活植株的蚕羌更多，且针叶林下羌活的根茎（竹节羌）较为发达，这也证实了针叶林凋落物和阔叶林凋落物成分的差异可能对羌活药材形态产生影响。

在没有苔藓层的纯针叶林（冷杉和云杉）中，尤其是针叶林林窗下，由于针叶树种的凋落物碳氮含量比较高，对羌活的正常生长可能形成养分胁迫。羌活根茎在枯枝落叶层与土壤表层之间的深度上多横向串生，有时可扩展到 1m 以上，同时提高整个株系抗环境因子波动和胁迫的能力。横生根茎的很多节上会萌发新枝长成新的植株并萌发直根和侧根，形成无性系。这种条件下形成的药材商品规格主要是竹节羌和节上植株形成的头羌，尽管有时这些植株也可能形成蚕羌，但是多数比较短小。这是川西北羌活的一个普遍特点，而在甘肃和青海则情况有所不同。甘肃（方子森等，2004）和青海羌活多以有性繁殖的实生苗为主，这可能与当地气候有关，当地气候可能更有利于野生条件下羌活种子后熟和萌发。

（2）生物因素对宽叶羌活生长和分布的影响。

宽叶羌活主要药材商品是头羌和条羌。宽叶羌活主要生长在土壤中而不是凋落物中，而且环境开阔、水分条件变化较大，这使得宽叶羌活根系较为发达。头羌是宽叶羌活的根茎部分，条羌是宽叶羌活的主根和侧根。宽叶羌活如果分布在有机质较好的生境中时，如阔叶林下和混交林下有凋落物层时，蚕羌比例仍然较高，这是一些青海互助县北山和甘肃产地将羌活和宽叶羌活通称为蚕羌的主要原因。这也与宽叶羌活对生境环境条件的适应相关，有机质含量高且林分郁闭度较高时，养分和水分条件改善，宽叶羌活的根系并不发达，在地被层中的根茎多是形成蚕羌和条羌而不是大头羌，这与青海互助县加定、四川若尔盖县等草地和农区的宽叶羌活产地环境条件差异很大。与羌活一样，在为数不多的引种栽培中（包括笔者在二郎山和壤塘县的试验基地的栽培试验），几乎全部长成大头羌，须根发达，这同样可能与养分和水分状况有关。

生物因素的影响体现在群落类型对宽叶羌活分布的影响上。在整个川西山地边缘地带的垂直地带性植被在海拔 2200～3200m 的针阔混交林带和亚高山暗针叶林带间有冷箭竹等竹类分布，而这也是宽叶羌活分布的海拔高度。据我们野外调查，有竹林分布的群落中没有发现宽叶羌活的分布，这个海拔高度如果没有竹林而为高山柳、鲜卑花或者桦木林等乔木或者灌木，则常常有宽叶羌活分布。

3.1.2　羌活与宽叶羌活药材微量元素指标

1. 羌活药材微量元素指标

B 对植物的营养作用主要是促进植物细胞伸长和细胞分裂、繁殖器官的形成和发育以及根系的生长。缺 B 一般会导致幼根的伸长受到抑制。由表 3-4 可知，羌活根和根茎中 B 含量在 15.9832～29.0593mg/kg，变化幅度不大，但差异较为显著，规律性不是很明显。

Mn 在植株代谢过程中的作用是多方面的，它可以直接参与光合作用，促进氮元素代谢，调节植物体内氧化还原状况等，同时可以促进植物种子的萌发和幼苗的生长。由表 3-4 可知，羌活药材中 Mn 含量在 64.4223～164.0079mg/kg，德格县竹庆和黑水县芦花的含量较高，这可能与背景值有关。

Cu 既是一种微量元素，又是一种重金属，区别是含量问题。大多数植物的含铜量在 5～25mg/kg（干重）。当植物体内铜含量低于 4mg/kg，就有可能发生缺铜症状；当植物体内铜含量高于 20mg/kg 时，植物有可能中毒。德格县色巴沟其中一个样地的 Cu 含量较高，甘孜县扎科和互助县北山的蚕羌 Cu 含量均很低。

药材中 Zn 含量变幅较小，在 22.9754～54.6402mg/kg，其中黑水县芦花和德格县竹庆的含量较高，甘孜县扎科和甘孜州边耳的 Zn 含量较低。

Mo 含量变化区间很大，在 0.0000～1.5223mg/kg。德格县色巴沟 3 节羌样品中 Mo 含量高，可能与微环境有关。

表 3-4　羌活药材（根和根茎）微量元素含量（mg/kg）

地点	羌活	B	Mn	Cu	Zn	Mo
德格县色巴沟 1	竹节羌	21.8109e	107.9787d	26.3104c	31.6700h	0.7416b
德格县色巴沟 2	竹节羌	22.2155de	83.8632f	23.9552de	22.9754k	0.0800h
德格县色巴沟 3	竹节羌	19.0194gh	84.4998f	43.6338b	41.3207c	1.5223a
德格县龚垭小沟 1	牛尾羌	22.2864d	71.7785h	21.8881f	25.1742j	0.4581c
德格县竹庆 1-1	蚕羌	25.0000b	164.0079a	64.0674a	51.8650b	0.1587g
德格县阿须-2	羌活	29.0593a	67.8250i	28.1606c	37.2878e	0.0000
甘孜县茶扎 3	头羌	20.0078f	84.5822f	24.4802d	30.4433i	0.1961f
甘孜县茶扎 4	头羌	21.9119de	95.5153e	23.7608de	33.7136g	0.0983h
甘孜县扎科	蚕羌	22.8656c	75.5224g	20.7761f	24.2786k	0.2786e

续表

地点	羌活	B	Mn	Cu	Zn	Mo
甘孜州边耳-Ⅱ	羌活	15.9832i	115.8439c	22.7508f	23.7062k	0.3583d
黑水县芦花-Ⅰ	羌活	16.3193i	140.5820b	67.0074a	54.6402a	0.0000
泸定县二郎山	羌活	18.6974h	83.0692f	42.8951b	40.6211d	1.4966a
互助县北山	蚕羌	19.2430g	64.4223j	23.3267ef	34.0039f	0.9362b

2. 宽叶羌活药材微量元素指标

宽叶羌活药材（根和根茎）微量元素含量如表 3-5 所示。由表 3-5 可知，宽叶羌活药材中互助县加定、北山和德格县折雪沟等地的 B 含量较高，变化幅度与羌活相近，在 16.2413～26.1028mg/kg。

表 3-5　宽叶羌活药材（根和根茎）微量元素指标（mg/kg）

地点	B	Mn	Cu	Zn	Mo
德格县折雪沟1	25.7200b	107.0705b	26.3157d	50.3475c	2.6812a
甘孜县扎科 KY	16.2413e	55.1928c	40.3165c	47.1414c	0.0396e
甘孜县扎科 KY2	20.2675d	156.4696a	63.9377b	56.9489b	0.0000
互助县北山 KY	26.1163b	104.2072b	28.0016d	51.5777c	2.3814b
互助县加定 KY	28.1028a	176.8655a	73.8971a	80.9142a	1.1654c
临潭县新城	22.2508c	57.1796c	45.8069c	49.9407c	0.5538d

对于 Mn 含量，互助县加定的最高，甘孜县扎科 KY 的最低，而且不同地区 Mn 含量变化幅度比较大，在 55.1928～176.8655mg/kg。

在 Cu 含量方面，宽叶羌活比羌活含量略高。含量最高的同样是互助县加定，而德格县折雪沟和互助县北山的较低，变化幅度在 26.3157～73.8971mg/kg。

在 Zn 含量方面，宽叶羌活普遍比羌活高。其中，互助县加定的样品含量最高，甘孜县扎科的样品含量最低，变化幅度在 47.1414～80.9142mg/kg。

宽叶羌活药材中 Mo 含量变化很大，在 0.0000～2.6812mg/kg。其中德格县折雪沟和互助县北山的含量较高，这可能与宽叶羌活生活在一种次生林下遮阴较多有关，如果在灌丛下或者露地上 Mo 的含量较低，这是宽叶羌活的适应性的一种体现。

3.1.3　羌活和宽叶羌活药材与土壤元素的相关性

1. 羌活和宽叶羌活药材与土壤中微量元素的相关性

羌活和宽叶羌活药材（根和根茎）中微量元素和土壤中微量元素含量的相关性分析见表 3-6。值得一提的是，这两种植物根和根茎中 Cu 的含量和土壤中 Cu 的含量呈负相关，宽叶羌活药材中 B 的含量与土壤中 B 的含量负相关性比较高，同时还与土壤 Mo 含量显著正相关，表明这两种元素可能对宽叶羌活的影响比较大。由于野外采样误差较大，可能只揭示了一个大致趋势，还需要进一步系统地定量研究以揭示药材与基质中微量元素的关系，更好地为人工栽培的条件控制提供数据支撑。

表 3-6 羌活和宽叶羌活药材（根和根茎）中微量元素和土壤中微量元素含量的相关性分析

种类	B	Mn	Cu	Zn	Mo
羌活	0.375	0.394	−0.214	0.149	0.219
宽叶羌活	−0.437	0.289	−0.544	−0.342	0.891[*]

∗表示相关系数在 0.05 水平上显著（双尾）

2. 羌活和宽叶羌活药材与土壤中重金属含量的相关性

从羌活与宽叶羌活药材中重金属与相应的土壤中重金属的相关性（表 3-7）可以看出，羌活药材与土壤中 Cd 与 As 的相关性接近显著性水平，宽叶羌活药材中 Cd 的含量和土壤中 Cd 的含量呈负相关。鉴于野外采样误差和土壤自身极高的异质性，羌活与宽叶羌活药材中重金属和土壤中重金属含量的相关性尚需实验室的系统研究，以便更好地为羌活药材的质量管理提供科学依据。

表 3-7 羌活和宽叶羌活药材与土壤中重金属含量的相关性

种类	Cr	Cd	Pb	As
羌活	0.336	0.494	—	0.531
宽叶羌活	0.318	−0.235	−0.253	0.285

3.2 羌活的生理生态研究

植物生理生态学是把植物生长的环境因子与其生理过程结合起来，进而从一个侧面揭示其濒危的原因与机理的交叉性学科。羌活具有如此狭窄的地理分布和对生境条件的苛刻要求必然与其自身的生理生态学特点有着密不可分的关系，而光合作用又是植物一切生理活动的基础，其大小不仅与自身遗传特性有关，而且受众多生理生态因子的影响。光是植物生存和生长发育最重要的环境因子，植物与光环境的关系一直是植物生理生态学研究的热点问题。本节从光合生理生态入手，探讨在自然条件下的羌活叶片光合特性，分析其净光合速率日变化与主要生理生态因子的关系，以期为羌活的引种驯化、资源保护提供理论依据。

3.2.1 羌活光合生理特性研究

1. 羌活光合作用的日变化特征

1）羌活净光合作用的日进程
植物光合作用的日变化有单峰型、双峰型、波动型和平缓型等，大多数净光合速率日变化曲线属于双峰型。光合有效辐射对羌活净光合速率的影响如图 3-4 所示。由图 3-4 可知,羌活叶片净光合速率(P_n)呈现双峰曲线,光合有效辐射(PAR)的日变化曲线呈单峰型,羌活叶面温度(T_{leaf})的日变化曲线也呈单峰型。

由图 3-4 可知,7:00~12:00,随着 PAR 的增加,P_n 迅速上升,12:00 达到第一个峰值,12:00 以后 PAR 继续上升,至 14:00 达到一个峰值,之后一直下降。这期间 P_n 的变化自 12:00 起开始缓慢降低,至 15:00 降到一个低值,而后又开始迅速上升,至 16:00 开始直线下降。在 12:00 之前,PAR 与 P_n 的变化是同步的,但 12:00 之后 P_n 反而有所下降,P_n 随 PAR 的变化滞后约 1 小时,即当 PAR 达到峰值 1 小时以后,P_n 达到峰谷。以上分析表明,羌活的净光合速率受光合有效辐射影响,在强光下,出现光抑制现象。羌活的光合日变化呈现明显的光合"午休"现象,净光合速率曲线的第一个峰值比第二个峰值大,这一结果与其他研究者相同。

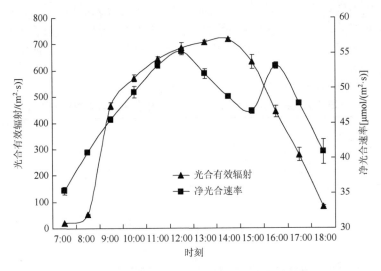

图 3-4　光合有效辐射对羌活净光合速率的影响

羌活净光合速率随叶面温度的变化曲线如图 3-5 所示。12:00 之前,净光合速率随着叶面温度的升高而增加,而后 12:00~15:00 期间,叶面温度不断上升,净光合速率却不断下降,至 15:00 降到峰谷。16:00 左右,当叶面温度达到峰值,叶片的净光合速率也达到第二个峰值。在叶面温度还未达到最高时,叶片的光合作用就受到了抑制,表明羌活叶片的净光合速率受光照的影响更大。

2)羌活蒸腾速率的日进程

蒸腾作用是植物的生理过程之一,它指水分以气体状态,通过植物体的表面(主要是叶子),从植物体内散失到体外的现象,是高等植物水分散失的重要机理。叶片的蒸腾作用有角质蒸腾和气孔蒸腾两种方式,有研究表明气孔蒸腾可占植物总蒸腾的 90%。蒸腾速率是表征蒸腾作用大小的参数,是植物在一定时间内单位叶面积蒸腾的水量。

羌活蒸腾速率的日变化曲线呈双峰型,如图 3-6 所示。10:00 左右出现第一个峰值,第二个峰值出现的时间是在 15:00,峰谷是在 13:00 出现的。在光照强度弱、气温低、大气相对湿度高的清晨，羌活的蒸腾作用也弱，但随着光照强度的增加，气温的上升，大气相对湿度的下降，蒸腾速率迅速上升。羌活的蒸腾速率与净光合速率的变化曲线具有明显的线性相关关系，呈平行变化趋势，峰宽也相似，这与田大伦等（2004）对樟树的研究相同，但本研究中的羌活蒸腾速率峰值出现时间较净光合速率早。

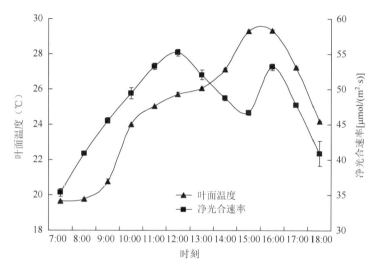

图 3-5　叶面温度对羌活净光合速率的影响

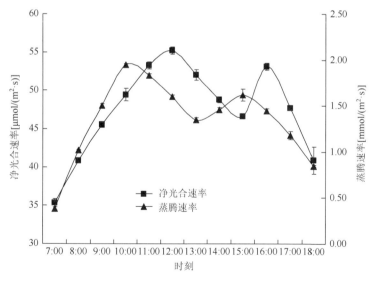

图 3-6　蒸腾速率对羌活净光合速率的影响

3）羌活气孔导度的日进程

植物的气孔是空气中 CO_2 进入植物体内和植物体内水分蒸发的主要通道。气孔导度是用来表示气孔大小的一个参数指标，指水汽通过气孔的强度，一般用气孔阻力的倒数来表示，此次试验的气孔导度直接由仪器测得。羌活的气孔导度（G_s）日变化呈双峰曲线（图 3-7）。由于清晨温度和光照强度较低，需要增加 CO_2 的吸收来提高净光合速率，此时 G_s 较高，在 9：00 达到第一个峰值。而后光照强度增加，叶面温度升高，G_s 反而下降。G_s 直到 13：00 开始回升，可能是因为随着光合作用的进行，气孔保卫细胞水势降低，气孔导度增加。14:00 以后由于温度和光照强度的升高，为降低蒸腾速率，减少植物失水，G_s 又逐渐降低，这与净光合速率的变化趋势相似，但净光合速率峰值的出现比 G_s 滞后 2 小时，表明羌活的气孔导度对净光合速率有一定的影响。

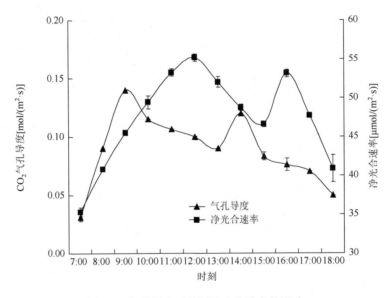

图 3-7　气孔导度对羌活净光合速率的影响

　　植物光合午休是由于大气水汽压亏缺、叶片和大气间的水汽压差、碳水化合、光合作用中间产物积累的反馈抑制、长时间的高光照强度以及光合器官的羧化效率和光合能力下降等造成的。本次研究表明羌活的光合午休并非气孔所致，发生光合午休期间，羌活的蒸腾速率增大而净光合速率降低，继而表明羌活的光合午休与蒸腾引起叶片局部水分亏缺有关。

　　羌活蒸腾速率与气孔导度的变化曲线证实了光合速率对蒸腾速率和气孔导度具有指示调节作用，在有利于光合作用时促进气孔导度增大，不利于光合作用时导致气孔导度减小。中午大气温度较高，空气湿度较低的情况下，蒸腾速率和气孔导度都很低。研究证实气孔作为连接植物和大气的通道，其导度的变化可以影响光合作用，并通过调节叶片的蒸腾作用来适应环境。

2. 温度和光照强度对羌活净光合速率的影响

1）温度对羌活净光合速率的影响

温度是影响植物光合的一个主要生态因子。羌活净光合速率对温度的响应曲线如图 3-8 所示。由图 3-8 可知，净光合速率随温度的变化呈单峰曲线。在固定光照强度的条件下，随着温度的升高，净光合速率迅速上升。当温度为 16℃时形成一个峰值，表明此温度是羌活生长最适宜的温度。随着温度继续升高，净光合速率有逐渐降低的趋势，在30℃之前降低的速度比较缓慢，30℃之后呈直线下降的趋势。可见达到30℃的高温就会抑制羌活的光合作用。

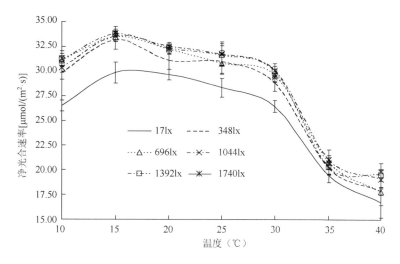

图 3-8　温度对羌活净光合速率的影响

2）光照强度对羌活净光合速率的影响

研究表明植物净光合速率-光照强度响应曲线有两种类型，一种类型是净光合速率随光照强度的增加而达到最高点后，若再增加光照强度，净光合速率反而降低，如结球莴苣和烟草等；另一种类型是净光合速率随着光照强度增加而达到最高点后，若再增加光照强度，净光合速率不再增加，基本保持不变，如苎麻、黄瓜和棉花等。羌活净光合速率对光照强度的响应曲线如图 3-9 所示。由图 3-9 可知，在温度一定的情况下，羌活的净光合速率随着光照强度的增加而增加，在约 348lx 之前是直线上升，紧接着趋于平缓，

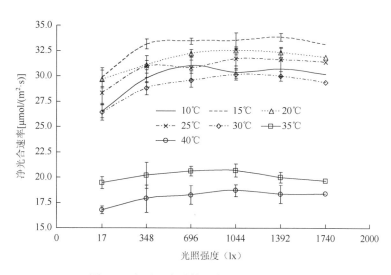

图 3-9　光照强度对羌活净光合速率的影响

当达到一定的光照强度后，再增加光照强度则净光合速率反而下降，表明此时的光照强度是羌活光合作用的饱和光照强度。当温度为 10℃，光照强度为 696lx 时净光合速率达到峰值 31.05μmol/(m²·s)。10～30℃ 的变化趋势相似，净光合速率在 26～34μmol/(m²·s)。当温度达到 35℃ 后，净光合速率骤降，且之后的数值基本保持不变，一直处于非常低的水平，表明 35℃ 以上的高温使羌活的光合作用受到抑制。由图 3-9 可以看出，当光照强度为 696lx 时净光合速率在不同温度条件下均达到一个峰值，表明此光照强度最适宜羌活的生长。

3）温度与光照强度的交互作用

温度和光照强度会产生协同效应，影响羌活的光合作用。在温度很低，光照强度却很高时，羌活的净光合速率都比较高；温度很高，光照强度却很低时，羌活的净光合速率都非常低。净光合速率与光照强度是正相关关系，表明光照强度对羌活光合作用的影响比温度的影响大。温度与光照强度都很低时，羌活的净光合速率极小；温度与光照强度都很高时，羌活的净光合速率很低。高温、高光照强度或低温、低光照强度都会抑制羌活的光合作用。在温度为 15～20℃，光照强度为 696～1392lx 的协同作用环境条件下，羌活的光合能力相对较强。

羌活最适温度为 15℃，最适光照强度为 696lx，由此表明羌活是阴生植物，提供的温度和光照强度要低些。

3.2.2　羌活生态因子变化特征及其与光合生理因子的关系

1. 羌活生态因子日变化特征

图 3-10 显示，实验区光合有效辐射（PAR）的日变化为双峰曲线，13:00 出现第一个峰[1809μmol/(m²·s)]，16:00 出现最高峰[1864μmol/(m²·s)]；大气 CO_2 浓度（C_a）日测定值在 7:00 最高[446.51μmol/mol]，然后开始下降，14:00 最低[237.67μmol/mol]，其日均值为 375μmol/mol；空气相对湿度（RH）日变化表现为中午较低而早晚较高，其最大值出现在早晨 8:00，然后随着 PAR 的增强和大气温度的升高而下降，14:00 出现最小值（25.87%），日均值为 42.3%；大气温度（T_a）自早晨 8:00 开始上升，13:00 达到最高气温（31.7℃），之后继续下降到 21.4℃。

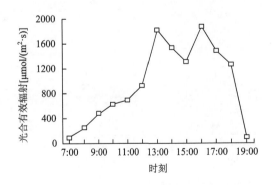
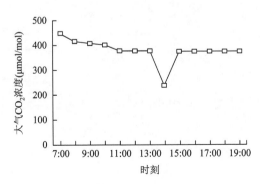

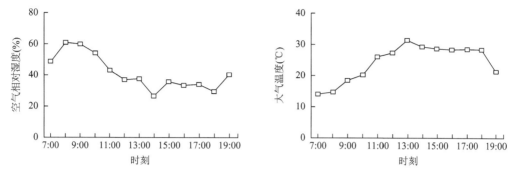

图 3-10　实验区光合有效辐射、大气 CO_2 浓度、空气相对湿度和大气温度日变化

2. 羌活净光合速率及生理因子日变化特征

1）净光合速率

在自然条件下，羌活叶片净光合速率（P_n）日变化呈双峰曲线，上午和下午各有一个高峰（图 3-11），从图 3-10 中可以看到 PAR 的变化。P_n 于 9:00 达到当日的最高值 [10.5μmol/(m²·s)]，此时的 PAR 为 499μmol/(m²·s)；后随着 PAR 增强，P_n 开始下降，并于 13:00 迅速下降至一天中的最低值[1.87μmol/(m²·s)]，此时的 PAR 为 1800μmol/(m²·s)，出现了"午休"现象；而后随着 PAR 下降，P_n 略有回升，在 15:00 达到当日第二个高峰 [6.07μmol/(m²·s)]。P_n 与 PAR 呈极显著负相关（$r = -0.797$，$P < 0.01$）。

2）蒸腾速率

植物通过蒸腾作用运输矿物质、调节叶面温度、供应光合作用所需要的水分等，它与植物净光合速率关系密切。羌活蒸腾速率（T_r）日变化呈双峰曲线（图 3-11），T_r 第一峰和第二峰分别出现在 15:00 和 18:00，其峰值分别为 3.30mmol/(m²·s)和 3.62mmol/(m²·s)。

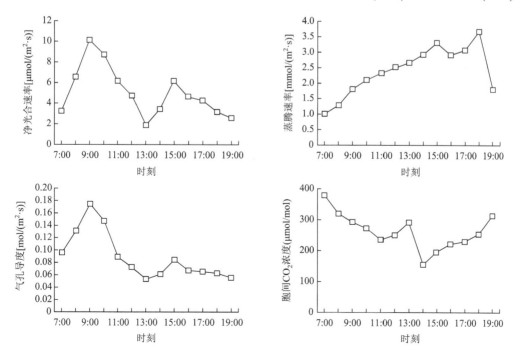

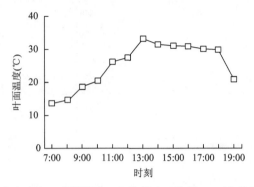

图 3-11　羌活净光合速率、蒸腾速率、气孔导度、胞间 CO_2 浓度和叶面温度日变化

3）气孔导度

气孔导度（G_s）受环境因子的影响很大，适宜的光照强度和温度有利于气孔开张，气孔阻力降低，G_s 增大。否则，G_s 降低，胞间 CO_2 浓度下降，影响光合作用。羌活 G_s 日变化也呈双峰曲线（图 3-11）。在 9:00 出现第 1 个高峰，G_s 值为 $0.174mol/(m^2 \cdot s)$，午后由于强光、高温和低湿的作用，叶片失水过多，促使气孔部分关闭，气孔阻力逐渐增大，G_s 降低，P_n 也随之下降。15:00 出现第 2 个高峰，G_s 值为 $0.085mol/(m^2 \cdot s)$。

4）胞间 CO_2 浓度

羌活胞间 CO_2 浓度（C_i）在一天中呈早晚高、中午又回升的近 "W" 形变化趋势（图 3-11）。7:00 C_i 为 $380\mu mol/mol$，随着 P_n 的增加，叶片固定较多的 CO_2 致使 C_i 逐渐下降；11:00 达到第一低谷，13:00 回升到 $291\mu mol/mol$，而后随净光合速率的增加开始下降，到 14:00 达到第二低谷后又开始回升。

5）叶面温度

叶面温度（T_L）的日变化除了受植物本身特性影响外，在一定程度上还受叶片所处生境的光合有效辐射、大气温度、空气相对湿度等的影响和制约。羌活叶面温度日变化规律与大气温度日变化完全一致（图 3-11），日均叶面温度为 25.8℃，叶面温度与大气温度呈极显著正相关（$r = 0.9947$，$P < 0.01$）。可见，叶面温度主要受大气温度影响。

3. 羌活净光合速率与生理生态因子的相关性分析

1）净光合速率与生理因子的关系

羌活净光合速率与生理因子通径分析和相关分析结果（表 3-8 和表 3-9）表明：G_s 与 P_n 呈极显著正相关（$r = 0.911$，$P < 0.01$），而 T_r、T_L 和 C_i 与 P_n 均呈不显著的负相关且相关系数较小。各生理因子与净光合速率直接通径系数的大小依次为 $G_s > T_r > T_L > C_i$；尽管 G_s 通过 C_i、T_r 和 T_L 对 P_n 产生间接作用均为负向，但 G_s 的直接作用（1.053）远高于这些间接作用，所以没有影响 G_s 与 P_n 呈极显著正相关；T_r 对 P_n 的直接作用虽然较大（0.064），但被 G_s 的负向作用（-0.558）所掩盖而使其与 P_n 负相关。生理因子的决策系数顺序为 $R^2(G_s) > R^2(T_r) > R^2(T_L) > R^2(C_i)$，其中的 $R^2(T_L)$ 和 $R^2(C_i)$ 均小于 0。所以，影响羌活 P_n 日变化规律的决定生理因子为 G_s 和 T_r，其中 G_s 为主要决定因子；限制生理因子为 T_L 和 C_i，其中 C_i 为主要限制生理因子。

表 3-8　净光合速率和生理因子通径系数

生理因子	直接通径系数	间接通径系数				决策系数 $R^2(j)$
		T_r	G_s	C_i	T_L	
T_r	0.064		−0.558	0.244	0.007	0.035
G_s	1.053	−0.033		−0.103	−0.005	0.810
C_i	−0.306	−0.050	0.354		−0.006	−0.088
T_L	0.008	0.057	−0.709	0.242		−0.006

表 3-9　净光合速率与生理因子、生态因子相关系数

净光合速率	生理因子				生态因子			
	T_r	G_s	C_i	T_L	PAR	C_a	T_a	RH
P_n	−0.243	0.911**	−0.009	−0.402	−0.318	0.296	−0.412	0.691**

注：**代表在 0.01 水平上差异显著

2）净光合速率与生态因子的关系

表 3-9 和表 3-10 显示，生态因子 RH 和 C_a 与羌活净光合速率呈正相关，而 T_a 和 PAR 与其呈负相关，但仅 RH 的相关系数达到显著水平（$r = 0.691$，$P<0.01$）。各生态因子对羌活净光合速率的直接作用由大到小为 RH＞T_a＞PAR＞C_a；在环境因子相互影响的综合作用下，直接作用最大的 RH 虽然通过 PAR、C_a、T_a 的间接作用均为负向，但因其直接作用（1.378）为正向且远大于这些间接作用，所以其与 P_n 仍呈极显著正相关；直接作用最小的 C_a 通过 RH 的间接通径系数为较大的正向值（0.928），虽然 C_a 的其他间接通径系数为负值，但其与 P_n 仍呈正相关。生态因子的决策系数顺序为 R^2(RH)＞R^2(PAR)＞R^2(C_a)＞R^2(T_a)，只有 R^2(RH)大于 0，其余均小于 0。可见，影响羌活 P_n 日变化规律的决定生态因子为 RH、PAR 和 C_a，RH 为主要决定生态因子；T_a 为限制生态因子。为了搞清影响羌活叶片 P_n 日变化的最主要的生理生态因子，又通过多元逐步回归分析了上述因子与 P_n 的关系，最终得到回归方程 $P_n = 51.69G_s + 0.3413$（$r = 0.839$，$P = 0.0003$）。可见，G_s 是影响自然条件下羌活叶片 P_n 的最重要的生理生态因子。

表 3-10　净光合速率和生态因子通径系数

生态因子	直接通径系数	间接通径系数				决策系数 $R^2(j)$
		PAR	C_a	T_a	RH	
PAR	0.048		0.135	0.501	−1.002	−0.033
C_a	−0.251	−0.026		−0.355	0.928	−0.212
T_a	0.566	0.042	0.158		−1.178	−0.787
RH	1.378	−0.035	−0.169	−0.484		0.006

4. 羌活生长的主要限制和决定因子

植物光合作用是一个内外因子共同作用的复杂过程。在生产中，为了提高植物光合

作用而调节某个（某些）生理生态因子时，要充分考虑某个（某些）因子变化对净光合速率所产生的直接和间接影响，以及因某个（某些）因子变化而导致相关因子变化所带来的负面效应。本实验通过对羌活叶片净光合速率与各生理生态因子之间进行相关分析和通径分析发现，影响羌活叶片 P_n 日变化的主要决定生理因子是 G_s，主要限制生理因子是 C_i；主要决定生态因子是 RH，主要限制因子是 T_a；而进一步的多元逐步回归分析表明，G_s 是影响羌活 P_n 的最重要的生理生态因子。

3.2.3　羌活根茎发育过程中生理指标动态变化

人工栽培条件下羌活植株表现出类似宽叶羌活非常发达的根系，主根短或消失，而侧根和细根量大，无原生境下明显的变态根茎，药材形态差，难以达到优质药材的商品标准。基于此，本研究以 1 年生羌活实生苗为供试材料，移栽至羌活原生境，通过对出苗期、幼苗期和倒苗期羌活地下部分形态发育的观测及碳水化合物、可溶性蛋白质含量的跟踪测定，阐明羌活在生长发育过程中营养物质在羌活不同部位合成、输送和储存的库源关系。由于营养物质是根状茎形成的物质基础，因此研究营养物质的变化对阐明根状茎发育是十分有益的。

植物生长发育、形态建成、性状表现等均受内源激素的调控。前人通过对马铃薯、生姜、莲藕等根状茎的诱导、膨大等研究发现，内源激素的相互作用对地下变态茎的形成和发育具有重要的作用。因此，通过对羌活地下根状茎产生及生长发育过程中内源激素水平进行动态监测，以揭示羌活根状茎发生发育过程中内源激素的变化，可为羌活的人工种植制定相应的技术措施，同时为形成人工栽培羌活优质药材商品提供理论指导。

2018 年 4 月 13 日选取生长良好、大小一致的羌活种苗植株 400 株移栽至小金县玛嘉沟羌活原生境，海拔 3323m，E102°21′36″，N31°31′14″，年均温度 12.2℃，无霜期 220 天。羌活生长周期内，定期取样测其碳水化合物、可溶性蛋白质、内源激素等指标的动态变化。

1. 羌活不同部位生长发育过程中碳水化合物动态变化

淀粉是光合作用终产物，也是根和根茎中积累和贮藏的主要物质。不同组织在生长期内淀粉含量变化不同。由图 3-12A 可知羌活叶片中淀粉呈现出较为平稳的增长趋势降低的变化规律。羌活根中淀粉变化趋势呈"S"形，出苗后 30 天，根中淀粉含量略有减少，可能是因为生长初期，地上部分无生长或生长较少，无光合作用，根中淀粉分解为蔗糖、葡萄糖、果糖等物质为地上部分的生长提供营养。6 月 12 日至 8 月 11 日，根中淀粉含量快速积累，是因为地上部分快速生长，光合作用增强，光合作用的产物由叶向根中转移。8 月 11 日以后，光合作用减弱，根中淀粉积累减慢，至 10 月 10 日淀粉积累量最高为 547.72mg/g FW。羌活根茎作为新出现的组织，整个生长期，淀粉含量持续增加，在生长末期达到最大，为 256.52mg/g FW。

蔗糖作为植物光合作用主要产物，是一种暂时贮存物质，其在植物体内是不稳定的，它在"源-库"间物质运输与库代谢中起着重要的作用。整个生长发育期内，羌活不同组织内蔗糖含量的变化见图 3-12B。由图可知，羌活叶片内蔗糖含量低于根和根状茎的对应值，可能是由于叶片将光合作用主产物蔗糖及时运送至根和根状茎中贮藏起来。羌活叶片内蔗糖的含量变化基本呈"M"形，在 6 月 12 日和 8 月 11 日蔗糖含量达到两次高峰，分别为 59.30mg/g FW 和 60.58mg/g FW。羌活根中蔗糖含量在出苗期最高，为 244.80mg/g FW，随后急剧下降，7 月 12 日降至整个生长发育期的最低点，为 85.98mg/g FW；接着含量增加，至 8 月 11 日达到高峰，为 219.28mg/g FW，在生长后期逐渐下降。根茎中蔗糖含量变化呈典型的单峰曲线。根茎形成后，蔗糖含量开始增加，于 8 月 11 日增加到最大值，为 136.81mg/g FW，随后逐渐下降，10 月 10 日下降到最小值，为 128.93mg/g FW，但仍高于根茎内蔗糖初始值。

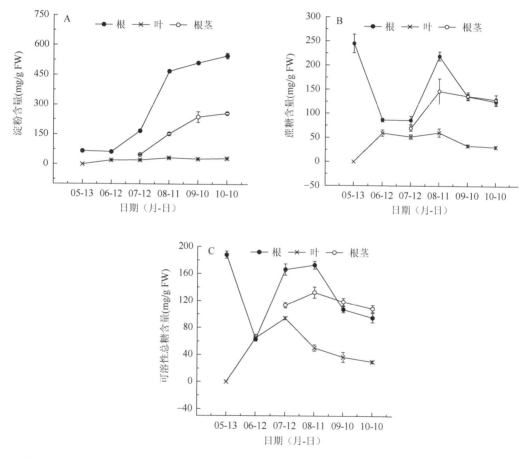

图 3-12　不同发育阶段羌活不同部位碳水化合物的动态变化

　　可溶性总糖包括还原糖和蔗糖，但以蔗糖为主。由图 3-12C 可知，随着羌活生长时间的延长，叶片中的可溶性总糖含量先升高后降低。羌活根中可溶性总糖含量变化趋势与叶片中明显不同，呈现出先下降后上升再下降的变化趋势。生长初期，羌活根中可溶性总糖含量最高，为 187.98mg/g FW。出苗 30 天时，可溶性总糖含量降至最低，为 63.58mg/g FW。随后其含量增加至 173.29mg/g FW，而后逐渐降低。根茎中可溶性总糖含量与蔗糖含量变化一致。生长初期可溶性总糖含量逐渐增加，至 8 月 11 日可溶性总糖含量最高，为 132.79mg/g FW；随后减少，在实验结束时降至最低，为 108.69mg/g FW。

营养物质的积累是器官发育过程中的一个重要特征，主要包括碳水化合物和蛋白质的变化（王振兴，2010）。植物根状茎中淀粉及糖的含量随着植物体生长发育过程而变化，糖和淀粉是其主要的养分转运形式和养分贮藏形式（王冠群，2014）。红香芋试管球茎在膨大过程中葡萄糖、果糖和可溶性总糖含量的变化趋势均为先升高后降低，淀粉含量呈现逐渐上升的变化趋势且在膨大末期达到最大（臧玉文等，2016）。李良俊等（2003）在研究莲藕膨大过程中淀粉含量变化时，同样发现随着莲藕的生长，淀粉逐渐积累。对于羌活，其出苗期根中淀粉、蔗糖、可溶性总糖均有所下降，可能是因为淀粉等碳水化合物作为营养物质在羌活出苗期被用于地上部分生长。待出苗后，羌活进入营养生长，叶片开始进行光合作用，合成蔗糖后一部分用于地上部分生长，另一部分转运至地下根和根茎，用于根和根茎的生长与形态建成。因此出苗后羌活叶片、根和根茎淀粉、蔗糖、可溶性总糖含量逐渐上升，从而使茎叶干生物量、根干生物量也逐渐上升。8 月 11 日以后，羌活叶片内淀粉、蔗糖、可溶性总糖含量逐渐减少，可能是因为 8 月 11 日以后小金县地区日照时间变短、气温变低，羌活地上部分逐渐倒苗，叶片光合作用减弱，光合产物积累减少，同时叶片内合成的光合产物逐渐向根和根状茎转移，并贮藏于其中。8 月 11 日以后，羌活根和根茎中淀粉含量持续上升，而蔗糖、可溶性总糖含量逐渐减少。出现此现象可能有两个原因：其一，羌活地上部分光合作用减弱，根和根茎蔗糖、可溶性总糖含量减少；其二，羌活根和根茎部位蔗糖分解为果糖和还原糖用于淀粉的合成，故根与根茎内淀粉含量略微上升，维持稳定。

2. 羌活根与根茎生长发育过程中可溶性蛋白质动态变化

可溶性蛋白质是植物体内的重要营养物质，同时大多数可溶性蛋白质是参与植物体内各种代谢过程的酶类，是重要的生理生化指标，测定其含量是了解植物总代谢水平的一个重要指标（李良俊等，2003）。不同发育阶段羌活根与根茎可溶性蛋白质动态变化如图 3-13 所示。羌活根中可溶性蛋白质含量随着羌活生长时间的延长表现出先降低后增加再降低的变化趋势。羌活出苗 30 天内，可溶性蛋白质含量下降，降至整个生长期的最小值，为 5.35mg/g FW；之后持续增加，到 8 月 11 日可溶性蛋白质含量达到 15.57mg/g FW；以后根中可溶性蛋白质含量又下降，至 10 月 10 日下降到 7.29mg/g FW。根茎形成后，其可溶性蛋白质变化趋势与根中可溶性蛋白质变化趋势一致，且其含量高于同期根中对应值。

综上所述，羌活出苗期根中可溶性蛋白质作为营养物质供地上部分生长，故其含量降低。之后根中可溶性蛋白质含量上升，说明地上部分光合作用强，光合产物增多。同时说明在此阶段，羌活生长旺盛，酶类代谢旺盛。生长后期，根中可溶性蛋白质含量下降，说明此阶段羌活生长减慢，体内代谢活动减弱。而根状茎形成后可溶性蛋白质含量表现为先升高后降低，说明在生长前期，根状茎处于形态建成期，根状茎内代谢旺盛；生长后期羌活地上部分开始倒苗，羌活进入休眠期，根状茎内代谢活动减弱。另外，羌活根状茎中可溶性蛋白质含量高于同期根中可溶性蛋白质的对应值，说明根状茎作为新生成的组织，要经历形态建成至发育成熟等阶段，其体内代谢旺盛。根状茎内可溶性蛋白质研究结果与史冬燕等（2017）在鸡皮糙山药上研究结果一致。

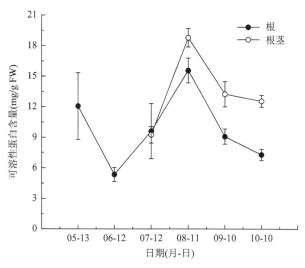

图 3-13 不同发育阶段羌活根与根茎可溶性蛋白质动态变化

3. 羌活根茎发育过程中内源激素的动态变化

已有研究表明，内源激素脱落酸（abscisic acid，ABA）能促进根状茎的形成但不利于根状茎的伸长生长。如郑永强（2004）研究发现较高浓度的 ABA 对生姜试管苗的根状茎形成具有诱导作用，但对根状茎的膨大有抑制作用。王振兴（2010）在研究五味子地下横走茎发生过程中，同样发现较高浓度 ABA 有利于根状茎的形成。ABA 能促进根状茎形成的可能原因是 ABA 具有抑制侧枝生长和促进休眠作用，如果较高浓度的 ABA 集中在茎的尖端可能会使茎顶端的细胞受到抑制，从而抑制茎的伸长生长，为其形成根状茎创造条件（蒙美莲等，1997）。羌活根状茎形成初期，内源激素 ABA 含量在羌活整个生长发育期最高，随着根状茎的生长，ABA 含量减低，到生长末期 ABA 含量再次升高（图 3-14A）。生长末期 ABA 含量再次升高，可能原因是 ABA 具有促进休眠和促进脱落的作用，即促进羌活地上部分叶片脱落，促进羌活休眠以顺利度过高寒时期。

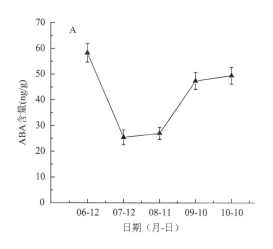

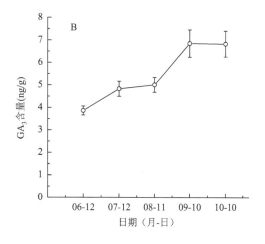

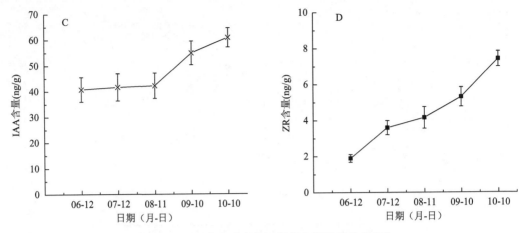

图 3-14 不同发育阶段羌活根茎内源激素动态变化

内源激素赤霉素（gibberellin，GA）在诱导植物根状茎形成过程中的作用与 ABA 正好相反，即较高浓度的 GA 有利于根状茎的伸长生长和膨大而不利于根状茎的形成。对于羌活，在其根状茎形成初期，内源激素 GA 含量较低，随着根状茎的伸长生长，GA 含量升高，在生长末期 GA 含量虽有所下降，但其含量仍远远大于根状茎形成期。柳俊和谢丛华（2001）在研究马铃薯块状茎形成的机理时同样指出较高浓度 GA 能够促进马铃薯块状茎的膨大。内源激素 GA 促进细胞的伸长和分裂是其能够促进根状茎的伸长生长和膨大的主要原因（段娜等，2015；Davies，2004）。

王广东（1999）研究表明内源激素吲哚乙酸（indoleacetic acid，IAA）对山葵根状茎的诱导不起主要作用。对于羌活，在羌活根状茎形成初期，内源激素 IAA 的含量在整个生长期最低，且在一段时间内保持稳定，同样说明 IAA 在羌活根状茎形成过程中不起主要作用。8 月 11 日以后，在羌活根状茎伸长生长期 IAA 含量逐渐上升，说明 IAA 作为生长类激素能够促进羌活根状茎的伸长生长。

内源激素玉米素核苷（ribosylzeatin，ZR）是细胞分裂素的一种，能够促进细胞的分裂和器官分化。庞敏娜（2012）在对根状茎冰草新品系根状茎形成进行研究时指出，ZR 与根状茎数量和重量均呈正相关，说明 ZR 对根状茎的形成和生长具有诱导和促进的作用。钱树林和义鸣放（2006）研究报道 ZR 在唐菖蒲籽球形成时无积极作用，但能促进其膨大。笔者对羌活研究结果与钱树林等对唐菖蒲的研究类似，在羌活根状茎形成期，ZR 含量较低，随着根状茎的伸长生长其含量上升，说明 ZR 对羌活根状茎的产生无诱导作用，能促进根状茎的伸长生长。

3.2.4　羌活的水分胁迫生理与生态效应

水分是植物在生长发育过程中常会遇到的环境胁迫因子。研究表明水分胁迫下植物外部形态、内部组织结构及生理生化等方面均会发生一定的适应性改变。如水分胁迫下植物地上部分叶面积减少以减少蒸发，根冠比增加以利于根系吸收更多水分和营养物质以供植株生长，叶片内部组织结构发生改变以最大程度利用光合作用，植物体内所具有的保护酶系统将清除植物体内由于水分胁迫产生的过多的活性氧等有害物质，用于植物生长的初生代谢产物逐渐转化为次生代谢产物，减少植物生长以适应干旱环境，等等。因此，水分胁迫下植物外部形态、内部组织结构及生理生化等方面发生变化是植物在逆境下长期进化过程中所演化出的适应机制和策略。揭示不同水分胁迫下羌活生长及其生理特性，可为羌活人工栽培下的水分灌溉提供田间指导，并有助于优化羌活人工栽培技术。

2017 年 5 月初选取生长良好、大小一致的羌活植株移栽至相同规格塑料盆钵（高17cm，内径 20cm）中，每盆栽种 5 株。待植株地上部分长至 5cm 时，每盆定苗 3 株，开始控制水分。实验设置 4 个水分梯度，分别为田间持水量（FC）的 100%、70%、40%及 20%。每个处理重复 23 盆，共 92 盆。实验期间，每 2 天采用称重补水法将土壤含水量控制在设定范围内。羌活生长周期内，定期取样测其叶绿素相对含量、保护酶及丙二醛（MDA）含量。试验结束后，取样测其叶片解剖结构和特征成分含量。

1. 水分胁迫对羌活叶片解剖结构的影响

不同水分胁迫下羌活植株叶片解剖结构变化如表 3-11 所示。随着水分胁迫的加剧，叶片厚度、下表皮厚度和海绵组织厚度均减小。叶片厚度在 40%FC 处理下与 70%FC、100%FC 处理相比，分别减少 4.96%、7.46%，均有显著性差异，但 70%FC 处理与 100%FC处理之间无显著性差异。下表皮厚度在 70%FC、40%FC 处理下与 100%FC 处理相比均达到极显著性差异，且 70%FC、40%FC 处理比 100%FC 处理下分别减少 16.06%、18.65%。与 100%FC 处理相比，70%FC、40%FC 处理下海绵组织厚度分别减小 10.83%和 13.30%，均有显著性差异。70%FC 处理下羌活植株叶片的上表皮厚度最大，显著大于 100%FC 和40%FC 处理；而栅栏组织厚度最小，且 100%FC 与 40%FC 处理无显著性差异。还可以看出，栅海比（栅栏组织厚度与海绵组织厚度比值）随着水分胁迫的加重逐渐增大。由此说明，不同水分胁迫下羌活植株叶片的组织结构参数发生显著改变。

表 3-11　不同水分胁迫下羌活植株叶片解剖结构变化（$\bar{x} \pm s$, $n = 20$）

处理	叶片厚度（μm）	上表皮厚度（μm）	下表皮厚度（μm）	栅栏组织厚度（μm）	海绵组织厚度（μm）	栅海比
100%FC	190.29±9.66a	27.32±4.45b	22.41±4.68a	67.45±8.88a	77.28±8.74a	0.88±0.10b
70%FC	185.29±8.45a	31.00±4.12a	18.81±3.32b	61.30±5.80b	68.91±9.44b	0.91±0.18b
40%FC	176.10±10.71b	23.42±5.29c	18.23±3.36b	67.84±10.09a	67.00±10.04b	1.04±0.26a

2. 水分胁迫对羌活叶绿素相对含量的影响

不同水分胁迫下羌活植株叶片叶绿素含量相对值（SPAD 值）的变化如图 3-15 所示。水分胁迫处理初期，不同处理下羌活叶片 SPAD 值逐渐增大，在控水处理 45 天时达到最大（8 月 4 日），100%FC、70%FC 和 40%FC 处理下的 SPAD 值分别为 42.66、45.09 和 47.47，且各处理间差异显著。随着不同水分处理时间的延长，各处理下羌活植株叶片 SPAD 值逐渐减少，至实验末期，100%FC、70%FC 和 40%FC 处理下的 SPAD 值分别为 39.11、36.60 和 35.01。水分处理初期，100%FC 处理下羌活植株 SPAD 值最小，可能是因为水分处理初期，100%FC 处理下羌活植株生长较好，其单位叶面积叶绿素含量减少。水分处理后期，40%FC 处理下羌活植株 SPAD 值最小，可能是因为随着水分处理时间的延长，40%FC 处理下羌活植株所受水分胁迫较为严重，抑制了叶绿素的合成，使得叶绿素含量减少。

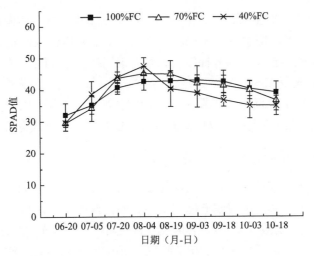

图 3-15　不同水分胁迫下羌活植株叶片 SPAD 值的变化

植物与其生长的环境构成一个整体，逆境时植物的叶片解剖结构、叶绿素含量、光合作用等会发生一定的适应性变化（宋碧玉等，2017）。研究表明，水分胁迫下植物叶片变薄、栅海比增大，是为了最大限度减少植物与强光辐射的直接接触和水分的蒸腾，保存有限水分并加以充分利用，是典型的节约型适应（薛静等，2010）。另外，水分胁迫下植物叶绿素合成受阻，光合作用能力降低，是为了减缓其生长以适应干旱环境。本研究中，与 70%FC 和 100%FC 处理相比，40%FC 处理下羌活植株叶片厚度显著减小，栅海比显著增加，且叶绿素相对含量最低，说明水分胁迫下羌活植株可通过改变叶片的组织结构、降低光合作用、减缓生长来维持生存。庞杰等（2013）、陈昕等（2012）在不同植物上也得出一致的结果。

3. 水分胁迫对羌活植株根状茎保护酶活性及丙二醛（MDA）含量的影响

超氧化物歧化酶（SOD）是植物体内抗氧化防御体系的关键酶，组成了植物体内抗氧化胁迫的第一道防线，它的作用是将 O_2^- 歧化成 H_2O_2 和 O_2。图 3-16A 显示，随着水分处理时间的延长，100%FC 处理下 SOD 活性逐渐升高，至实验末期略微下降；70%FC 处理下 SOD 活性呈持续上升；40%FC 处理下 SOD 活性则呈先升高后降低再升高的变化趋势。水分处理初期，70%FC、40%FC 处理下 SOD 活性均高于同期 100%FC 处理，至控水处理 30 天时（7 月 20 日），40%FC 处理下 SOD 活性显著高于 100%FC 处理。水分处理后期，100%FC、70%FC 处理 SOD 活性高于同期 40%FC 处理，且在实验末期 70%FC 处理下 SOD 活性显著高于 40%FC 处理，而与 100%FC 处理无显著差异。

过氧化物酶（POD）是植物体内清除 H_2O_2 的主要酶，可以把 H_2O_2 转变成 H_2O 和 O_2。图 3-16B 可以看出，各处理下 POD 活性均呈先升高后降低的变化趋势。于控水处理 90 天时（9 月 18 日）羌活植株 POD 活性增至最大，且 100%FC、70%FC 处理下 POD 活性均极显著高于 40%FC 处理，分别高出 36.09%和 18.34%。水分处理后期，POD 酶活性逐渐降低，至实验期末，100%FC 处理下 POD 显著高于 40%FC 处理，而与 70%FC 处理无显著性差异。

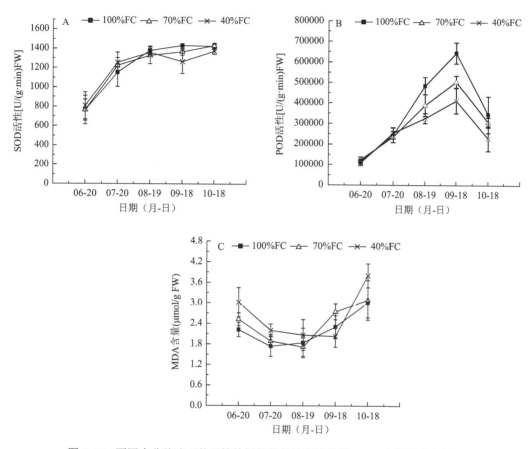

图 3-16　不同水分胁迫下羌活植株根状茎保护酶活性及 MDA 含量的动态变化

丙二醛（MDA）是脂质过氧化作用的最终产物，是膜系统受伤害的重要标志之一。由图 3-16C 可知，不同处理水平下，羌活植株 MDA 含量随着控水处理时间的延长呈先下降后上升变化趋势。控水处理 30 天后，40%FC 处理下 MDA 含量显著高于 70%FC 和 100%FC 处理的对应值。随后，MDA 含量开始逐渐上升，但其开始上升的时间不同，100%FC 处理上升的时间最早，70%FC 处理其次，40%FC 处理最晚。控水处理末期，40%FC 处理下 MDA 含量最大，显著高于 100%FC 和 70%FC 处理。

植物处于逆境条件时，体内会产生大量活性氧。在长期进化过程中，植物为保护自身免受伤害形成了相应的抗氧化保护酶系统。正常情况下，植物体内活性氧的产生和清除处于动态平衡，但在逆境胁迫下，平衡被打破，活性氧增多，造成膜的稳定性下降，使生理功能紊乱，严重时引起细胞的死亡（毛培利等，2004；冀宪领等，2004）。本研究中，水分处理前期，各处理下羌活植株 MDA 含量降低，SOD、POD 活性逐渐增强，且胁迫越强，酶活性越大；水分处理后期，各处理下羌活植株 MDA 含量升高，SOD 活性上升减缓，POD 活性逐渐减小。喻晓丽（2007）在研究土壤水分胁迫对火炬树植株生长和生理的影响时也得出类似结果。出现此结果的原因可能为：控水处理初期，羌活植株体内产生的活性氧，诱导保护酶 SOD、POD 产生，使得活性氧减少，细胞膜脂质过氧化程度降低，MDA 含量减少，羌活植株得以正常生长。控水处理后期，水分胁迫已超出羌活植株耐受范围，保护酶 SOD、POD 活性降低，细胞膜脂质过氧化程度增加，MDA 含量升高，植株生长受到抑制。另外，控水处理后期，40%FC 处理下 SOD、POD 活性低于 70%FC 和100%FC 处理，而 MDA 含量则显著高于 70%FC 和 100%FC 处理，说明 40%FC 处理下羌活植株处于严重水分胁迫下，因而其保护酶 SOD、POD 活性最低，MDA 含量最高。

4. 水分胁迫对羌活特征成分的影响

不同水分胁迫下羌活植株羌活醇、异欧前胡素含量如表 3-12 所示。由表 3-12 可知，不同控水处理下，羌活植株体内的特征成分含量表现出一致的变化趋势，即随着水分胁迫的加剧，羌活醇、异欧前胡素含量均先增加后降低。70%FC 处理下，羌活醇和异欧前胡素的单位含量比 100%FC 处理高 26.01%、28.8%，均有显著性差异。与 100%FC 处理相比，40%FC 处理下羌活醇与异欧前胡素分别低 34.89%（$P<0.01$）、4%（$P>0.05$）。另外，由于 100%FC 处理下羌活植株单株地下干生物量积累比 70%FC 处理高，导致羌活醇和异欧前胡素单株总含量并未下降。

表 3-12　不同水分胁迫下羌活植株羌活醇、异欧前胡素含量（$\bar{x} \pm s$，$n = 6$）

处理	羌活醇		异欧前胡素	
	单位含量（g/g）	单株总含量（g/株）	单位含量（g/g）	单株总含量（g/株）
100%FC	0.30±0.02b	1.15±0.06a	0.16±0.03b	0.62±0.10a
70%FC	0.41±0.01a	1.06±0.01b	0.23±0.03a	0.61±0.07a
40%FC	0.20±0.02c	0.16±0.02c	0.16±0.01b	0.12±0.01b

注：同列不同小写字母表示处理间差异显著（$P<0.05$）

黄璐琦和郭兰萍（2007）研究道地药材时提出了逆境效应理论，即一定的环境胁迫有利于植物次生代谢产物的产生与积累。研究发现，七叶一枝花（梁娟等，2014）、菘蓝（谭勇等，2008）、蒙古黄芪（梁建萍，2016）等药用植物在轻度水分胁迫下次生代谢物的积累增多。本研究中 70%FC 处理下羌活醇和异欧前胡素含量最高，说明 70%FC 处理对羌活植株产生轻度胁迫。植物在轻度水分胁迫下生长受到一定的抑制，但由于大量光合产物已在体内积累，植物利用这些"过剩"的光合产物合成更多的次生代谢产物（刘龙元等，2015），这可能是轻度水分胁迫下植物次生代谢产物含量增加的原因。

3.3　羌活的民族植物学研究

民族植物学（ethnobotany）是研究特定区域和文化背景的居民在传统知识中对乡

土植物的认识、使用和保护以及人类与植物相互关系的学科,其作为社会科学和自然科学的交叉学科日益引起重视。民族植物学概念最早由美国植物学家于 1896 年提出,其初衷是希望通过民族植物使用知识,搜集筛选和寻求工业化所需原材料,随后发展为新药物资源筛选和研发的重要途径。近半个世纪来,随着全球化及对生态环境保护和传统知识的关注,民族植物学开始更多关注生物多样性保护及乡土植物永续利用中极其重要的传统知识,研究领域也由寻找资源开发,转到研究整理植物资源可持续利用、生物多样性和民族文化多样性保护等方面。民族植物学研究虽在我国起步较晚,但在药用植物新资源开发上已取得不少成果,如从藏药、苗药、傣药等民族医药中发掘药用资源,先后研发出一系列产品。同时,民族植物学研究和总结乡土植物使用与永续利用的行之有效的传统知识和经验,对于促进民族地区的生物资源、多样性和环境保护、特色文化传承、区域经济社会持续发展,都具有十分重要的理论价值和现实意义。

3.3.1 传统采挖模式及植物学知识在羌活种质资源保存中的作用

1. 传统采挖模式

羌活作为药用植物不是近年来才形成的,千百年来当地藏民利用羌活作为药用植物,而且中医利用羌活也有上千年历史,但是几千年来羌活资源并未像现在一样岌岌可危,这与羌活历史上生长地区的风俗、文化密不可分。据调查,植物利用方式的传统民族植物学知识发挥了举足轻重的作用。藏族在利用生物资源方面有许多禁忌,这客观上起到对生物资源的保护和合理利用。据调查,当地居民传统采挖方式下,在羌活倒苗后才使用一种特制的很小的采挖工具获取羌活基部粗大根茎部分,使采挖时对土壤的扰动最小,同时还可以将翻开的土壤复原,留下细小的根茎,客观上使羌活留下了繁殖材料,为羌活种群的延续提供了保证。不采挖幼小植株和开花植株,这为羌活种群的繁衍生息和持续利用提供了契机。同时,当地居民赋予了植物生灵的意义,认为开花的植物和怀孕的动物一样,是不可杀生的,还认为采挖了植株或砍伐了树木,要补栽同样数目的植物或其他植物。

2. 传统植物学知识

当地居民世世代代积累了丰富的植物学知识,年长的当地人能认识几十种到百余种植物,年轻人也基本上能够认识常见的有食用、药用或欣赏价值的植物。他们不但了解当地植物的种类和实际利用价值,而且对植物的生长习性、繁殖方式、独特之处均有独到的见解。

例如,对羌活而言,当地居民积累了羌活主要分布的微地形和微环境,繁殖的主要方式,出芽、抽薹、开花结实的物候,如何根据地上部分对根茎形态进行判断,以及野生羌活集中分布区域,药用部位品质、相近或易混淆种之间的区别等方面的知识。当地居民利用植物资源的传统知识中并没有任何"涸泽而渔,焚林而猎"的思想,这是这些植物资源在上千年的利用中并没有出现目前面临的危机的根本原因。正是这些传统知识有意或无意之中保护了这些植物，有利于人类对其永续利用。

3.3.2　神山圣境和宗教文化在羌活种质资源保存中的作用

所谓神山，是指由于传统文化和宗教信仰的原因而受到崇拜和禁忌保护的一类特殊自然-人文景观单元，如人们常说的神山、风水林、龙泉及宗教庙宇所在地等。在国外文献中，这类景观单元的名称也有多种，如圣林（Holy Forest）、神山（Sacred Mountain）、圣地（Sacred Place）、宗教林（Religious Forest）、圣景（Sacred Landscape）等。在四川甘孜州、阿坝州等羌活中药材传统产地，圣境主要是山林自然圣境。在一些地方，村落有自己的神山，几个村落有较大的神山圣境，而一定区域则有广为人知的神山圣境。神山圣境反映了当地民族传统和宗教文化的环境观、生态观，并与特定自然生态环境、生产方式及生产力水平相结合。

该区域神山和宗教的禁忌区域（如水源地、集水区等）在区域环境和生物多样性保护方面的意义主要体现在以下几个方面。首先，保护了一些重要的生境类型，一般只要是常年积雪、形态独特、植被良好等的山峰、山林、隘口、湖泊、沼泽等均可能构成不同区域影响大小不等的神山或圣境，这些地域往往具有十分明显的水源涵养、防止水土流失和土壤退化的作用，而羌活一般最适宜生长在这些环境中，特别是水分条件好的阴山和山麓坡脚积水区域，这些生境为羌活药用植物的生长提供了良好的小环境；其次，保护了生物多样性和种质资源，在其他区域被采挖殆尽而在这些地域残存的一些种群，为羌活的种质资源收集、人工抚育、引种驯化等提供了基础。在羌活分布区的德格县，比较出名的如阿须草原等，这些区域基于民族传统和宗教文化近年来禁止了对羌活的采挖，这对于羌活资源的保护作用并不亚于自然保护区，意义极为重大。

第4章 羌活发育生物学研究

羌活药材呈现明显的多态性,依形态差异,分为蚕羌、竹节羌、大头羌、条羌等,并依此划分商品规格等级。传统上以根茎粗壮、全体环节紧密、形似蚕、气清香纯正者为佳,蚕羌因具上述优良品质特征,历来被认为质最优,竹节羌和大头羌较次,条羌最差(中国药材公司,1995;徐国钧等,1996),现行部局标准均以蚕羌为一等品。一直以来,羌活药材来源多依靠野生采挖,而长期无序采挖、过度利用已导致羌活野生资源遭到严重破坏。越来越多的学者意识到羌活的人工种植是解决羌活供需矛盾、保护羌活野生资源的重要途径。但羌活在人工栽培条件下(移栽根茎苗、组培苗和种子繁殖苗)难以形成蚕羌和竹节羌,药材形态以大头羌为主,且须根极其发达,与野生羌活形态差距极大。在羌活商品药材的市场上,须根多的羌活药材等级和价格最差,这对家种羌活药材明显不利。因此,羌活地下部分发育的生物学研究对家种羌活的发展具有重要意义。

4.1 羌活根及根茎形态发育研究

羌活的入药部位为地下部分,即根和根茎,而人工种植条件下,羌活地下部分形态变异较大。目前,家种羌活研究主要集中在种子休眠及处理(史静等,2006)、大田规范化栽培技术(奈祥根和陈春霞,2013)、药理药化(李云霞等,2004)等方面,对羌活根和根茎形态发生及发育关注较少。因此,本研究通过对羌活不同发育阶段根、根茎的解剖结构进行系统的研究,明确羌活根和根茎内部组织结构的发育规律,同时为进一步研究羌活有效药用成分的积累部位和动态变化提供理论依据,并为提高羌活药材的产量和质量提供依据。

4.1.1 羌活根的初生结构

不同发育阶段羌活幼苗根的解剖结构特征如图4-1所示,由图可知羌活根的初生结构由表皮、皮层和中柱3部分构成。表皮为一层细胞,细胞扁平,排列紧密,外无角质层。皮层由5~8层薄壁细胞组成,细胞排列紧密,外皮层不明显,内皮层细胞等径、排列紧密。中柱由中柱鞘、初生韧皮部、初生木质部和薄壁组织组成。中柱鞘一层,为薄壁细胞;初生木质部由导管、管胞等细胞组成,外始式发育方式,二原型;初生韧皮部和初生木质部相间排列,由筛管和伴胞组成,发育方式同样为外始式;木质部和韧皮部之间为木韧间薄壁组织,无髓部。

胚根期羌活幼苗生长主要为原生生长,分化形成原生木质部、原生韧皮部,二者相间排列(图4-1A)。

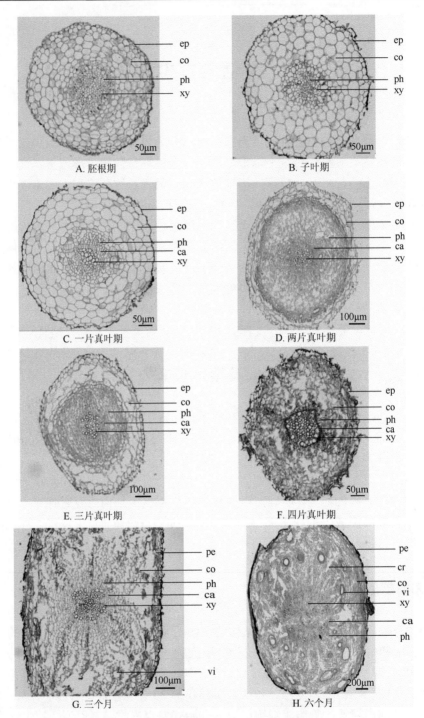

图 4-1　羌活幼苗不同时期根的解剖结构特征

ep. 表皮；co. 皮层；vi. 油管；xy. 木质部；ph. 韧皮部；ca. 形成层；pe. 周皮；cr. 裂隙

　　子叶期羌活幼苗生长为初生生长，即原生韧皮部和原生木质部细胞向内继续分化，分别形成后生韧皮部和后生木质部，后生木质部导管口径较大。原生木质部与后生木质部共同组成初生木质部，原生韧皮部与后生韧皮部共同组成初生韧皮部（图 4-1B）。

　　真叶期羌活幼苗的根维管组织继续生长发育，子叶期的二原型木质部脊由"一"字形逐渐变成纺锤状（图 4-1C～F）。此后初生木质部和初生韧皮部之间的薄壁细胞恢复分生能力，形成一条状的形成层，形成层向内产生次生木质部，向外产生次生韧皮部，并不断向外扩展，并与中柱鞘的一部分细胞相连，构成一个不规则的波浪形的环，即为维管形成层。整个维管形成层由于发生时间不同，又存在不等速的细胞分裂活动，最先发生维管形成层的是初生韧皮部内侧的细胞。这些细胞分裂早，分裂次数多，产生的新细胞也多，且细胞不断分化，在体积上迅速生长，以至于原先波浪状的维管形成层迅速呈现圆环状。维管形成层形成后进行次生生长，次生韧皮部、次生木质部迅速增加，且开始出现周皮、维管射线、分泌腔等结构（图 4-1G、H）。因此，幼苗根的"纺锤状"木质部两端被新分化的次生木质部快速填充，近乎圆形（图 4-1D～F）。

4.1.2　羌活茎的初生结构

　　羌活幼苗茎的解剖结构由表皮、皮层和维管柱 3 部分组成。表皮为一层薄壁细胞，细胞核大、质浓，排列紧密，呈长方形。皮层由 8～10 层薄壁细胞组成，细胞较大，胞间隙不发达。维管柱由维管束、髓和髓射线组成。维管束呈环状，由外至内依次为初生韧皮部、形成层和初生木质部。初生韧皮部发育方式为外始式，由筛管、伴胞和韧皮薄壁细胞组成，韧皮纤维不发达；初生木质部发育方式为内始式，由导管、管胞、木薄壁细胞和木纤维组成。茎的中央具髓部，占茎横切面的小部分面积（图 4-2）。

　　胚根期分化出原生木质部、原生韧皮部，二者相对排列，髓位于中央部分。子叶期，2 束维管束围绕髓周排列（图 4-2A、B）。真叶期茎维管组织继续生长发育，子叶期幼苗

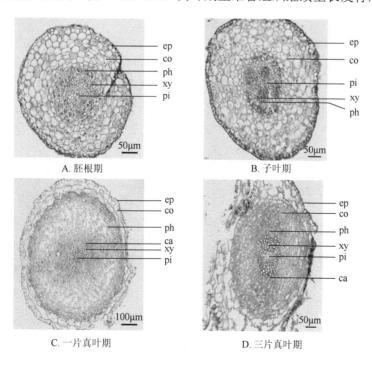

A. 胚根期　　　　　　　　　　B. 子叶期

C. 一片真叶期　　　　　　　　D. 三片真叶期

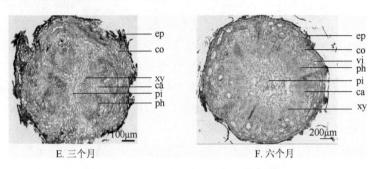

E. 三个月　　　　　　　　　　　　　F. 六个月

图 4-2　羌活幼苗不同时期茎的解剖结构特征

ep. 表皮；co. 皮层；pi. 髓；vi. 油管；xy. 木质部；ph. 韧皮部；ca. 形成层

茎的 2 束维管束分裂为多束维管束，围绕髓周呈圆环状，并且组成初生木质部与初生韧皮部的细胞逐渐增加，维管束所占面积比例越来越大（图 4-2C、D）。播种三个月后羌活茎开始进行次生生长，维管形成层细胞快速平周分裂，次生木质部与次生韧皮部扩大，茎快速增粗，并出现周皮、维管射线、分泌腔等结构（图 4-2E、F）。

4.1.3　羌活根的次生结构

羌活根的次生结构主要包括周皮、次生维管组织。周皮由木栓层、木栓形成层、栓内层共同构成。木栓层是根最外面的几层细胞。横切面呈扁长形，胞壁栓质化；径向壁排列整齐，常被染成棕红色，是没有细胞核的死细胞。在木栓层内有一层被固绿染成绿色的扁方形的薄壁活细胞，内有原生质体，是木栓形成层。栓内层位于木栓形成层内侧，有 1～2 层较大的薄壁细胞。次生维管组织包括次生木质部、次生韧皮部、维管形成层、维管射线。次生木质部在横切面上占 1/5 部分，被番红染成红色，由导管、管胞、木纤维、木薄壁细胞等组成，同时夹杂着油室细胞，其中导管是一些口径大被染成淡红色的死细胞。此外还有排列整齐呈径向放射状者为木射线，可形成裂隙。皮层和初生韧皮部由于次生生长的挤压已经被破坏，具油管和裂隙。次生韧皮部位包括筛管、伴胞和韧皮薄壁细胞，夹杂着韧皮纤维和油室细胞，韧皮部同样具有排列整齐呈径向放射状的韧皮射线，可形成裂隙（图 4-3A～C）。

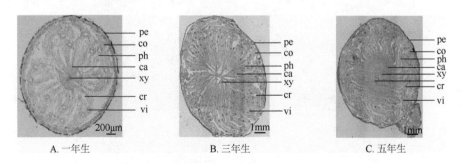

A. 一年生　　　　　　　　　B. 三年生　　　　　　　　　C. 五年生

图 4-3　不同生长年限羌活根的解剖结构特征

pe. 周皮；co. 皮层；ph. 韧皮部；ca. 形成层；xy. 木质部；cr. 裂隙；vi. 油管

4.1.4 羌活茎的次生结构

羌活茎的次生结构主要包括周皮、次生维管组织。周皮由木栓层、木栓形成层、栓内层共同构成。皮层在周皮之内，维管柱的外方，具油管和裂隙。初生结构中皮层细胞在茎横切面占比例较大，随着发育的进行所占比例逐渐变小，在一年生羌活茎结构中仅有 1～2 层细胞不易分辨（图 4-4A）。韧皮部位于皮层和形成层之间，较宽，具油管及裂隙。形成层只有 1 层细胞，但其分裂的细胞还未分化成组成木质部和韧皮部的各细胞，因此横切面看上去有 4～5 层细胞，排列整齐，且径向壁连成一线。木质部在形成层以内，包括次生木质部和初生木质部，由导管、管胞、木纤维和木薄壁细胞等组成。髓位于茎的中心，多数为薄壁细胞（图 4-4）。

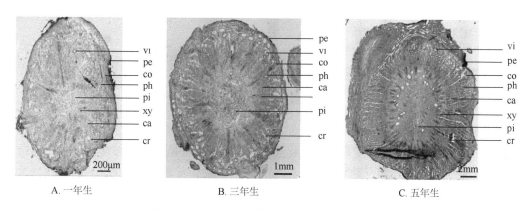

A. 一年生　　　　B. 三年生　　　　C. 五年生

图 4-4 不同生长年限羌活茎的解剖结构特征

vi. 油管；pe. 周皮；co. 皮层；ph. 韧皮部；pi. 髓；xy. 木质部；ca. 形成层；cr. 裂隙

4.1.5 根和根茎发育时其组织结构的动态变化

随着生长发育（胚根期—子叶期—真叶期—一年生种苗—三年生—五年生）的进行，羌活根和根茎部位的组织结构变化如下。

1）根结构

胚根期：分化出原生木质部、原生韧皮部，二者相间排列（图 4-1A）。

子叶期：分化出后生木质部和后生韧皮部，后生木质部加添在原生木质部的内侧，其导管口径较大，着色较浅，甚至不显红色，而后生韧皮部则加添在原生韧皮部的内侧。原生木质部与后生木质部共同组成初生木质部，原生韧皮部与后生韧皮部共同组成初生韧皮部（图 4-1B）。

真叶期：根茎维管组织继续生长发育，子叶期幼苗根的二原型木质部脊由"一"字形逐渐变成纺锤状（图 4-1C～F）。

随着羌活进一步的生长发育，表皮被周皮替代，初生木质部和初生韧皮部之间的薄壁细胞恢复分生能力，逐渐形成维管形成层，维管形成层产生次生木质部和次生韧皮部。随着生长年限的增加（三年生、五年生），羌活次生生长根不断增粗，但并无结构变化（图 4-3B、C）。

2）茎结构

胚根期：分化出原生木质部、原生韧皮部，二者相对排列，组成 1 束维管束。横切面中央部分为髓结构，2 束维管束围绕髓周排列（图 4-2A）。

子叶期：未见明显发育（图 4-2B）。

真叶期：茎维管组织继续生长发育，子叶期幼苗茎的 2 束维管束分裂为多束维管束，围绕髓周呈圆环状，并且组成木质部与韧皮部的细胞逐渐增多，表现为维管束所占比例越来越大（图 4-2C、D）。

随着羌活进一步生长发育，出现周皮和维管形成层，开始次生生长，维管形成层细胞快速平周分裂，次生木质部与次生韧皮部扩大，茎快速增粗（图 4-2E、F，图 4-4A）。

随着生长年限的增加（三年生、五年生），羌活根的次生木质部与次生韧皮部也在不断扩大，外观上表现为茎在不断增粗，各类组织的细胞数量和体积均增加，但并无结构变化（图 4-4B、C）。

4.1.6　根茎发育过程中其组织结构的动态变化

不同生长发育阶段根茎外部形态变化如图 4-5 所示。基于野外原位连续观测，发现移栽后 30 天羌活开始出苗，移栽后 60 天极少数羌活长出幼嫩根状茎（竹节羌），移栽后 90 天大部分羌活长出根状茎，此后几个月根状茎逐渐发育成熟。刚形成的羌活根状茎为乳白色（图 4-5A），组织极其幼嫩，含水量高。随着根状茎的生长发育，幼嫩的组织逐渐木质化，表面的颜色由乳白色逐渐变深（图 4-5B）。从图中还可以看出，羌活根状茎有节和节间，在节处着生有细小的不定根（图 4-5C）。另外，根状茎节上有类似于小苞片状的退化叶，颜色为褐色，有根茎芽着生在退化叶的叶腋内（图 4-5D）。

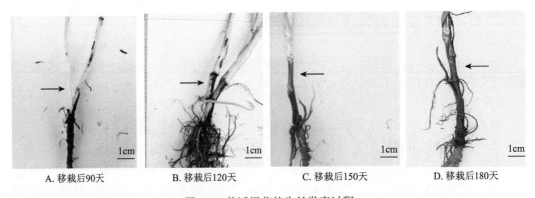

A. 移栽后90天　　　B. 移栽后120天　　　C. 移栽后150天　　　D. 移栽后180天

图 4-5　羌活根茎的生长发育过程

不同发育阶段羌活根状茎解剖结构特征表明（图 4-6），羌活根状茎的组织结构由表皮、皮层和维管柱 3 部分组成。其中维管柱由维管束、髓和髓射线组成，而维管束又由维管束形成层、木质部和韧皮部组成。根状茎形成初期，组织幼嫩，表皮角质化程度低，皮层有少许油管分布，维管束被髓射线（数行薄壁细胞组成）分隔成环状排列，组成初生木质部和初生韧皮部的各分子数较少；髓部不完整，细胞液泡化程度高（图 4-6A）。随着根状茎的进一步发育，根状茎木质化程度增加。根状茎表皮逐渐被周皮代替；皮层出现更多油管；维管形成层分化产生次生木质部和次生韧皮部，使木质部和韧皮部各组成分子的数量增加，维管束体积增大；髓部逐渐发育完整并产生更多油管；另外，随着根状茎的伸长生长，节间的髓逐渐被拉破形成髓腔；射线逐渐形成裂隙（图 4-6D）。

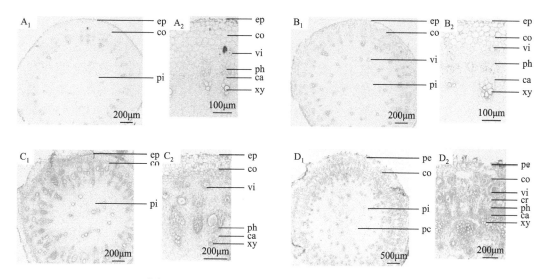

图 4-6　不同发育阶段羌活根状茎的解剖结构特征

概貌图（A_1，B_1，C_1，D_1）；特征图（A_2，B_2，C_2，D_2）；A、B、C、D 依次为根状茎幼嫩部位到根状茎成熟部位连续横切图
ep. 表皮；co. 皮层；pi. 髓；vi. 油管；xy. 木质部；ph. 韧皮部；ca. 形成层；pe. 周皮；cr. 裂隙

4.2　羌活根系发育调控机制

影响药用植物生长最直接的因素便是土壤，而氮（N）和磷（P）都是影响土壤环境的重要元素。它们是植物生长发育最重要的营养元素，是农业生产中影响产量的重要限制因子。氮素能刺激植物根系的生长，使得整个根系的形态构型发生变化；硝酸盐是植物利用氮素的主要形式，对植物生长起着举足轻重的作用。磷在能量代谢和生长发育上有着特殊的功能，在植物生长发育中起着重要的作用，由于磷在土壤中易被固定，因此难以移动，而植物从土壤中吸收磷主要依靠根部，因此自然土壤中的有效磷很少能够满足植物最佳生长的需要。药用植物常会因为土壤中过低或过量氮、磷肥而受到有害影响，氮、磷源过度和亏缺的现象，称为氮、磷胁迫。

有学者指出，增加氮水平能够降低干物质向根系分配的比例（郭亚芬，2011）。张媛华（2007）实验表明，氮素对不定根及侧根的形成具有一定意义，具体表现为在根原基形成的相应部位能够发现 NO。李韵珠等（1999）研究表明，根长（Lr）发展动态、根长密度（LrD）及其垂直分布和根长与冠重（DMP）比值（Lr/DMp），均受土壤水氮条件的影响，根系发展会因为水氮的严重胁迫而受抑制。曹冰（2005）研究表明，内源 NO 水平在侧根发生及其形成中可能起着重要作用。程磊（2007）研究在分根系统中加入外源生长素萘乙酸（haphthaleneacetic aicd，NAA）、吲哚乙酸（IAA）和生长素运输抑制剂 1-萘氨甲酰苯甲酸（1-naphehylphthalamic acid，NPA）、三碘苯甲酸（friodobenzoic acid，TIBA）在局部供应硝酸盐的情况下对侧根生长的作用。其结果表明：局部供应硝酸盐能够影响根系中生长素含量。胡廷章等（2010）研究植物根系对氮胁迫的形态学响应，结果发现：植物侧根会因为体外硝酸盐的局部刺激而伸长，而植物的侧根分裂组织活动会受到组织中高浓度的硝酸盐抑制，体外高碳氮比能使植物侧根的发生受到抑制。

郭肖红等（2007）通过改变培养基碳源种类和浓度、氮源和磷源浓度对丹参不定根进行研究。结果表明：培养基中的氮会对丹参不定根生长和次生代谢产物合成产生一定的影响；调节磷源浓度能促进不定根生长，磷源对次生代谢产物的生物合成也起非常重要的作用，不同的次生代谢产物生物合成所需磷源浓度不同。由磷缺乏引起的植物根系形态结构的改变比较复杂，前人的结论不尽相同，因此随着磷供应水平的改变，侧根受影响的机制并没有确定。一方面 Sánchez-Calderon 等（2005）认为，低磷同时诱导主根和侧根的有限生长，从而导致了一级侧根条数目的增加，一级侧根的有限生长导致了二级侧根条数目的增加，结果侧根总分枝数和密度都增加。另一方面，孙海国和张福锁（2002）研究表明，高磷环境能够促进侧根的发育，而低磷环境刺激了根轴的生长，侧根的生长有利于对磷的吸收，根轴的伸展有利于对磷源的探寻。而在拟南芥中，低磷促进侧根原基的形成，表现为低磷条件下发育为较成熟的侧根原基占总数的比例明显大于高磷条件下的。刘鹏等（2006）总结出磷有效性对侧根起始、对侧根原基发育及对侧根伸长生长的调控方向，但对于其具体的生理机制还不清楚，提示应更全面更深入地进行了解。方子森等（2010）研究了施氮和施磷对宽叶羌活药材产量、浸出物含量和挥发油含量的影响，结果表明，羌活的产量、浸出物含量、挥发油含量都会随施磷量的变化而变化。

4.2.1　营养元素（N、P）对根系形态学发育的影响

1. 氮胁迫对根系形态学发育的影响机制

通过设置不同氮胁迫浓度［无氮胁迫组（NO）0mg/L、低氮胁迫组（NA）100mg/L、中氮胁迫组（NB）200mg/L、较高氮胁迫组（NC）500mg/L、高氮胁迫组（ND）1000mg/L］，以及完全培养液（CK，即对照组），共 6 个处理组，揭示氮元素对羌活根系形态学发育的影响（杨莹，2013）。

1）氮胁迫对羌活幼苗侧根生长的影响

不同程度氮胁迫对各时期羌活侧根发生趋势的影响大致相似（图 4-7）。胁迫 7 天以后，NA 组、NB 组、NC 组侧根发生速度明显低于对照组，其中，NA 组侧根发生速度最低。因此，低氮胁迫、中氮胁迫及较高氮胁迫抑制侧根发生。

2）氮胁迫对羌活主根直径增长的影响

试验结果表明，短期氮胁迫以后各处理组的主根增粗率的差异开始明显（图 4-8）。中期氮胁迫（胁迫 14 天）有利于主根直径的增长，除低氮胁迫外各氮胁迫处理下的主根增粗率明显高于对照组。高氮胁迫 21 天以后主根增粗率平稳增长，明显高于对照组。低

氮胁迫 14 天以后主根增粗率迅速增长，明显高于对照组及其他组。故低氮胁迫和较高氮胁迫有利于促进主根直径的增长。

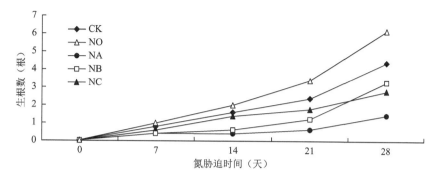

图 4-7　氮胁迫对羌活侧根生根条数的影响

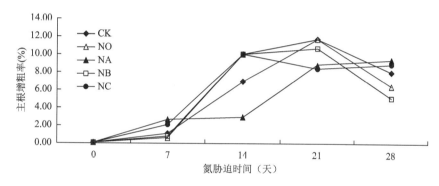

图 4-8　氮胁迫对主根增粗率的影响

3）氮胁迫对根茎直径的影响

短期氮胁迫（胁迫 14 天）有助于根茎直径的增长，各氮胁迫处理下的根茎增粗率均明显高于对照组，氮胁迫 21 天以后无氮胁迫及中氮胁迫处理下的根茎增粗率迅速增长，明显高于对照组，其中无氮胁迫及中氮胁迫处理下的根茎增粗率增长最快（图 4-9）。所以，无氮胁迫及中氮胁迫有利于羌活根茎直径的增长。

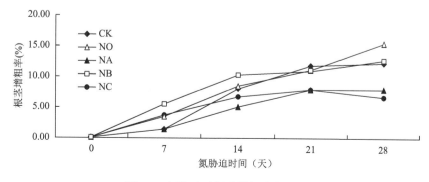

图 4-9　氮胁迫对根茎增粗率的影响

4）氮胁迫对羌活形态特征的影响

从实验结果可知，与对照组相比，低氮胁迫、较高氮胁迫的主根增粗率、根茎增粗率及新生侧根时间均有不同程度的增加，而新生侧根时间与侧根总长度均有不同程度的降低。与对照组相比，无氮胁迫、中氮胁迫的新生侧根时间、根茎增粗率有不同程度的增加，但主根增粗率及侧根总长度有不同程度的降低（表4-1）。

结果表明：低氮胁迫、较高氮胁迫有利于抑制侧根发生及生长，促进羌活主根、根茎生长；中氮胁迫有利于抑制侧根发生及生长，促进羌活根茎生长。高氮胁迫，浓度过高羌活苗几乎全部死亡，故图、表中未有涉及。

表4-1　氮胁迫对羌活地下部分形态特征的影响

分组	新生侧根条数（根）	新生侧根时间（天）	侧根总长度（cm）	主根增粗率（%）	根茎增粗率（%）
CK	4.40	11.60	0.70	8.00	6.62
NO	6.20	12.60	0.58	6.40	15.50
NA	1.40	18.40	0.30	9.40	7.92
NB	2.60	21.20	0.30	5.01	12.55
NC	2.80	21.40	0.26	8.81	7.77

2. 磷胁迫对羌活根系形态学发育的影响机制

通过设置不同磷胁迫浓度［无磷胁迫组（PO）0mg/L、低磷胁迫组（PA）100mg/L、中磷胁迫组（PB）200mg/L、较高磷胁迫组（PC）500mg/L、高磷胁迫组（PD）1000mg/L］，以及完全培养液（CK，即对照组），共 6 个处理组，揭示磷元素对羌活根系形态学发育的影响（杨莹，2013）。

1）磷胁迫对羌活侧根发生的影响

短期磷胁迫后各处理组的地上部分高度的差异开始呈现。短期、中期、中长期磷胁迫下的各个处理的侧根生长趋势相似。较高磷胁迫和高磷胁迫的侧根发生速度一直较快，明显高于对照组（图4-10）。可见，无磷胁迫、低磷胁迫有利于抑制侧根发生。

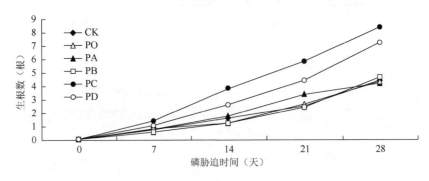

图4-10　磷胁迫对羌活生根条数的影响

2）磷胁迫对羌活主根直径的影响

短期磷胁迫（胁迫 7 天）有助于羌活主根直径的增长，多组处理下的主根增粗率高于对照组。无磷胁迫和高磷胁迫 21 天以后主根增粗率保持增长速度，最终高于对照组，且无磷胁迫处理下的主根增粗率明显高于对照组（图 4-11）。综上，无磷胁迫、较高磷胁迫及高磷胁迫有利于羌活主根直径的增长。

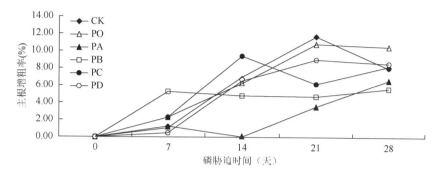

图 4-11　磷胁迫对主根增粗率的影响

3）磷胁迫对羌活根茎直径的影响

短期磷胁迫（胁迫 7 天）有助于羌活根茎直径的增长，多组处理下的根茎增粗率高于对照组。较高磷胁迫 21 天以前的根茎增粗率增长较快，明显高于对照组，但 21 天以后根茎增粗率的增长速度下降，低于对照组（图 4-12）。结果表明，较高磷胁迫及高磷胁迫接近对照组，其余各实验组均不利于羌活根茎直径的增长。

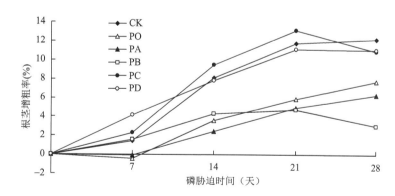

图 4-12　磷胁迫对根茎增粗率的影响

4）磷胁迫对羌活形态特征的影响

从实验结果可知，不同程度磷胁迫对羌活外观形态影响显著，见表 4-2。其中不同程度磷胁迫下，羌活的侧根总长度及主根增粗率呈显著差异，根茎增粗率呈极显著差异。与对照组相比，无磷胁迫、高磷胁迫的主根增粗率、根茎增粗率及新生侧根时间均有不同程度的增加。而侧根总长度也有不同程度增加。较高磷胁迫的主根增粗率、根茎增粗率、新生侧根条数及侧根总长度均有不同程度的增加，而新生侧根时间减少。与对照组相比，低磷胁迫、中磷胁迫的新生侧根时间及侧根总长度有不同程度的增加，但主根增粗率和根茎增粗率均有不同程度的降低。

表 4-2　磷胁迫对羌活生长的影响

分组	新生侧根数（根）	新生侧根时间（天）	侧根总长度（cm）	主根增粗率（%）	根茎增粗率（%）
CK	4.40	11.6	0.70	8.00	6.62
PO	4.20	16.6	2.87	10.49	7.77
PA	4.20	14.4	1.27	6.60	6.36
PB	4.60	16.4	1.24	5.58	3.01
PC	8.40	9.00	2.31	8.26	10.92
PD	7.20	14.4	4.32	8.45	11.08

4.2.2　生长基质对根系形态发育的影响

1. 生长基质物理状况决定了羌活根/冠发育的资源分配

野生状态下羌活不论是否生产蚕羌，其植株均生长良好，一般没有营养素缺乏症状表现，因此土壤物理状况（而不是土壤养分）可能是影响蚕羌形成的一个关键因素。在原生环境下，产生蚕羌和竹节羌等根茎器官的土壤一般为腐殖土或者生活在土壤的腐殖质层，在雏形土或者新成土等矿质土壤层生长的羌活一般都是根系发达，极少有蚕羌和竹节羌出现。这可能是因为凋落物及腐殖质层疏松、通透性好、水分稳定等物理环境为羌活生长提供了充足的淋溶态养分以及根际微生物环境，且横向发育的阻力小，使得羌活的根系即使不发育、发育较弱（蚕羌）或者横向发育（竹节羌）也可获得足够的水分和养分，而使得更多的资源分配给地上部分的生长。矿质土壤因为水分剧烈波动以及表层板结导致根系向深层发育，植株将更多资源分配到根系生长以吸收足够的水分和养分，这导致了大头羌和条羌的形成。

2. 生长基质在低温季节的冻融交替促进羌活侧根和须根发育

形成蚕羌和竹节羌的环境一般是亚高山原始林以及高山杜鹃林下，这种生境下凋落物层和腐殖质层深厚，水分处于饱和状况，低温季节发生冻融的格局与矿质土壤完全不同，在凋落物和腐殖质中一般是长冻，而且矿质土壤表层一般是冻融交替，而冻融交替是高海拔地区植物幼根损伤的主要因素之一。因此，我们认为以日冻融交替为特征的冻融格局可能使在矿质土壤中生长的一年生植株幼嫩的主根末端损伤和断裂，促进了植株侧根和须根的发育以适应环境。

3. 生长基质的养分状况是对羌活地下部分形态发育的另一主要诱因

生长基质的养分特别是氮、磷、微量元素状况可能是侧根发生的另外一个重要的外界诱因。前期野外调查发现，产生蚕羌的环境多为水分条件极好、腐殖质层深厚的杜鹃花灌木或者暗针叶林下；竹节羌发育的生境多为有季节性干旱、腐殖质层较厚的暗针叶林下；而头羌和条羌则主要是在高山草地、次生林以及高山灌丛草地。养分分析表明，与大头羌与条羌相比，蚕羌和竹节羌分布生境基质中氮含量较高，这暗示至少基质中的氮含量可能是羌活地下部分发育的一个重要影响因素，在室内的初步水培实验也发现高氮可抑制侧根的发生。

图 4-13 为羌活的药材形态特征。

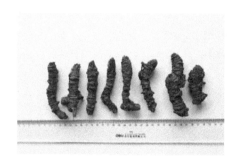

A. 野生蚕羌

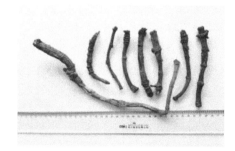

B. 野生竹节羌

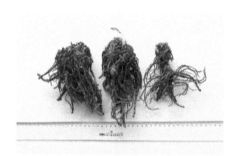

C. 栽培羌活药材

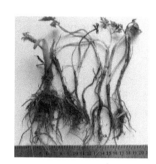

D. 栽培一年生竹节羌

图 4-13 羌活药材形态

第 5 章　羌活种子种苗研究

药材种子种苗是药材生产中最基本的生产资料，是优质药材的源头，纯正优良的药材种子种苗是提高药材质量的先决条件。《中药材生产质量管理规范》（GAP）的实施首先要解决的问题是种子种苗符合有关标准，而且，随着中药材生产的发展，药材种子的流通量越来越大，药材种子工作越来越需要朝规范化、标准化、产业化的方向发展。当前羌活野生资源面临危机，人工栽培前景广阔，但羌活种子具有胚形态后熟和生理后熟双重休眠特性，休眠期 8～10 月，给人工驯化栽培带来很大的困难。因此，需要对羌活破眠过程中生理生化等变化特征以及基因表达等进行研究，以揭示羌活种子解除休眠的生理机制和分子机理，为羌活种子解除休眠和促进萌发提供科学支撑。同时，对打破休眠后的羌活种子培养成实生苗的技术进行研究，为羌活的野生变栽培种提供实用技术。

5.1　羌活种子研究

自然条件下野生羌活以有性繁殖为主，4 年左右才结果，由于羌活采挖严重，大多数羌活还没有到开花结果时期就已经被破坏，其果实结籽率也不高，而且羌活种子具有深休眠的生殖生理学特性，自然萌发率极低，只有 0.53%。这些因素造成羌活已成为典型的渐危物种，面临资源枯竭和丧失该物种的可能性。随着对羌活药理学作用研究的不断深入，其需求不断扩大，如果资源的供给得不到解决，羌活原本脆弱的原生生态系统将难以承受巨大的人类需求，必然会导致我国羌活特有属和特有种生物资源的减少和遗传多样性资源的丧失。为此本节从羌活种子形态特征、羌活休眠解除过程中的生理生化及分子机理研究、种子鉴别及种子种苗质量等方面进行研究，为实现羌活产业化育苗提供科学依据和理论基础。

5.1.1　羌活种子形态特征

羌活种子形态特征：双悬果长为 4.74mm，宽为 2.46mm，厚为 1.37mm；卵球形，平滑无毛，背棱及中棱有翅，侧棱无翅，棱槽间通常有油管 3～4 个，合生面有油管 5～6 个，千粒重 2.8～4.4g。种子长度 6.51～4.05（～3.19）mm，平均 5.28mm；宽度（5.58～）5.03～2.20（～1.67）mm，平均 3.32mm；厚度 2.72～1.37（～0.81）mm，平均 1.82mm。

宽叶羌活种子形态特征：双悬果长为 5.32mm，宽为 3.19mm，厚为 1.77mm；卵球形，平滑无毛，背棱及中棱有翅，侧棱无翅，棱槽间通常有油管 3～4 个，合生面有油管 4～6 个，千粒重 5.05g。种子长度（5.50～）5.28～3.84mm，平均 4.69mm；宽度（4.21～）4.03～2.15mm，平均 3.33mm；厚度 2.29～1.21mm，平均 1.92mm。

5.1.2 羌活种子休眠解除过程中的生理生化及分子机理研究

1. 羌活种子休眠解除过程中胚发育率研究

刚收获的羌活种子不论是栽培种子还是野生种子，其胚发育率均为零，即未见明显的胚结构，不能发芽，这也是羌活和宽叶羌活繁殖困难的根本原因和制约因子。根据实验研究表明，羌活种子的胚要在后熟处理中发育 70%～80% 以后方能发芽。

后熟处理 100 天后，在 12 目规格，栽培种子的胚发育率在 5%、20%、50%～60% 阶段均比野生种子高（表 5-1）。野生种子有 2% 发育至 70%～80% 阶段，这充分体现野生种子的野生性，即种子间的成熟度差异更大，而栽培种子各个阶段较为整齐。

表 5-1 栽培种子和野生种子处理 100 天后胚发育状况

种子来源	种子规格	有效种子率（%）	胚发育率（占种子总数的百分比）（%）				
			70%～80%	50%～60%	20%	5%	0
野生种子	10 目	72.0	0.00	0.00	24.00	26.00	22.00
	12 目	66.0	2.00	0.00	16.00	14.00	34.00
栽培种子	10 目	96.0	0.00	26.00	40.00	26.00	4.00
	12 目	90.0	0.00	12.00	38.00	26.00	14.00

后熟处理 170 天后，二者的差异更加明显（表 5-2）。不论在 10 目还是 12 目规格，栽培种子胚发育率 50%～60% 和 70%～80% 阶段的比例均远高于野生种子，而且总的胚发育率也较野生种子高，这充分体现了栽培条件相对一致的环境条件下，种子的发育程度也相近。这也表明在羌活的人工栽培中，采用栽培植株的种子比采用野生植株的种子更有利于种子处理和育苗。

表 5-2 栽培种子和野生种子处理 170 天后胚发育率状况

种子来源	种子规格	有效种子率（%）	胚发育率（占种子总数百分比）（%）				
			70%～80%	50%～60%	20%	5%	0
野生种子	10 目	60.0	22.00	20.00	8.00	10.00	0.00
	12 目	56.0	18.00	10.00	14.00	14.00	0.00
栽培种子	10 目	90.0	48.00	24.00	6.00	12.00	0.00
	12 目	94.0	46.00	34.00	10.00	4.00	0.00

2. 羌活种子休眠解除过程的生理生化变化

1）羌活种子处理过程的生理结果

羌活种子成熟和散布时，种子内部大部分为胚乳，仅在果疤一端有一团未分化的透明物质为原胚，0.1～0.2mm，原胚的顶端有一白色胚的结构。在形态休眠解除的处理过程中，胚不断长大，至 5 个月时，胚长约为种子长度的 2/3，胚乳软化（图 5-1B）。在胚发育过程中，80 天左右为种子胚生长最快的时间点（图 5-1C），这是加速胚发育速度的关键时间段。

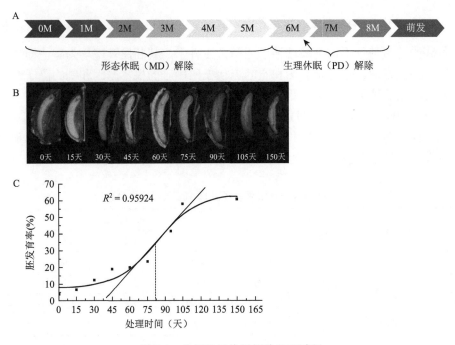

图 5-1　羌活种子休眠解除处理过程

A. 种子休眠解除处理过程，箭头指部分后续实验取样时间点（间隔 15 天取样一次）；B. 形态休眠解除过程的胚生长谱；C. 胚生长曲线（玻尔兹曼模型拟合）

完成形态发育的种子胚仍然不能萌发，通过低温层积 3 个月（CS）可以达到 73.5% 的萌发率。完成形态发育的种子，用氟啶酮溶液浸泡（FL）后，也可以达到 81.3% 的萌发率，不经过处理（Con）的种子仅有 12.8% 萌发。赤霉素 3（GA_3）溶液浸泡（GA）的种子萌发情况与未处理（Con）的种子类似（图 5-2A、B）。可见，羌活种子除了具有形态休眠外，还具有生理休眠，通过低温层积 3 个月可以解除休眠而萌发。氟啶酮可以有效解除羌活种子的生理休眠。

赤霉素 3（GA_3）和脱落酸（ABA）是影响种子萌发与休眠的两种关键激素，二者通过一种"激素平衡理论"促进或者抑制种子萌发（Wareing and Sounders，1971）。我们通过 UPLC-MS/MS 平台检测了 3 种不同处理（Con、FL、CS）种子的 ABA 和 GA_3 水平。结果显示，CS 处理后羌活种子的 GA_3 和 ABA 含量均显著升高（图 5-2C）。低温层积过程的 GA_3 积累之前也多有报道（Paul et al.，2006；Chen et al.，2009），被认为是低温层积解除休眠的关键。而本研究中低温层积过程的 ABA 水平的升高，可能是低温对羌活种子的胁迫引起的，这在其他物种中也有报道（Ali-Rachedi et al.，2004；Banerjee et al.，2014）。在氟啶酮（ABA 抑制剂）处理中，ABA 的水平从 118.5ng/g 降到 98.7ng/g；GA_3 水平无显著性变化（图 5-2C）。部分研究表明氟啶酮可以降低 ABA 水平或活性从而提高种子萌发率（Ali-Rachedi et al.，2004；Feurtado et al.，2007；Gianinetti and Vernieri，2007；Banerjee et al.，2014）。实验结果显示在低温层积处理和氟啶酮处理后，ABA 的含量可能并不与羌活种子的休眠状态直接相关。

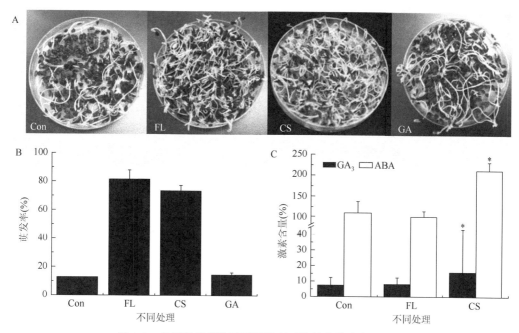

图 5-2　羌活种子萌发及不同处理下的植物激素水平变化

A. 种子萌发；B. 萌发率；C. 激素含量。Con，对照；FL，氟啶酮溶液浸泡 24 小时；CS，低温层积 3 个月；GA，GA$_3$ 溶液浸泡；数据表示为均值±标准差（$n=3$），*表示该处理与对照相比具有显著性差异（$P<0.05$）

2）羌活种子处理过程的代谢产物变化

对羌活种子休眠解除处理过程（包括形态休眠和生理休眠解除）的代谢产物进行检测。对羌活种子的整个预处理（PreT）及低温层积（CS）过程进行取样后，选取 0MD（PreT0d）、1MD（PreT15d）、3MD（PreT60d）、5MD（PreT90d）、7MD（PreT120d）、0PD（PreT150d）、3PD（PreT150d + CS30d）、5PD（PreT150d + CS60d）、10PD（PreT150d + CS90d）共 9 个时间点，进行代谢产物的 UPLC-MS/MS 平台检测。对正离子模式原始检测结果进行归一化处理后，进行 H 聚类分析，发现 0MD、1MD、3MD 聚类到一组，5MD、7MD、0PD、3PD 聚类到一组，而 5PD、10PD 聚类到一组（图 5-3）。可见，总体来看，在羌活种子整个处理过程中，种子内化合物代谢模式，分为三个阶段（0～60 天，90～180 天，210～240 天），其中第三个阶段的两个处理 5PD 和 10PD 种子已具备萌发能力，5PD 的种子通过 ABA 抑制剂处理已可以萌发，而 10PD 的种子可以萌发。而 0PD、3PD 甚至之前的处理阶段的种子 FL 处理后基本不萌发（结果未展示）。

对检测结果进行 PCA 分析（主成分分析）后，发现羌活种子处理整个过程的不同阶段可以有很好的区分度。$t[1]$ 主成分所代表的化合物能够很好地将 0MD、1MD、3MD、5MD、7MD 区分开。而 $t[2]$ 主成分所代表的化合物对 0PD、3PD、5PD、10PD 能够很好地区分开（图 5-4）。那么 $t[1]$、$t[2]$ 主成分所代表的化合物即是这些处理之间的主要发生代谢的关键化合物。对这些化合物的分析鉴定还需要进一步的研究。

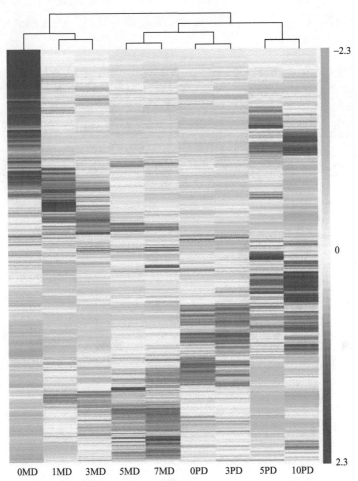

图 5-3　羌活种子整个处理过程代谢产物的 H 聚类分析（数据为正离子模式检测结果）

3. 羌活种子休眠解除过程中不同处理的基因表达

1）羌活不同处理方法解除休眠的转录组测序

对羌活种子三个处理（Con，FL，CS）共 6 个样本进行了转录组测序，样本 Con1，Con2，FL1，FL2，CS1 和 CS2，分别获得约 58×10^7，60×10^7，54×10^7，55×10^7，53×10^7，52×10^7 个原始测序序列（raw reads）。元数据文件已上传至数据库 NCBI 的 SRA（sequence read archive，SRP107325）。去除含有接头的、低质量的测序序列（reads），得到有效序列（clean reads）。样本 Con1，Con2，FL1，FL2，CS1 和 CS2 分别获得 56.22×10^7，59.02×10^7，52.66×10^7，53.94×10^7，49.82×10^7，49.78×10^7 有效序列，以及 8.43，8.85，7.9，8.09，7.47，7.47G bp（所有样本的 Q30[①]约为 90%，GC[②]含量约为 43%）。利用 Trinity 拼接软件（Grabherr et al.，2011），对这些有效序列进行拼接。共获得 181 376 个单基因（unigenes），平均长度 650bp，N50 为 939bp。测序及拼接信息汇总见表 5-3。

---

① Q30 代表有放序列中质量大于或等于 30 的碱基所占的百分比。

② GC 代表有效序列中 G（鸟嘌呤）和 C（胞嘧啶）占总碱基的百分比。

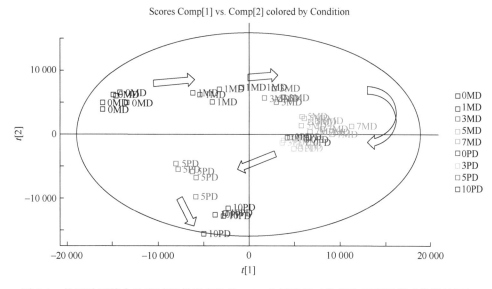

图 5-4　羌活种子整个处理过程代谢产物的 PCA 分析结果（数据为正离子模式检测结果）

表 5-3　羌活种子测序结果汇总

	样本	组装输出量（n）	总碱基数（bp）	GC（%）	Q30（%）	平均长度（bp）	N50（bp）
有效序列	Con1	56 217 308	8.43G	42.84	89.21	—	—-
	Con2	59 020 428	8.85G	42.89	89.34	—	—
	FL1	52 662 912	7.9G	42.83	88.87	—	—
	FL2	53 945 478	8.09G	42.74	90.77	—	—
	CS1	49 825 504	7.47G	42.7	91.74	—	—
	CS2	49 776 588	7.47G	43.25	92.34	—	—
单基因	All	181 376	117 946 891	—	—	650	939

　　为获得全面的基因功能信息，对所有的单基因进行 NR、NT、Pfam、KOG/COG、Swiss-Prot、KEGG 和 GO 七大数据库的 BLASTX 分析。约 37.62%（68 236 个）的单基因成功进行了功能注释。每个数据库功能注释的 E-value（一般期望值）如下：NR、NT 及 Swiss-Prot：E-value≤1.0E-5；Pfam：E-value≤0.01；KOG/COG：E-value≤1.0E-3；KEGG：E-value≤1.0E-10；GO：E-value≤1.0E-6。NR 数据库注释可以预测物种之间的基因功能和基因相似性。已注释的单基因中，共有 51 594 个单基因预测为蛋白（其中的 75.61%为 NR 数据库预测）。关于物种相似性，羌活的基因表达与葡萄（*Vitis vinifera*）相似性最高，为 14.7%，其次是拟绒毛烟草（*Nicotiana tomentosiformis*）（7.4%相似）和中粒咖啡（*Coffea canephora*）（7.0%相似）（图 5-5）。羌活的基因表达与葡萄的最相似，可能是因为在已做过种子萌发和休眠功能基因研究的物种中，羌活与葡萄比较相似。据报道，葡萄种子具有生理休眠，低温层积处理可以解除其种子休眠（Angelova and Lilov，1980）。与本研究中羌活种子的休眠解除也需要低温层积是一致的。共有 39 353 个单基因注释到 GO 数据库，分别有

47.8%、30.5%及 21.7%注释到生物学过程（biological processes，BP）、细胞组成（cellular components，CC）和分子功能（molecular function，MF）三个层次（图 5-6）。共 17 942 个单基因注释到 KOG 数据库的 26 个功能组（functional group）（图 5-7），其中 3587 个单基因（20%）属于最大的类群 "General function predictiononly"，2448 个单基因（13.6%）属于 "Posttranslational modification，protein turnover，chaperones"，1662 个单基因（9.3%）属于 "Translation，ribosomal structure and biogenesis"。为了重建羌活的代谢途径，我们将所有注释过的单基因进行 KEGG 代谢通路分析，共 18363 个单基因注释到 281 条 KEGG 代谢途径上。

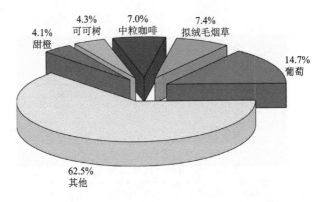

图 5-5　羌活种子测序基因的 NR 库比对上的物种分布图

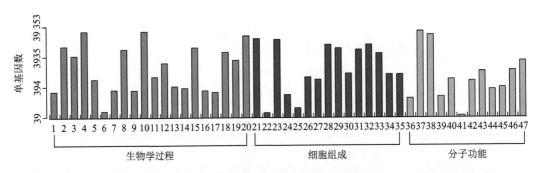

图 5-6　羌活种子测序基因的 GO 分类图

1. 生物黏附；2. 生物调节；3. 细胞组成机制或生物合成；4. 细胞过程；5. 发育过程；6. 生长；7. 免疫系统过程；8. 定位；9. 运动；10. 代谢过程；11. 多细胞生物过程；12. 微生物过程；13. 生物过程的负调节；14. 生物过程的正调节；15. 生物过程调控；16. 再生产物；17. 再生过程；18. 刺激反应；19. 信号传导；20. 单一生物过程；21. 细胞；22. 细胞连接；23. 细胞盘；24. 细胞外基质；25. 细胞外基质部分；26. 胞外区域；27. 胞外区域部分；28. 复杂大分子；29. 细胞器；30. 细胞膜；31. 膜封闭腔；31. 膜结构；32. 细胞器；33. 细胞器部分；34. 病毒体；35. 病毒粒子部分；36. 抗氧化活性；37. 结合；38. 催化活性；39. 通道调节器活性；40. 酶调节活性；41. 鸟嘌呤核苷酸交换因子活性；42. 分子转导活性；43. 核酸结合转录因子活性；44. 蛋白结合转录因子活性；45. 受体活性；46. 结构分子活性；47. 转运活性

2）测序的荧光定量 PCR 验证（聚合酶链式反应）

为了检验转录组测序结果的可靠性，mRNA 的表达通过 RT-PCR（反转录聚合酶链式反应）来进行评估。我们随机选取了 18 个单基因，其中部分基因上调、部分基因下调、部分基因无表达变化，这些基因参与了 ABA、GA₃、独脚金内酯（SLs）及类黄酮（flavonoid）等的合成代谢及信号调控，其引物见表 5-4。RT-PCR 结果表明，其中 16 个基因的表达模式

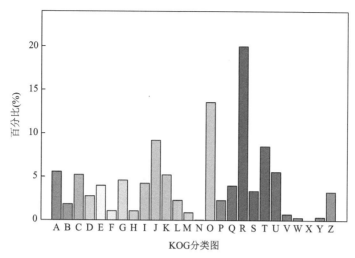

图 5-7　羌活种子测序基因的 KOG 分类图

A. RNA 加工和修饰；B. 染色质结构和动力学；C. 能量生成和转换；D. 细胞周期控制、细胞分裂、染色体分配；E. 氨基酸转运和代谢；F. 核苷酸运输和代谢；G. 碳水化合物运输和代谢；H. 辅酶运输和代谢；I. 脂肪运输和代谢；J. 翻译、核糖体结构和生物发生；K. 转录；L. 复制、重组和修复；M. 细胞壁/膜/生物发生；N. 细胞运动；O. 翻译后修饰、蛋白折叠和分子伴侣；P. 无机离子转运和代谢；Q. 次级代谢产物生物合成、运输和代谢；R. 仅一般功能预测；S. 未知功能；T. 信号转导机制；U. 胞内转运、分泌和小泡运输；V. 防卫机制；W. 细胞外结构；X. 未知蛋白；Y. 核结构；Z. 细胞构架

与 RNA-Seq 结果一致（图 5-8）。仅有 RT-PCR 的 *ABI5* 和 *PDS* 的表达模式与 RNA-Seq 结果有差异，这也许归因于转录组测序的误差，在其他转录组测序研究中也有报道（Huang et al.，2016）。总体来说，RNA-Seq 的结果数据基本反映了羌活种子休眠解除过程的基因表达情况。

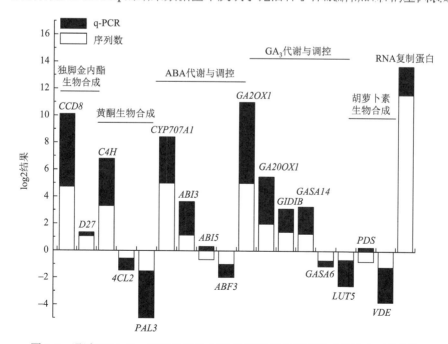

图 5-8　通过 RNA-Seq 和荧光定量 PCR 检测的部分基因相对表达水平的比较

注：纵坐标 log2 结果是以 2 为底对 FL 相对于 Con 的基因表达量比值取对数。

表 5-4　文中用到的引物列表

基因名	单基因	单基因长度（bp）	引物
CCD8	c115090_g1	1836	5′ATTCATTCGGCTCATCCTAT5′TGTCCCTGGCTCCATTCTCA
D27	c124833_g3	3392	5′TTCATTCTTCTCCTCCTCTA5′GACGGTTTGCTACTTCTATT
C4H	c89387_g1	1840	5′TTGAGGCTAATGGAAATGAT5′CCAACCGTCCAATAGTGATA
4CL2	c114521_g1	2168	5′TGATCCTGATACGTCCATCT5′GCCAGCCTTCTTTGTCTATT
PAL3	c121330_g2	2578	5′GGATTATGGATTCAAGGGTG5′CTACTTGGCTTACGGTGTTT
CYP707A1	c119998_g1	1934	5′ATCGGAGAAACCTTCCAACT5′TAACACAAGGACATCCCAAT
ABI3	c125897_g1	4448	5′GTTGGGTGCTTCTGCTACTA5′TTTCTACACTAAACTTCCCT
ABI5	c126875_g2	1824	5′GCAGCCACAGTCACCACAGC5′CCCTTATCAGAAAGTCCTCG
ABF3	c125091_g2	3521	5′GTTACCTCGGACACTTAGCC5′TCACTCAAAGTTGCTTCCCT
GA2OX1	c101392_g1	1457	5′TGGTGAAACCCCAGAAAACT5′GGAACTGAAATCCAAGAGCC
GA20OX1	c64760_g1	1656	5′GGCGGTCTATTCGTCCTAAC5′TGGGCTCACCATCTTATCTT
GID1B	c104456_g1	2086	5′ACTTCTTCATCCATTCTTTG5′CTGGGTGGTCTCTATCTTCA
GASA14	c83558_g1	809	5′ACTGTGCCAAGTGAGGTGCG5′TGGGTGGTCATGTCGGTGTA
GASA6	c92944_g1	778	5′CACTTGGACAGGAACGGAAA5′TAGAAACCAGGGGGAACACA
LUT5	c123510_g1	3269	5′GGAGTCACTCTTTTCCCGTT5′CTATCTTCCGCTTCTCGCAG
PDS	c109548_g1	3109	5′CTCAATGGAGGGTGCTGT5′GGATTTATTTGGGTCGTA
VDE	c95526_g1	2509	5′GACAACTCGTGCATTTATTC5′TCCTTATCTACATTTATCCC
GAPDH2	c111413_g1	1948	5′CCGCCACCAGGTCTCATCTC5′GGGAACGGAAGCACCAAAGA
PAL1	c121330_g1	1560	5′CACATAAGTTGAAGCACCAC5′TTGACAGAATTGATCTCCCT
4CLL5	c112506_g1	1482	5′CAACTCACGGAAACCTAATC5′CAACTATCGGTGGCACTAAA
FAOMT	c116578_g2	1020	5′AAAGGAAGGGAGCATGAGTT5′CAAGGGCAGTAGTTAGGAGA
C3H	c107316_g2	2056	5′AGGAGCTTGACCGCGTAATC5′TGTGAGGGAGCATCATAGGG
CYP75B2	c109322_g1	2033	5′AGCCCTTACCCACTTCCACC5′ACCACCACATGAACCAACCC
FNSI	c102684_g1	1533	5′AGACCCGAGATATGCCGTAA5′TCGTCACCCTGAAGATGAGT
PYL5	c73037_g1	1771	5′AACAAATAGACGCCCCACTC5′TAACGCTAAAGCTCATCACA
CYP711A1	c125007_g2	4428	5′TTTACGCTATCCACAATCAT5′CTAACACTCCAAGAGCCAAC
DAD2	c111513_g1	1435	5′GTGTCCGTACCAGCATCAGT5′GCTCGTTAGCCAACAATCCC
MAX2	c48123_g1	2398	5′GGAATGTGGCTGACCTAACG5′AATCAATGTGAAGTCGCAAG
GA20OX5	c86483_g1	1756	5′AAAGCTGCACATGATGAAAT5′TCCGCATGAGCACCAGAGTA
GA3OX1	c79821_g1	2012	5′CGACTTGAATGACCCGATTA5′AGCTTCCTTGCAGCAACCTC
GA2OX2	c95152_g1	1338	5′TCAATAACGGTAGTGCTCCT5′TTGTCAAAGCCTGAAATGTG
GA2OX8	c113148_g1	1704	5′TTATCAACGGGCTTTCTACG5′AAACTGAAGGCCACCAACTA
GAI	c98921_g1	2363	5′GTTGAGCGACACGAGACATT5′CGAGTTGCCAAGCAGAGGTA
GID1C	c37750_g1	2004	5′CCAACGAGCCTACTTACCCG5′GTCCCGACTTTGAAGCCATG
RNA replicationprotein	c126998_g1	6214	5′GCCCACGGGTGAACTAATCT5′GTTGAGTGACATAGGCGAGA

3）FL 和 CS 相对于 Con 的差异基因表达

FPKM（expected number of fragments per kilobase of transcript sequence per million base pairs sequenced）是指每百万片段（fragment）中来自某一基因每千碱基长度的片段数目，用于量化基因的相对表达水平（Trapnell et al.，2010）。FPKM 的密度分布整体体现了样本的基因表达模式。从 FPKM 的密度分布图看，三个处理中，CS 和 FL 的基因表达模式更相似（图 5-9A）。这说明从差异基因表达来看，CS 和 FL 的整体水平更相似，这与萌发实验结果是一致的，CS 和 FL 的萌发率均显著高于 Con。

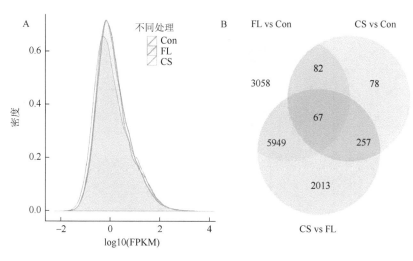

图 5-9　不同处理羌活种子的差异表达分析

A. FPKM 密度分布图；B. 维恩图

利用 DESeq 方法进行差异表达基因的筛选，筛选阈值为 adjusted P-value＜0.05。结果显示，CS 相对于 Con 共有 484 个差异表达基因（different expressed gene，DEG），其中 250 个单基因上调，234 个单基因下调；FL 相对于 Con 有 9156 个差异表达基因（DEG），4142 个单基因上调，5014 个单基因下调（图 5-9B）。对这些差异基因进行 GO（用 GOseq 方法）（Young et al.，2010）和 KEGG 富集分析。我们提取了 FL 和 CS 的 KEGG 富集最显著的前 20 条路径（pathway）条目（图 5-10），结果发现在两个处理中一些代谢途径均显著富集，包括苯丙氨酸和苯丙氨酸类代谢、碳水化合物代谢（包括磷酸戊糖、糖酵解/糖异生、果糖和甘露糖代谢，以及 CS 中的碳代谢；FL 中淀粉和蔗糖代谢、氨基糖和核苷酸糖代谢）、氨基酸代谢（包括 CS 中的 D-谷氨酰胺和 D-谷氨酸代谢；FL 中的半胱氨酸和甲硫氨酸代谢和谷胱甘肽代谢）、脂代谢（CS 中的脂肪酸降解和类固醇激素生物合成；FL 中的 α-亚麻酸代谢），以及遗传信息处理（CS 中的核糖体；内质网中的蛋白质加工、碱基切除修复、核糖体生物发生、RNA 降解和 DNA 复制素）。FL 和 CS 两个处理的富集途径也存在一些显著差异，如 CS 处理的黄酮代谢（类黄酮生物合成及黄酮和黄酮醇的生物合成）和光合作用过程（包括光合作用、光合生物中的碳固定，以及泛醌和其他萜类-醌的生物合成）显著富集（图 5-10B），而 FL 中这两个过程不显著。FL 中，植物激素信号转导（plant hormone signal transduction）、植物病原菌相互作用（plant-pathogen interaction）、外源性化学物质代谢（细胞色素 P-450 对异源物质的代谢）及类胡萝卜素生物合成显著富集（图 5-10A）。

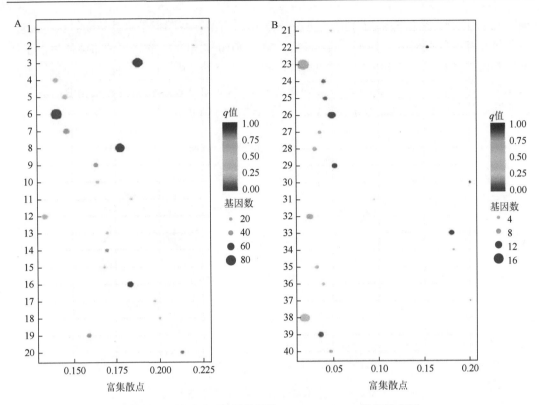

图 5-10　羌活种子差异基因的 KEGG pathway 富集散点图

1. 托烷、哌啶和吡啶生物碱的生物合成；2. 硫代谢；3. 淀粉和蔗糖代谢；4. RNA 降解；5. 真核生物的核糖体生物发生；6. 内质网中的蛋白质加工；7. 植物-病原体相互作用；8. 植物激素信号转导；9. 苯丙烷类生物合成；10. 苯丙氨酸代谢；11. N-肽聚糖生物合成；12. mRNA 监测途径；13. 细胞色素 P-450 对异源物质的代谢；14. 谷胱甘肽代谢；15. DNA 复制；16. 半胱氨酸与甲硫氨酸代谢；17. 类胡萝卜素生物合成；18. 碱基切除修复；19. 氨基糖和核苷酸糖代谢；20. α-亚麻酸代谢；21. 泛醌和其他萜类-醌生物合成；22. 二苯乙烯类、二芳基庚烷类和姜酚生物合成；23. 核糖体；24. PPAR 信号通路；25. 光合作用；26. 苯丙烷生物合成；27. 苯丙氨酸代谢；28. 过氧化物酶体；29. 磷酸戊糖途径；30. 卵巢类固醇生成；31. 神经活性配体-受体相互作用；32. 糖酵解/糖异生；33. 类黄酮生物合成；34. 黄酮和黄酮醇的生物合成；35. 脂肪酸降解；36. 脂肪酸生物合成；37. D-谷氨酰胺与 D-谷氨酸代谢；38. 碳代谢；39. 光合生物中的固碳作用；40. 脂肪细胞因子信号通路

为了解析羌活种子休眠解除过程基因的分子变化，对 CS 和 FL（两个处理的羌活种子均休眠解除）的差异表达基因（DEG）进行 H 和 k-均值聚类分析。H 聚类分析结果显示，CS 与 Con 更相似，与 FL 距离更远（图 5-11A），即使 CS 与 FL 的萌发率均显著高于 Con。从差异基因表达来看，FL 溶液浸泡诱导羌活种子萌发，相对于 CS 对种子的处理，更加激烈。然而，FL 和 CS 之间仍然有一些表达水平相似（颜色相似的色条）的 DEG（图 5-11A），这些表达相似的 DEG 可能是参与种子萌发和休眠解除的关键基因。k-均值聚类分析结果显示，差异表达基因聚类为 6 组，其中第 2 组，FL 和 CS 有 356 个基因共下调（即从 Con 到 FL 和从 Con 到 CS 的表达曲线均为下调）（图 5-11B）。第 5 组，FL 和 CS 有 114 个基因共上调（即从 Con 到 FL 和从 Con 到 CS 的表达曲线均为上调）（图 5-11B）。对这些共上调和共下调的 470 个共表达差异基因，进行 GO 和 KEGG 富集分析，发现大量物质代谢过程（蛋白质水解，碳水化合物代谢，脂质代谢，细胞代谢，细胞氨基酸代谢）、能量代谢过程（氧化还原、辅酶 I 结合和 Rab GTPase 结合）及遗传物质代谢过程（细胞核、染色质、染

色质结合和核苷酸转移酶活性）的富集，说明种子休眠解除发生物质、能量、遗传物质的剧烈代谢。同时发现，胚发育的生物过程也显著富集（图 5-12A），说明种子休眠解除过程中，种子发育相关基因活跃表达。

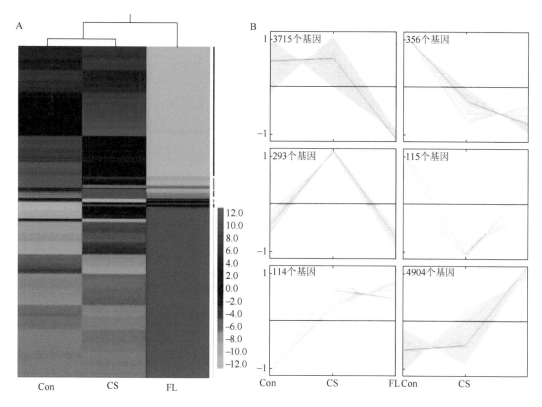

图 5-11　羌活种子差异基因的 H 聚类（A）和 k-均值聚类分析图（B）

4）CS 诱导类黄酮生成

比较 FL 和 CS 的差异表达基因富集的生物学过程，可见 FL 中多数功能分类的 DEG 较 CS 中富集更多。然而，类黄酮的生物合成过程的 DEG 在 CS 中较 FL 富集更多（图 5-12B）。基于 RNA-seq 数据，对参与黄酮和类黄酮生物合成过程的 10 个关键基因进行了鉴定，并通过荧光定量 PCR 进行了表达验证，相关引物见表 5-5。在检测的 10 个基因中有 6 个基因，即苯丙氨酸解氨酶 1（phenylalanine ammonia-lyase1，*Ni*PAL1），4-香豆酸：辅酶 A 连接酶样 2（4-coumarate：CoA ligase2，*Ni*4CL2），4-香豆酸：辅酶 A 连接酶样 5（4-coumarate：CoA ligase-like5，*Ni*4CLL5），查耳酮合成酶 2（chalcone synthase2，*Ni*CHS2），对-香豆酸 3-羟化酶（*p*-coumarate3-hydroxylase，*Ni*C3H），及黄酮合酶Ⅰ（flavone synthaseⅠ，*Ni*FNSⅠ），都在 CS 中显著上调（图 5-13）。苯丙氨酸解氨酶（phenylalanine ammonialyase，PAL）催化苯丙氨酸生成反式肉桂酸（trans-cinnamic acid），这是次生物质代谢的第一步关键反应（Camm and Towers，1973），CS 处理中显著高表达的苯丙氨酸解氨酶基因 *Ni*PAL1（上调表达 14.5 倍）表明羌活种子在低温层积过程中的次生代谢旺盛。

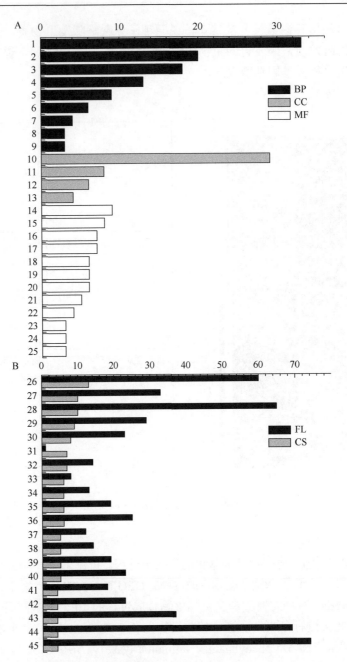

图 5-12　ABA 抑制剂和低温层积处理的共表达差异基因 GO 聚类（A）和两种处理的
KEGG 丰度分析（B）

1. 氧化还原过程；2. 代谢过程；3. 蛋白质水解；4. 碳水化合物代谢过程；5. 脂质代谢过程；6. 生物合成过程；7. 细胞代谢过程；8. 胚胎发育；9. 细胞氨基酸代谢过程；10. 细胞核；11. 病毒衣壳；12. 染色质；13. 单层包围的脂质储存体；14. 铁离子结合；15. 丝氨酸型内肽酶活性；16. 水解酶活性，作用于酯键；17. 辅酶Ⅰ结合；18. 染色质结合；19. 氧化还原酶活性；20. 半胱氨酸型内肽酶活性；21. 半胱氨酸型肽酶活性；22. 辅酶结合；23. Rab-GTPase 结合；24. 养分库活性；25. 核苷酸转移酶活性；26. 碳代谢；27. 苯丙烷类生物合成；28. 氨基酸生物合成；29. 糖酵解/糖异生；30. 光合生物的固碳作用；31. 类黄酮生物合成；32. 磷酸戊糖途径；33. 光合作用；34. PPAR（过氧化物酶体增殖物激活受体）信号通路；35. 过氧化物酶体；36. 脂肪酸代谢；37. 脂肪酸降解；38. 甲烷代谢；39. 阿尔茨海默病；40. 苯丙氨酸代谢；41. 果糖与甘露糖代谢；42. 氧化磷酸化；43. 甲型流感；44. 植物激素信号转导；45. 淀粉和蔗糖代谢

*NiF*NSI，一种伞形科植物特有的黄酮合成酶基因（Heller and Forkmann，1993），在 CS 中显著上调表达，但是在 FL 中无表达差异（图 5-13）。与对照相比，CS 中黄酮和类黄酮合成相关的大量基因的上调，表明羌活种子在低温层积过程中，黄酮和类黄酮的合成过程被诱导，而氟啶酮处理未能诱导此过程发生。植物中低温诱导黄酮、类黄酮合成的过程以前也有报道（Mancinelli，1983）。种子中黄酮的积累是否与种子萌发和休眠有关，未见有报道。我们的实验结果为黄酮和类黄酮的积累与种子休眠解除和萌发之间的相关性，提出了一种可能性。

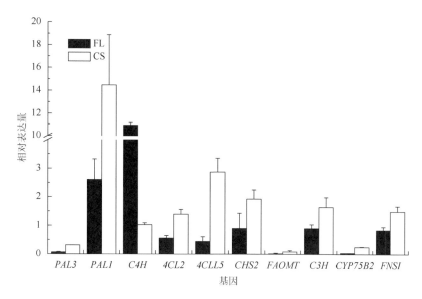

图 5-13　RT-PCR 检测的羌活种子 FL 和 CS 样本的黄酮和类黄酮代谢相关基因的相对表达量

数据用平均值±标准差（*n*=3）表示

5）FL 抑制 ABA 的代谢及调控因子表达

基于测序数据及注释结果，鉴定了 12 个 ABA 生物合成及信号转导相关基因。作为 ABA 的抑制剂，氟啶酮的作用位点为八氢番茄红素脱氢酶（phytoene desatarase，PDS），经氟啶酮处理后，PDS 酶基因下调（图 5-14B）。同时，参与 ABA 生物合成下游步骤的酶，将 β-胡萝卜素（β-carotene）环化为玉米黄质（zeaxanthin）的类胡萝卜素 β-环羟化酶（carotenoid β-ringhydroxylase，LUT5）和催化玉米黄质生成紫黄质（violaxanthin）的玉米黄质环氧化酶（zeaxanthin epoxidase，ZEP）的基因也都显著下调表达（下调 3.7、3.8 倍）（图 5-14）。同时，催化与 ZEP 反应相反的紫黄质脱环氧化酶（violaxanthin de-epoxidase，VDE）基因，在氟啶酮处理后也下调表达（图 5-14）。接下来，新黄质合成酶（neoxanthin synthase，NSY）催化紫黄质生成新黄质（neoxanthin），后者再生成 9′-顺式新黄质（9′-cis-neoxanthin）；或者紫黄质直接生成 9′-顺式紫黄质（9′-cis-violaxanthin）。本研究中，没有鉴定到 *NiNSY* 基因，这表明在羌活种子 ABA 生物合成过程中，氟啶酮处理后紫黄质直接生成 9′-cis-violaxanthin。接下来的反应是，9-顺式环氧类胡萝卜素双加氧酶

（9-cis-epoxycarotenoid dioxygenase，NCED）催化 9′-cis-violaxanthin 或 9′-cis-neoxanthin 生成黄氧素（xanthoxin）（Schwartz et al.，1997）。羌活种子的 6 个样本中共鉴定出 10 个 *NCED* 基因，其中 8 个的表达接近于 0。仅有 *NiNCED3*（c125849_g2）和 *NiNCED1*（C97941_g1）显著表达，前者在 FL 中无表达差异，后者在 FL 中显著上调表达（7.5 倍）（图 5-14）。ABA2，催化下一步反应，即黄氧素生成脱落醛（abscisic aldehyde）。FL 中基因 *ABA2* 无显著差异表达；而 AAO3，催化 ABA 代谢的最后一步，即脱落醛生成 ABA，其基因显著下调（～1.8 倍）（图 5-14）。ABA 的降解酶 CYP707A（abscisic acid 8′-hydroxylase）氧化 ABA 生成红花菜豆酸（phaseic acid）（Kushiro et al.，2004）。羌活种子的四个 CYP707A 酶基因的等位基因 *NiCYP707A1*、*NiCYP707A2*（c117311_g1）、*NiCYP707A4*（c113924_g1）和 *NiCYP707A7*（c121876_g1）在 FL 处理后显著上调，尤其 *NiCYP707A1* 上调表达约 10 倍（图 5-14）。参与 ABA 降解的还有 ABA 葡萄糖基转移酶，将 ABA 转化为无活性的吡喃葡萄糖 ABA（glucopyranosyl），其基因（ABA glucosyltransferase，*NiAOG*）及其逆反应酶基因 *NiBG1* 在羌活的 6 个测序样本中未鉴定或表达仅为 0。结果表明羌活种子在 FL 处理后 ABA 发生降解，降解主要通过水解方式而非羧基转移方式。综合

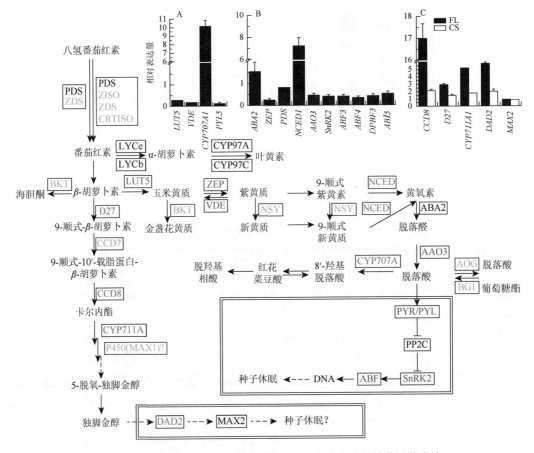

图 5-14 羌活种子 ABA 代谢和调控，SLs 生物合成相关基因的表达

红色表示上调表达，蓝色表示下调表达，黑色表示无显著差异表达，灰色表示未鉴定出

上述结果，FL 处理后，基因 *NiLUT*、*NiZEP*、*NiAAO3* 的表达显著下调，基因 *NiCYP707A* 的表达剧烈上调，以及无显著差异表达的 *NiVDE*、*NiABA2*，最终引起羌活种子 ABA 水平的下降。

PYR/PYL 家族是激素 ABA 的受体（Park et al.，2009）。羌活种子中鉴定出的 *NiPYL5*，是唯一一个差异表达的 ABA 受体基因，检测发现 FL 处理后其下调表达近 10 倍。Snf1-relatedkinase2（*NiSnRK2*）是 ABA 功能诱导的一类 Ser/Thr 类蛋白激酶，在 ABA 参与的逆境应答和种子休眠的信号转导过程起正调控作用（Johnson et al.，2002；Huai et al.，2008；Fujita et al.，2009；Nakashima et al.，2009），FL 处理后该基因显著下调约 2.5 倍（图 5-14）。这显示 FL 处理后 ABA 诱导的生理事件受阻抑。ABF/AREB 基因家族成员，是 ABA 的反应元件结合因子，其在 ABA 调控生理过程中与上游的 SnRK2kinase 相互作用（Johnson et al.，2002）。基于 DEG，羌活种子的 ABF/AREB 亚家族成员，*NiABF3*（脱落酸不敏感 5 样蛋白 6）、*NiABF4*（脱落酸不敏感 5 样蛋白 7）、*NiDPBF3*（脱落酸不敏感 5 样蛋白 2）及 *NiABI5*（脱落酸不敏感 5）四个基因均显著下调表达（分别下调约 2.4、2.8、2.2、1.9 倍）（图 5-14B）。已有研究发现基因 *AtABF3*、*AtABF4* 过表达引起植物对非生物胁迫抗性增加（Uno et al.，2000；Kang et al.，2002；Kim et al.，2004）。*ABF3* 和 *ABF4* 的基因突变，引起拟南芥种子萌发率和绿叶率升高（Liu et al.，2012）。*ABI5/DPBF* 基因主要在种子中表达，其基因突变引起 ABA 不敏感的种子萌发和小苗建成（Finkelstein and Lynch，2000；Lopez-Molina and Chua，2000；Lopez-Molina et al.，2001；Bensmihen et al.，2002；Finkelstein et al.，2005）。本研究中转录因子 *NiABF3*、*NiABF4*、*NiDPBF3*、*NiABI5* 的下调与 FL 处理引起的羌活种子休眠解除存在正相关关系，同时受休基因 *NiPYL5* 和 ABA 响应因子 *NiSnRK2* 下调。综上，这些转录因子的表达及其表达模式在羌活种子休眠解除和萌发过程中起关键作用。

6）FL 处理后 GA 代谢和调控因子表达

GA 和 ABA 在种子萌发和休眠中发挥拮抗作用。GA 是一种正调控种子萌发的植物激素。GA 合成途径中 GA_{20}-oxidase（GA20OX）催化 C20-GA 生成 C19-GA 骨架（Lange and Graebe，1989；Lange et al.，1993）。GA_3-oxidase（GA3OX）将 GA 氧化为有生理活性的 GAs（GA_4、GA_7、GA_1、GA_3）（Fujioka et al.，1990；Macmillan and Hedden，1997）。而 GA_2-oxidase（GA2OX）催化有活性的 GAs 生成无活性的 GAs 成员（GA_{34}、GA_8 等）（Ross et al.，1995）。荧光定量 PCR 结果显示，FL 处理后羌活种子的基因 *NiGA20OX* 剧烈上调（*NiGA20OX1* 和 *NiGA20OX5* 分别上调 10.6 和 8 倍）（图 5-15）。然而，基因 *NiGA3OX* 显著下调，*NiGA2OX* 剧烈上调（*NiGA2OX1*、*NiGA2OX2* 和 *NiGA2OX8* 分别上调约 33.3、7.7 和 11 倍）（图 5-15），这表明 FL 处理抑制 ABA 活性后，有生理活性的 GAs 减少或者 GA 的生理活性降低。赤霉素受体 1（gibberellin receptor1，GID1）是 GA 的受体，GID1 的积累引起拟南芥种子休眠解除。羌活种子中，FL 处理后 *NiGID1B* 上调 3.2 倍，*NiGID1C* 无差异表达，这说明 *NiGID1B* 基因的上调对于羌活种子休眠解除是正相关的，其休眠解除与 GA 的水平和活性无直接关系，这与拟南芥后熟和低温层积解除休眠过程类似。DELLA 蛋白赤霉酸（gibberellic acid insensitive，GAI）抑制 GA 诱导的生理过程，FL 处理后羌活种子的 *GAI* 基因下调表达（图 5-15）。有报道

称 GASA（GA-Stimulated Arabidopsis）在种子萌发过程中起重要作用（Rubinovich and Weiss，2010）。本研究结果显示 *NiGASA14* 是羌活种子中唯一差异表达的 GASA 基因，RT-PCR 结果显示 FL 处理后 *NiGASA14* 上调表达 2.5 倍（图 5-15），表明 FL 处理后基因 *NiGASA14* 正响应羌活种子萌发过程，这与种子萌发过程中 *NiGASA14* 正调控细胞伸长有关（Roxrud et al.，2007）。可见，虽然 FL 处理后 GA 的代谢基因下调，然而 GA 的调控因子 *NiGID1B*（与 GA 诱导的生物过程正相关）、*NiGAI*（与 GA 诱导的生物过程负相关）和 *NiGASA14*（与 GA 诱导的生物过程正相关）的表达模式揭示 GA 的下游调控因子参与 FL 诱导的羌活种子休眠解除过程。GA 调控因子也参与 ABA 抑制引起的种子休眠解除过程，且这些调控因子的表达可能与 GA 水平或活性无直接关系。

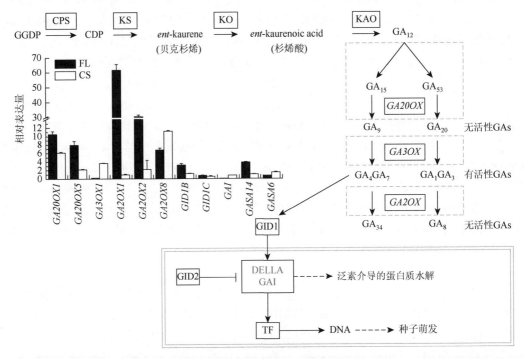

图 5-15　羌活种子 GA 代谢和调控相关基因的表达

DELLAGAI 是下调表达。插入的柱状图表示羌活种子 FL 和 CS 相对于 Con 的 GA 相关基因的相对表达量（RT-PCR）。数据用平均值±标准差（$n=3$）表示

7）CS 诱导羌活种子休眠解除的 GA 和 ABA 的基因表达

GA_3 的积累（Paul et al.，2006；Chen et al.，2009）、GA 合成酶基因的上调及代谢酶基因的下调（Finch-Savage et al.，2007）都发生在低温层积诱导种子休眠解除的过程中。研究结果显示，CS 后羌活种子的 GA_3 水平显著升高。RT-PCR 结果显示，GA 代谢酶基因中，激活酶基因 *NiGA20OX1*、*NiGA20OX5*、*NiGA3OX1*，分别上调表达 6.2、2.2、3.6 倍。同时失活酶基因 *NiGA2OX2* 和 *NiGA2OX8* 也上调表达 2.2、11.2 倍。GA 调控因子中，GA 负调控因子 *NiGAI* 下调表达。GASAs 基因中，*NiGASA9* 和 *NiGASA1* 无差异表达，*NiGASA6* 上调表达 1.6 倍（图 5-15）。CS 后 *NiGAI* 下调和 *NiGASA6* 上调可能与

CS 诱导羌活种子休眠解除密切相关。

尽管 CS 后 ABA 水平显著升高，ABA 的代谢酶基因无差异表达，包括 ABA 的受体基因 *NiPYL5*，然而 ABA 的调控因子 *NiABI5*（c126875_g2）及 *NiSnRK2*（c88171_g1）显著下调表达（分别 2.1 和 1.8 倍）。这表明 ABA 调控因子参与 CS 诱导的种子休眠解除过程，基因 *NiABI5* 和 *NiSnRK2* 在 CS 诱导羌活种子休眠解除过程的表达模式与 FL 诱导休眠解除的一致。因此，ABA 调控因子 *NiABI5* 和 *NiSnRK2*，结合 GA 调控因子 *NiGAI* 和 *NiGASAs* 可能是揭示种子休眠解除与萌发过程的 ABA 与 GA 相互作用的基因调控网络的关键共同通路节点。

8）FL 和 CS 诱导 SLs 的生物合成

独角金内酯能够诱导寄生植物 *Orobanche* sp. 和 *Striga* sp. 种子萌发，然而其是否能够诱导非寄生植物的种子萌发，未见有报道。在类胡萝卜素代谢中，番茄红素 ε-环化酶（lycopeneε-cyclase，LYCe）和番茄红素 β-环化酶（lycopeneβ-cyclase，LYCb）催化番茄红素（lycopene）生成 α-胡萝卜素（α-carotene），CYP97A/C 又催化后者生成叶黄素（lutein）（Lin et al., 2009）。羌活种子中鉴定了基因 *NiLYCe*（c118001_g2）、*NiCYP97A*（c109615_g1）和 *NiCYP97C*（c102281_g1, 2），但是 FL 和 CS 的基因表达无差异。LUT5 催化 β-carotene 生成 zeaxanthin，为脱落酸合成的第一步反应，羌活种子中 CS 和 FL 处理后 *NiLUT5* 均未见差异表达（图 5-16C）。在四个 SLs 生物合成酶基因 *D27*、*CCD7*、*CCD8* 和 *CYP711A* 中，*NiD27*、*NiCCD8* 及 *NiCYP711A1* 三个基因都在羌活种子中得到鉴定，并显著上调表达[FL 中分别上调表达约 2.9、17、5.2 倍，CS 中分别上调表达 1.4、2.1、1.8 倍（图 5-16C）]。这表明羌活种子休眠解除过程中，SLs 的合成过程活跃进行。然而羌活种子的所有样本中，未鉴定到 *CCD7* 基因。可能在羌活种子中有其他基因参与 9-顺式-β-胡萝卜素（9-cis-beta-carotene）生成 9-顺式-β-10′-胡萝卜素（9-cis-beta-10′-carotenal）的过程。同时，在类胡萝卜素代谢中，未发现 *BKT* 基因，该基因参与由类胡萝卜素生成虾青素（astaxanthin）的过程。这表明 FL 抑制羌活种子 ABA 合成的同时，SLs 的合成活跃进行。研究报道矮牵牛中 DAD2 是植物激素 SLs 的受体，GR24（一种人工合成的活性 SLs）存在的条件下 DAD2 与 MAX2A 相互作用（interact）（Hamiaux et al., 2012）。羌活种子中，鉴定了一个 *NiDAD2* 和一个 *NiMAX2* 基因，休眠解除过程中 *NiDAD2* 显著高表达（处理 FL 和 CS 中分别上调表达 5.8 和 2.0 倍），*NiMAX2* 均无差异表达（图 5-16C）。我们推测 FL 和 CS 诱导羌活种子休眠解除过程中，SLs 活跃生成，且 SLs 与种子休眠解除存在正相关的关系。

为了验证羌活种子休眠解除过程中 SLs 的合成发生，我们利用 UPLC-MS/MS 来鉴定 SLs 化合物并基于峰面积来计算 FL 和 CS 处理的 SLs 的变化情况。图 5-16B、C 展示了可能为 orobanchyl acetate（列当醇乙酸酯，一种 SLs）的正离子模式的代表质谱图。正离子模式的加合粒子包括 411.1607[M + Na]$^+$、389.1416[M + H]$^+$，碎片离子包括 307[M + Na–CH$_3$COOH–CO$_2$]$^+$、351[M + Na–CH$_3$COOH]$^+$、335[M + Na–CH$_3$CO–H$_2$O]$^+$、371[M + H–H$_2$O]$^+$。表明该化合物的分子式可能为 C$_{31}$H$_{42}$O$_{17}$。图 5-16D、E 展示了负离子模式的质谱图，加合粒子 387.1652[M–H]$^-$ 表明化合物的经验分子式为 C$_{31}$H$_{42}$O$_{17}$。这与 SLs 化合物 orobanchyl acetate 的分子式是一致的（图 5-16A）。离子片段表明 orobanchyl acetate 脱下了一个糖基（glucosyl）和 1 分子的 H$_2$O（180Da）。化合物鉴定也通过比较保留时间和分子量

来进一步验证。通过比较 orobanchyl acetate 的峰面积可见，FL 和 CS 处理的 orobanchyl acetate 水平分别显著升高 12.1 和 28.5 倍（图 5-16F）。

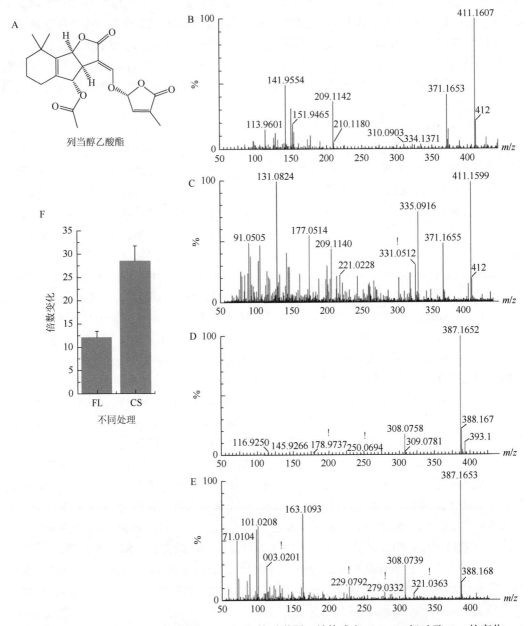

图 5-16　羌活种子中列当醇乙酸酯（t_R4.09）的质谱图、结构式和 FL、CS 相对于 Con 的变化

A. 列当醇乙酸酯的结构式；B. 正离子低能量质谱图（m/z389.15）；C. 正离子高能量质谱图（m/z389.15）；D. 负离子低能量质谱图（m/z387.16）；E. 负离子高能量质谱图（m/z387.16）；F. FL 和 CS 处理后羌活种子中列当醇乙酸酯的变化。图中的感叹号表示特征碎片离子

综上所述，在 ABA 抑制剂处理和低温层积处理诱导羌活种子休眠解除过程中，一种 SLs 化合物显著积累。FL 处理后 SLs 的生物合成水平升高 12.1 倍，与 CS 处理后 SLs 的合成水

平升高 28.5 倍相比，显著下降。FL 处理抑制 PDS 活性，也降低了种子休眠解除过程 SLs 的生物合成水平。我们推测 SLs 对羌活种子休眠解除过程非常关键。

5.1.3 羌活种子鉴别

由于羌活和宽叶羌活的种子形态极为相似，仅从种子的外观大小进行测量，是难以对羌活种子和宽叶羌活种子进行区分鉴别的。而由于其具有生理后熟和形态后熟的生物学特性，种子前处理期长达 200 天以上，种苗鉴别虽然准确，却也难以满足生产实际的需要，因此，必须找到一种行之有效的快速检测方法，能在种子阶段对羌活和宽叶羌活种子实施准确鉴别，为此我们探索了生化、分子标记和化学分析的方法（沈亮等，2011；Xu et al.，2011）。

1. 酯酶同工酶法

1）羌活和宽叶羌活种子的酯酶同工酶

与标准样品电泳凝胶图谱对照，计算各酶带的相迁移率 R_f 值，并分析不同酶带的差异，鉴定种子真实性。羌活种子有 9 条酶带，其中 E2、E3、E4、E7、E8、E9、E10 等 7 条酶带清晰，分辨率高，为主酶带；宽叶羌活种子有 E1、E2、E3、E4、E6、E7 等 6 条酶带，其中 E1、E2、E3、E4 等 4 条酶带清晰，分辨率高，为主酶带（表 5-5，图 5-17）。

表 5-5 羌活种子和宽叶羌活种子的酯酶同工酶的相对迁移率

酯酶	E1	E2	E3	E4	E5	E6	E7	E8	E9	E10
R_f	0.425	0.466	0.507	0.548	0.653	0.671	0.699	0.787	0.827	0.867
羌活种子	−	+	+	+	+	+	+	+	+	+
宽叶羌活种子	+	+	+	+	−	+	+	−	−	−

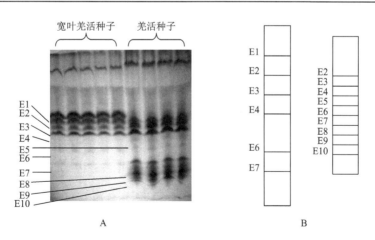

图 5-17 羌活和宽叶羌活种子的酯酶同工酶电泳酶带图（A）及模式图（B）

A. 电泳酶带图；B. 模式图（左：宽叶羌活；右：羌活）

2）重复性检验

对 5 份宽叶羌活与 6 份羌活种子试样进行检测（图 5-18），其中 2、3、4、5、6 号材料为宽叶羌活，7、8、9、10、11、13 号材料为羌活。

由图 5-18 可知这 11 种种子共显示出 7 条酶带，不同的材料得出的酶谱各有不同，多数羌活材料在电泳胶板的中部均有 3 条同工酶谱带，但 9 号羌活材料没有这 3 条同工酶谱带，因此目前尚未能确定这 3 条同工酶谱带为羌活的特征酶谱带。图中也未见有能够区分宽叶羌活或羌活的谱带。

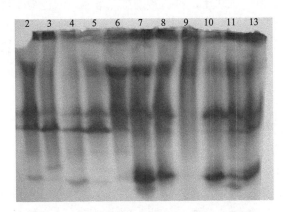

图 5-18　酯酶同工酶法检测羌活和宽叶羌活种子试样

本试验对羌活种子酯酶同工酶检测鉴别方法进行了探索，观察到 7 条较清晰的不同酶谱带，但不同的羌活材料检测出的酶谱各有不同，多数羌活材料在电泳胶板的中部均有 3 条同工酶谱带，但仍见有 1 种羌活材料没有这 3 条同工酶谱带，未见能够区分宽叶羌活或狭叶型羌活的谱带。因此我们认为目前尚不能运用酯酶同工酶法来独立鉴别羌活种子的真实性。

2. 红外光谱法

不同来源的羌活和宽叶羌活种子共 17 份，其中 1～6 号为 6 个不同来源的宽叶羌活种子，9～16 号为 8 份不同来源的羌活种子，7、8 和 17 号为待测盲样。取待测种子用毛刷刷净泥土，放入烘箱，40℃恒温烘干至恒重，去种皮，粉碎，过 200 目筛，将样品包装好后放于恒温烘箱或干燥器内保存，用于傅里叶红外光谱仪测定。

1）羌活与宽叶羌活种子的红外光谱比较分析

图 5-19 为羌活和宽叶羌活种子的原始红外光谱图，羌活种子中 1741cm^{-1}、1616cm^{-1} 处的吸收峰峰强明显弱于宽叶羌活种子；在 1660cm^{-1} 处羌活种子的酰胺Ⅰ带吸收峰又明显强于宽叶羌活种子；此外两者在 1518cm^{-1}、1456cm^{-1} 附近的芳环振动吸收峰也存在明显的差异。总之，通过原始光谱可以有效地对两种羌活种子进行鉴别及质量分析。

2）羌活和宽叶羌活种子的系统聚类分析

本实验的距离算法采用欧氏距离法，聚类采用内平方距离法。对样品进行归一化处理后，对羌活的 1800～400cm^{-1} 波段的吸光度进行系统聚类分析。结果如图 5-20 所示：横坐标代表样品与样品之间的距离，纵坐标代表样品编号。从图中可知它们明显地分为两类：1～8 号聚为一类，9～17 号聚为另一类，它们分别代表宽叶羌活和羌活种子的光谱信息，说明系统聚类方法可以直观地反映出样品之间的亲缘关系和相似程度。另外系统聚类法还可以推断出样品亲缘关系的远近，由图 5-20 可以得知两种羌活的差异较大，当距离接近25 时，两者聚为一类。待测盲样 1、2（即 7、8 号）与宽叶羌活类群聚到一起，而待测盲样3（即 17 号）与羌活类群聚到一起，与课题组采用其他方法鉴别的结果一致。

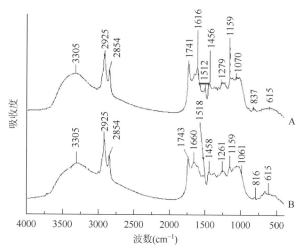

图 5-19 两种羌活种子的原始红外光谱图

A. 宽叶羌活；B. 羌活

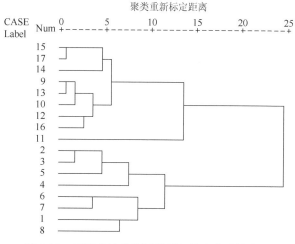

图 5-20 不同产地的羌活种子红外光谱系统聚类

3）羌活和宽叶羌活种子的 SIMCA（soft independent modeling of class analogy），相似分类法模式识别分析

为了更加直观地区分两种羌活种子及验证以上系统聚类分析的正确性，本研究选用在药材红外鉴别领域已经应用的 SIMCA 模式识别法对羌活进行进一步研究，以实现对两种羌活种子的智能识别。

（1）羌活和宽叶羌活模型的建立及训练：先用已知的两种羌活样本作为训练集，在模型建立阶段对相关参数进行摸索调整，以达到样品之间的最佳分类效果，再用验证集对所建模型进行检验，如果所建模型对训练集和验证集均有较好的区分效果，则所建模型成功，可用于对未知样本进行分析和预测。本研究选择 $1800 \sim 400 cm^{-1}$ 范围内具有丰富信息的波段进行 SIMCA 模式识别分析，同时对谱图进行了标准归一化处理（SNV），以保证谱图规格的统一性和可比性。以羌活种子的样品集为横坐标，宽叶羌活种子的样品集为纵坐标，经过处理得到羌活和宽叶羌活种子的 SIMCA 聚类分析图。由图 5-21 可知：羌活和宽叶羌活的聚类结果比较理想，两者之间各自聚到一起，没有样品重叠，互不干扰，所建模型较好。

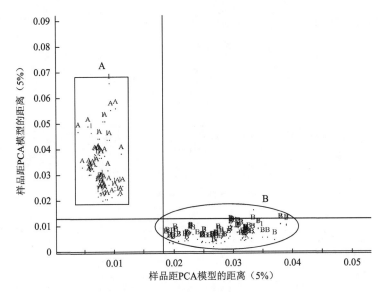

图 5-21　羌活和宽叶羌活的 SIMCA 聚类分析图（A 为宽叶羌活；B 为羌活）

（2）模型的诊断：模型建好后，需要对其进行进一步的模型诊断，即求出每种羌活种子的识别率和拒绝率。所谓识别率就是考察某类样品有多少落在该类模型的范围中；而拒绝率就是考察某类样品模型对于不属于该类的其他样品的拒绝程度，即其他样品是否都落在该类模型的范围外。当这两个值都为 100% 时，表明这两类物质之间差异很大，可以完全分开。羌活种子和宽叶羌活种子各自识别率和拒绝率如表 5-6 所示，从表中可知：所建模型对羌活和宽叶羌活种子的识别率分别达到了 96% 和 97%，拒绝率均为 100%，说明所建模型较为成功，误差率较小。

表 5-6　红外光谱条件下两种羌活种子的拒绝率和识别率

种子类别	识别率（%）	拒绝率（%）
羌活	96(86/90)	100(60/60)
宽叶羌活	97(58/60)	100(90/90)

（3）模型的检验：用测试集样本对模型进行测试，以检验所建模型是否具有较为全面的代表性，即是否出现了仅代表局部样品信息的片面性。测试集是由 40 个非建模集样品构成，其中羌活种子 6 个产地 20 个样品，宽叶羌活种子 6 个产地 20 个样品。经过预测结果可知：羌活种子判别准确率为 95%，而宽叶羌活种子的判别准确率为 90%，测试结果正确率较高，说明所建模型具有一定的代表性，可以用于两种羌活及未知羌活种子的鉴别研究。

本研究结果表明：借助药材种子的红外光谱信息，从整体上可以解析出相应的化学成分；在此基础上采用系统聚类和 SIMCA 模式识别法，均可实现对近似种子的快速鉴别。因为很多药材次生代谢产物成分众多且含量较高，SIMCA 模式识别法在鉴别药材种子时更具优势，该法具有直观、准确、可验证性等优点，为快速客观区分形态和解剖手段难以鉴别的种子来源及真伪提供了一种新的技术手段，适合特别近似或者容易混淆的种子样品的快速鉴别，有较高的可靠性和实际应用价值。

3. 高效液相色谱-电喷雾质谱法

选取不同来源的羌活和宽叶羌活种子共 68 份，其中包括 37 份不同来源的羌活种子和 31 份不同来源的宽叶羌活种子。取种子样品用毛刷刷净泥土，放入烘箱，40℃恒温烘干至恒重，去种皮，粉碎，过 60 目筛，将样品包装好后放于恒温烘箱或干燥器内保存，用于高效液相色谱-电喷雾质谱联用仪测定（图 5-22）。

为了从化学成分上区别羌活和宽叶羌活种子，我们对两者进行了化学成分的分离和鉴定，并建立了高效液相色谱-电喷雾质谱联用分析方法对两者进行定性定量分析。通过主成分分析可以看出，两种羌活种子样品明显地聚成两类，其中羌活种子样品 1~37 聚为一类，宽叶羌活种子 38~68 聚为另一类，两者互不干扰（图 5-23、图 5-24）。采用 SIMCA 模式识别法所建的模型对羌活和宽叶羌活种子的识别率分别达到了 100%和 94%，拒绝率均为 100%（表 5-7）。

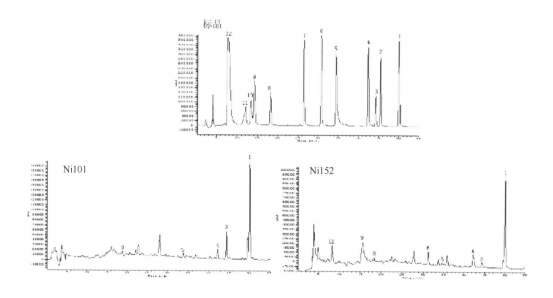

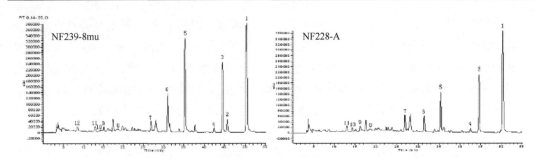

图 5-22　两种羌活种子样品和两种宽叶羌活种子样品的液相色谱图

表 5-7　高效液相色谱-电喷雾质谱条件下两种羌活种子的拒绝率和识别率

种子类别	识别率（%）	拒绝率（%）
羌活	100(31/37)	100(37/37)
宽叶羌活	94(29/31)	100(31/31)

图 5-22 为在 240nm 下混标溶液、两种羌活种子样品（Ni101 和 Ni152）和两种宽叶羌活种子样品（Nf239-8mu 和 Nf228-A）的液相色谱图。

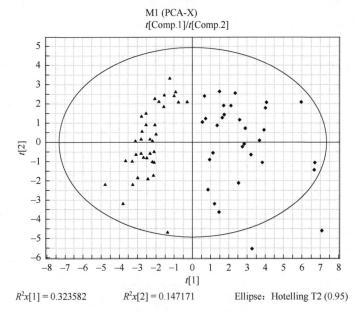

图 5-23　主成分分析的 SIMCA 聚类分析二维图

▲代表羌活种子样品（1～37）；◆代表宽叶羌活种子样品（38～68）

确定的 12 种特征对照品：异欧前胡素（1）、珊瑚菜内酯（2）、异戊烯基伞形花内酯（3）、水合氧化前胡素（4）、香叶木素（5）、佛手柑内酯（6）、（−）-氧化前胡素（7）、紫花前胡苷（8）、佛手酚-*O*-*β*-D-葡萄糖苷（9）、伞形花内酯（10）、阿拉善苷 C（11）和犬尿喹酸（12）。

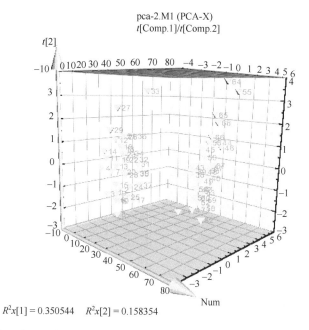

图 5-24　对羌活种子和宽叶羌活种子样品进行主成分分析的 SIMCA 聚类分析三维图

选取 6 个待测样品（No.009、072、076、096、126 和 129），采用高效液相色谱-电喷雾质谱法进行定性定量分析，将分析得到的定性定量数据与标准主成分分析模型进行比对，结果显示：待测样品 No.009、072、076 和 096 归为羌活种子一组，No.126 和 129 归为宽叶羌活种子一组。待测样品检验结果与样品幼苗鉴定法的结果（即真实品种）吻合，判别准确率为 100%，说明该方法具有较好的实用价值，可用于未知样品的检测。该技术方法已取得国家发明专利。

5.1.4　羌活种子检验及质量分级标准

1. 羌活种子检验

药材种子是药材生产中最基本的生产资料，是优质药材的源头，纯正优良的药材种子是提高药材质量的先决条件。随着中药材生产的发展，药材种子的流通量越来越大，药材种子工作越来越需要朝规范化、标准化、产业化的方向发展。

为适应中药材规范化生产的需要，参照《国际种子检验规程》（1996）、《农作物种子检验规程》（GB/T 3543.1-3543.7—1995）和《人参种苗》（GB 6942—1986），针对羌活种子开展包括扦样、净度分析、含水量测定、重量测定、发芽测定、生活力测定、健康度检查、真实性鉴定等种子检验方法的研究，并运用本研究建立的种子检验方法对不同来源的羌活种子进行净度、真实性、生活力、千粒重、含水量、健康度和发芽率的测定，制定出羌活种子的检验规程和质量标准，为筛选优质纯正的羌活种子提供依据（图 5-25）。

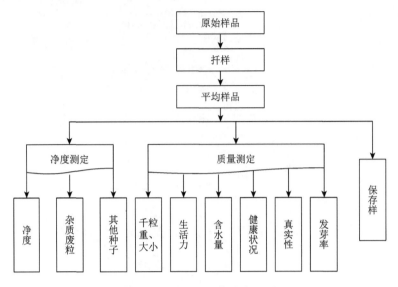

图 5-25 羌活种子检验流程图

1）扦样方法及净度分析

参照《国际种子检验规程》（1996）和《农作物种子检验规程》（GB/T 3543.1-3543.7—1995）对收集的羌活种子样品进行了扦样和净度分析。

从本批试样检测结果中可以看到，羌活和宽叶羌活种子试样净度最高的为 96.46%，最低的为 71.94%。其中净度达到 85% 以上的占总数的 80.6%。从甘肃、青海等地收集来的羌活及宽叶羌活种子含有的泥沙、碎石等重型杂质较多，可能与当地采收后晾晒方法有关；收集到的野生种子的杂质主要为果柄、小果梗及瘪粒（没有明显种子的羌活果实），其比例远高于人工种植基地采收的种子，因此净度可作为羌活种子质量评测的标准之一。

其他植物种子混杂比较少，如偶尔混杂谷物类种子，通常低于 0.1%；试样中混杂其他种子最多的是从甘肃收集的栽培种宽叶羌活的种子，主要混杂有当归种子，可能与产地盛产当归有关，从种子形态上较易区分拣出。但若羌活种子里混杂有宽叶羌活种子，则难以在净度分析中拣出。

2）水分测定

在考察低恒温烘干法和高恒温烘干法的基础上确定羌活种子水分检测的最佳方法、条件和程序，并开展了低温鼓风干燥时间和羌活种子含水量关系的研究。

通过对低恒温烘干法和高恒温烘干法的检测结果分析发现：

不管是采用低恒温烘干法，还是高恒温烘干法，羌活种子和宽叶羌活种子均在最初的 1h 内迅速失去水分（约 90%），之后失水速度放缓。

采用低恒温烘干法对羌活种子和宽叶羌活种子进行烘干时，烘干时间达 7h、7.5h、8h 时种子重量变化较小，可将其烘干时间确定为 7.5h，最长不超过 8h。

采用高恒温烘干法进行测定时，烘干时间为 3.5h 时种子重量变化较小，如果采用高恒温烘干法，可将烘干时间确定为 3.5h，最长不超过 4h。

采用高恒温烘干法时所需时间较短，但采用高恒温烘干法对羌活种子进行含水量测定，要比采用低恒温烘干法测定值偏高，可能是由于温度过高，在烘干过程中导致种子中某些成分（如挥发油）含量减少，故综合考虑后将烘干条件确定为低恒温烘干法（103℃，8h）。

　　3）重量测定（千粒重）

　　通过比较考察种子重量（千粒重）的测定方法，确定最佳测定方法，采用百粒重法对收集的试样进行了测定。

　　根据方法比较的结果，得到如下结论：

　　（1）对于扦样后的净种子及用分样筛筛分的 8 目、10 目、12 目种子，用百粒重法、五百粒重法与千粒重法测定的结果均无显著性差异（表 5-8）。即是说，百粒重法、五百粒重法及千粒重法对于各个产地的不同的粒级的种子都是合适的。

　　（2）不论是百粒重法、五百粒重法与千粒重法测定的结果，对于用分样筛筛分的不同大小的种子，其千粒重的差别是极显著的（表 5-9）。

表 5-8　不同方法测定不同来源羌活与宽叶羌活种子的千粒重（g）

试样编号	采集编号	规格	百粒重法	五百粒重法	千粒重法
试样 013	RT09w(i)-1	8 目	4.56a	4.6a	4.63a
试样 017	RT09w(i)-2	8 目	4.5a	4.5a	4.49a
试样 029	RT09c(i)-2	8 目	5.22b	5.06a	5.06a
试样 117	GS09c(f)	8 目	4.54a	4.51a	4.52a
试样 018	RT09w(i)-2	10 目	2.21a	2.24ab	2.25b
试样 030	RT09c(i)-2	10 目	3.65a	3.63a	3.62a
试样 118	GS09c(f)	10 目	3.44a	3.44a	3.44a
试样 015	RT09w(i)-1	12 目	2.54a	2.5a	2.51a
试样 019	RT09w(i)-2	12 目	2.61a	2.59a	2.6a
试样 031	RT09c(i)-2	12 目	2.08a	2.05a	2.10a
试样 119	GS09c(f)	12 目	2.58a	2.6a	2.59a
试样 012	RT09w(i)-1	扦样	3.09a	2.98a	2.99a
试样 016	RT09w(i)-2	扦样	2.29a	2.36a	2.36a
试样 028	RT09c(i)-2	扦样	3.37a	3.38a	3.43a
试样 073	Merk09w(i)	扦样	2.51a	2.44a	2.47a
试样 116	GS09c(f)	扦样	3.25a	3.24a	3.19a

注：同行数据后的小写字母相同，则差异不显著

表 5-9　不同方法测定的羌活与宽叶羌活种子的千粒重（g）

	百粒重法	五百粒重法	千粒重法
8 目	4.7112aA	4.6586aA	4.6787aA
10 目	3.4389bB	3.4417bB	3.4326bB
12 目	2.4572cC	2.4336cC	2.4686cC

注：同列数据后的小写字母如果相同，则差异不显著；同行数据后的大写字母如果相同，则差异不显著

从以上数据可以看出，采用百粒重法、五百粒重法、千粒重法测定种子千粒重时，其结果均无显著差异。为便于测定，采用百粒重法对种子进行重量测定。

4）生活力测定

考察比较四氮唑染色（TTC）法、溴麝香草酚蓝（BTB）法和红墨水染色法测定羌活种子生活力的最佳条件（图5-26、图5-27）；比较确定检测羌活种子生活力的最佳方法及其实验条件。

从三种测定方法综合比较的结果来看，红墨水染色法和四氮唑染色法的准确度较高，可用于测试羌活种子的生活力。红墨水染色法简便、快捷，浓度为10%、染色时间＞60min时的方法可作为简易测定方法；但在种子染色判断时不是特别鲜明。四氮唑染色法实验时间较长，实验成本也较红墨水染色法高，但种子染色特别鲜明，容易准确判断；在染色液浓度为0.3%、时间为6h时准确率最高，可以作为标准方法。

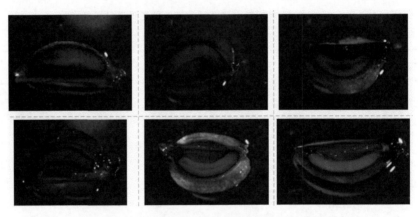

图5-26　经过TTC法染色后有生活力的羌活种子

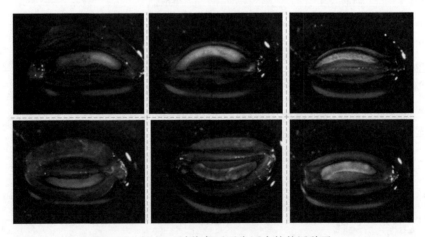

图5-27　经TTC法染色后无生活力的羌活种子

从对100份种子的生活力检测结果发现：羌活种子生活力最高的为100%，最低的只有4%，生活力达到85%以上的占总数的46%。生活力最低的种子试样094（LD05C-i3）

来自 2005 年，到 2010 年 2 月测定时生活力只有 4%，表明羌活种子在储存过程中生活力在不断下降，储藏期达 5 年时，基本失去生活力。

5）种子健康检验

研究考察羌活种子样品的健康状况，重点考察带菌情况，以据此推测种子的健康状况。

琼脂平皿法检测结果显示，羌活种子内部外部的染菌率都极高，已分离出 14 种细菌和 11 种真菌（图 5-28、图 5-29），但是否所有菌种都影响种子健康，还需通过进一步研究区分致病菌和非致病菌。哪些才是真正的致病菌，将导致什么病害从而影响种子的生长发育，尚需结合种子发育、发芽过程做进一步研究鉴别。故我们这次未把健康度作为分级指标。

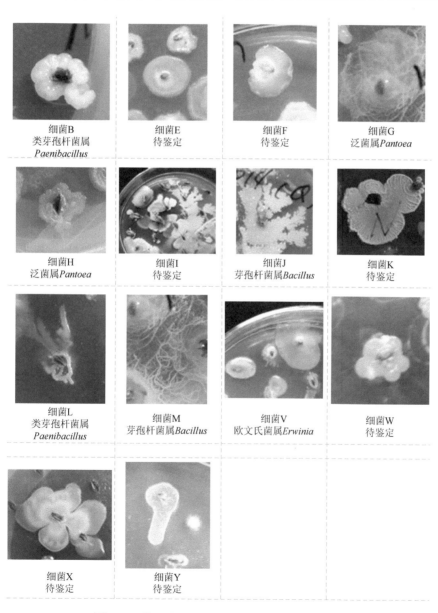

图 5-28　羌活种子琼脂培养皿中分离鉴定的细菌

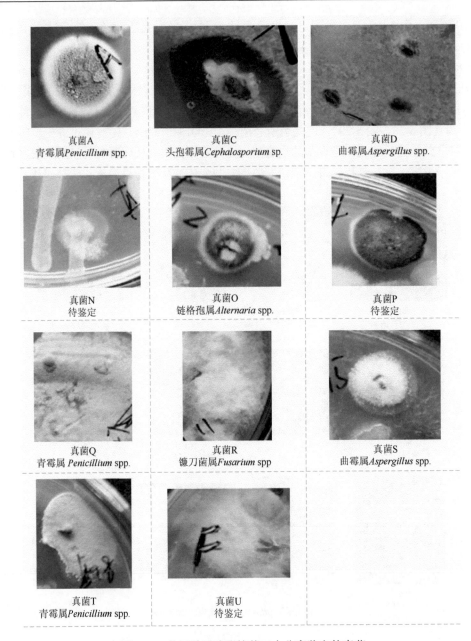

图 5-29　羌活种子琼脂培养皿中分离鉴定的真菌

2. 羌活种子质量分级标准

1）扦样

按《农作物种子检验规程 扦样》（GB/T 3543.2—1995）对收集到的 99 份羌活种子、30 份宽叶羌活种子，共计 129 份送测种子样品进行扦样。

2）种子检验

按羌活种子检验规程，对羌活种子试样进行种子净度分析、水分测定、千粒重、生活力测定、健康度检验，对植物来源准确的试样进行真实性复核，对来源不确切的非混合种子进行真实性鉴定。

3）参数确定

关于参数指标的确定原则，《粮食作物种子》（GB 4404—2010）指出，制定种子分级标准常规是以净度、发芽率、含水量、千粒重为指标，以品种纯度指标作为划分种子质量级别的依据。但在我们对种子前处理和储存过程中的种子净度及生活力变化情况的研究发现，羌活种子有较长的休眠期，秋季采收的种子要经过长达 220 天以上的前处理才能发芽，而 4℃条件下保存的种子都难逃虫蛀的危害，生活力也会有明显的下降，所以发芽率作为分级指标在生产上难于操作，故在本研究中我们主要参照《中国农业标准汇编·经济作物卷》《人参种子》（GB 6941—1986），以千粒重、生活力、净度和含水量四个指标进行分级。同时通过种子前处理和发芽实验得到的发芽率结果对生活力指标进行相关性验证。

4）分析结果

根据 k-均值聚类结果（表 5-10），可将样本分为四组，其中，以组 3 包含的 48 个试样作为一级种子分析的数据依据，以组 1 包含的 11 个试样作为二级种子分析的数据依据，余下的作等外级处理。生活力显示为关键属性；净度、含水量、千粒重均为有效属性，方差分析结果显示（表 5-11），种子千粒重在不同群组间差异不显著，可作为聚类分析的有效属性，但不列入种子分级的参数指标（表 5-12）。

表 5-10　最终分类中心

指标	聚类			
	1	2	3	4
净度（%）	68.48	96.53	94.41	81.40
千粒重（g）	3.49	3.66	3.48	4.07
含水量（%）	11.80	9.49	10.67	10.88
生活力（%）	72.23	49.36	90.43	7.20

表 5-11　方差分析

指标	聚类均方	自由度	误差均方	自由度	F	显著性
净度（%）	2288.017	3	45.707	71	50.058	0.000
千粒重（g）	0.590	3	0.744	71	0.793	0.502
含水量（%）	9.813	3	2.049	71	4.788	0.004
生活力（%）	13 873.546	3	79.796	71	173.863	0.000

表 5-12　根据 k-均值聚类结果确定的羌活种子分级有效性状定级指标

指标	一级		二级	
	离差系数（±0.013σ）	参数值	离差系数（±0.842σ）	参数值
生活力（%）	±0.33	90.43	±21.23	72.23
净度（%）	±0.15	94.41	±9.82	68.48

续表

指标	一级		二级	
	离差系数（±0.013σ）	参数值	离差系数（±0.842σ）	参数值
含水量（%）	±0.02	10.67	±1.29	11.80
千粒重（g）	±0.01	3.48	±0.72	3.49

生活力：测得 75 组数据，总体平均值为 76.19%，标准差为 25.28，80%样品达标值为 54.95%，由于目前试样大量来源于野生收集，而羌活种子漫长的后熟周期，储藏种子在 3 年内生活力下降不明显，为适应生产需要，建议一级种生活力定为不低于 95.0%，二级定为不低于 60.0%（表 5-13）。

种子净度：测得 75 组数据，总体平均值为 90.05%，标准差为 11.69，80%样品达标值为 80.23%。由于试样来源主要为野生收集，加工程度低，且无标准约束，所以造成净度数值低，考虑标准的制定主要为人工种植羌活生产服务，为了适应农业产业化发展的需要，一级种净度定为不低于 99.0%，二级定为不低于 95.0%是可行的（表 5-13）。

种子水分：测得 75 组数据，总体平均值为 10.67%，标准差为 1.54，80%样品达标值为 11.97%。一级种水分定为不高于 10.7%，考虑安全储藏需要，二级定为不高于 13.0%（表 5-13）。

种子千粒重：测得 75 组数据，总体平均值为 3.55g，标准差为 0.86，80%样品达标值为 2.82g。一级种千粒重定为不低于 3.5g，二级定为不低于 2.7g（表 5-13）。

表 5-13　羌活种子质量分级标准

指标		一级	二级
生活力（%）	不低于	95.0	60.0
净度（%）	不低于	99.0	95.0
水分（%）	不高于	10.7	13.0
千粒重（g）	不低于	3.5	2.7

5.1.5　不同产地羌活种子质量评价

对马尔康市、小金县、金川县、壤塘县、黑水县、北川县和玉龙县等 7 个不同产地栽培种羌活种子的外观性状、千粒重、发芽率、生活力和营养成分等指标进行研究，通过相关性分析和聚类分析等方法综合评价栽培种羌活种子质量，为羌活种子质量标准制定提供数据支撑。

1. 不同产地羌活种子外观性状分析

不同产地栽培种羌活种子形态指标如图 5-30 所示，结果发现栽培种羌活种子长度介于 4.74～5.46mm，宽度为 2.75～3.10mm，厚度为 1.41～1.81mm。对于种子长度，金川县的种子长度最大，为 5.46mm；其次是马尔康市的 5.13mm；种子长度最小的是玉龙县，仅有 4.74 mm。对于种子宽度，不同产地栽培种羌活整体表现为北川县＞马尔康市＞金川县＞小金县＞黑水县＞壤塘县＞玉龙县。对于种子厚度，北川县的厚度最大（1.81mm），小金县的次之（1.49mm），黑水县的厚度最小（1.41mm）。方差分析表明，不同产地栽培种羌活种子长度、宽度和厚度均存在显著性差异（$F = 7.315$，$P = 0.000$；$F = 3.672$，$P = 0.002$；$F = 8.671$，$P = 0.001$）。

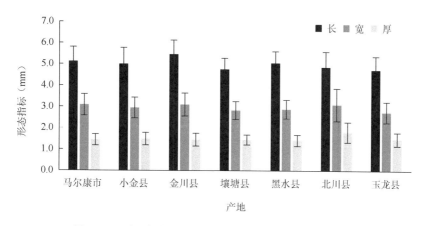

图 5-30　不同产地栽培种羌活种子的长度、宽度、厚度

对不同产地栽培种羌活种子进行粒径分析后发现，＞2.00mm 粒径的种子占比最高，为 84.24%，1.70～2.00mm 粒径的种子占比 12.21%，＜1.70mm 粒径的种子占比仅有 3.55%。由表 5-14 可知，不同产地羌活种子粒径差异较大。在大粒种子（＞2.00mm）所占比例方面，北川县＞黑水县＞金川县＞马尔康市＞小金县＞壤塘县＞玉龙县，其中北川县最高，为 93.93%，而玉龙县的最低，仅为 66.94%；在中粒种子（1.70～2.00mm）占比方面，玉龙县＞壤塘县＞马尔康市＞小金县＞金川县＞黑水县＞北川县，其中玉龙县的比例最高（25.82%），北川县的最低，仅为 4.45%。

表 5-14　不同产地羌活种子粒径分析

产地	＞2.00mm 粒径的种子占比（%）	1.70～2.00mm 粒径的种子占比（%）	＜1.70mm 粒径的种子占比（%）
马尔康市	85.04	13.09	1.86
小金县	85.02	11.74	3.24
金川县	88.51	8.91	2.58
壤塘县	77.01	16.19	6.80
黑水县	93.22	5.24	1.54
北川县	93.93	4.45	1.61
玉龙县	66.94	25.82	7.24
均值	84.24	12.21	3.55

2. 不同产地羌活种子千粒重、净度和含水量分析

不同产地栽培种羌活种子特征如表 5-15 所示。结果发现栽培种羌活种子千粒重均值为 2.71g，净度均值为 85.66%，含水量均值为 10.24%。对于千粒重，黑水县的最大为（4.01±0.34）g，壤塘县的最小为（1.92±0.34）g，其余产地种子千粒重介于 2.34~3.15g。对于净度，马尔康市、小金县、黑水县、北川县等地的羌活种子净度均大于 90%，而金川县、壤塘县和玉龙县的种子净度值较低，介于 74.34%~79.24%。对于种子含水量，金川县、北川县和玉龙县等地的种子含水量较高，均高于 10%，而马尔康市、小金县、壤塘县和黑水县等地的种子含水量均低于 10%。方差分析结果表明，不同产地栽培种羌活种子千粒重、净度和含水量均具有显著性差异（$F=6.534, P=0.002$；$F=17.879, P=0.000$；$F=46.045，P=0.000$）。

表 5-15 不同产地羌活种子特征分析

产地	千粒重（g）	净度（%）	含水量（%）
马尔康市	2.85±0.73b	95.41±0.97a	9.27±0.98b
小金县	3.15±0.23b	93.73±0.33a	8.83±0.32b
金川县	2.15±1.21bd	74.93±0.31bc	13.61±0.31a
壤塘县	1.92±0.34c	74.34±0.17bc	8.35±0.17b
黑水县	4.01±0.34a	90.71±0.37b	8.40±0.37b
北川县	2.57±0.89a	91.25±2.58a	12.88±2.58a
玉龙县	2.34±0.24b	79.24±0.23bc	10.31±0.20a
均值	2.71	85.66	10.24

3. 不同产地羌活种子生活力和发芽率分析

不同产地栽培种羌活种子的生活力及发芽率如图 5-31 所示。由图 5-31 可知，栽培种羌活种子生活力介于 80.00%~90.00%，发芽率为 68.00%~76.50%。经单因素方差分析，不同产地种子生活力无显著性差异（$F=26.235, P=0.08$）。对于种子发芽率，马尔康市、

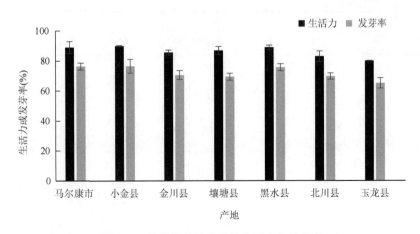

图 5-31 栽培种羌活种子的生活力和发芽率

小金县和黑水县的较高，均大于 75%；而玉龙县的种子发芽率最低，仅为 65.10%；金川县、壤塘县和北川县的种子发芽率分别为 70.50%、69.35%和 69.61%。方差分析结果表明，马尔康市、小金县和黑水县等地的羌活种子与北川县的种子发芽率差异达到显著性水平（$F = 6.235$，$P = 0.005$）。

4. 不同产地羌活种子营养成分含量分析

不同产地栽培种羌活种子的可溶性糖、可溶性蛋白和淀粉含量差异对比见图 5-32。结果可知家种羌活种子可溶性糖含量、可溶性蛋白和淀粉含量分别介于 11.79～21.29mg/g、5.80～9.26g/L 和 27.05～91.38mg/g。羌活种子可溶性糖含量由高到低排序依次为小金县、马尔康市、黑水县、玉龙县、金川县、北川县和壤塘县。其中对于可溶性糖，小金县羌活种子含量最高，为 21.29mg/g，壤塘县的种子含量最低，为 11.79mg/g。对于可溶性蛋白，金川县的种子含量最高，为 9.26g/L，北川县的种子含量最低，为 5.80g/L。对于淀粉，马尔康市的种子含量最高，为 91.38mg/g，而北川县的种子含量最低，仅为 27.05mg/g。经单因素方差分析，不同产地羌活种子可溶性糖、可溶性蛋白和淀粉含量均

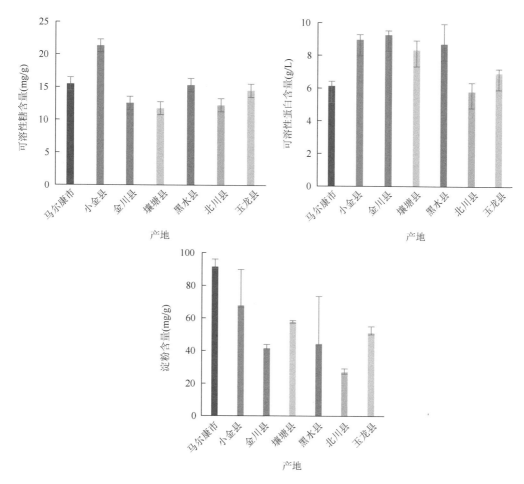

图 5-32　不同产地羌活种子的营养物质含量差异对比

具有极显著性差异（$F = 184.352$，$P = 0.000$；$F = 17.325$，$P = 0.000$；$F = 6.547$，$P = 0.002$），说明不同产地对羌活种子营养成分含量的影响较大。

5. 栽培羌活种子特征参数的相关性分析

栽培种羌活种子各特征参数的相关性分析结果见表 5-16。由表 5-16 可知，羌活种子长度与宽度、千粒重均呈极显著正相关（$P<0.01$），相关系数分别为 0.67 和 0.59；可溶性糖与可溶性蛋白和净度呈显著正相关（$P<0.05$），而与含水量呈极显著负相关（$P<0.01$），相关系数为−0.67；可溶性蛋白则与生活力呈极显著正相关（$P<0.01$），相关系数为 0.82；对于淀粉，则与发芽率和净度呈极显著正相关（$P<0.01$），而与含水量呈极显著负相关（$P<0.01$）；种子发芽率与含水量呈极显著负相关（$P<0.01$），说明种子含水量越低，储存过程中种子老化进程越慢，越有利于种子发芽。

表 5-16　栽培羌活种子各特征参数相关性分析

因子	长度	宽度	厚度	千粒重	可溶性糖	可溶性蛋白	淀粉	生活力	发芽率	净度
宽度	0.67**									
厚度	0.20	0.39								
千粒重	0.59**	0.43	0.03							
可溶性糖	0.06	−0.07	−0.15	0.10						
可溶性蛋白	0.16	−0.12	−0.65**	0.28	0.44*					
淀粉	0.16	0.01	−0.10	−0.15	0.05	−0.14				
生活力	0.20	−0.07	−0.43	0.43	0.21	0.82**	−0.11			
发芽率	0.41	0.21	−0.01	0.43	0.26	−0.03	0.44*	−0.01		
净度	0.06	0.17	0.11	−0.30	0.53*	−0.13	0.65**	−0.20	0.05	
含水量	−0.02	0.21	0.32	−0.01	−0.67**	−0.19	−0.50*	−0.01	−0.59**	−0.27

注：*表示差异显著，$P<0.05$；**表示差异极显著，$P<0.01$

6. 栽培种羌活优质种源对比分析

以羌活种子的形态特征和营养成分含量、千粒重、发芽率、含水量、净度指标，对 7 个产地的栽培种羌活种源进行聚类分析，结果见图 5-33。

综合羌活种子形态和营养成分含量指标以及聚类分析结果，可将供试的 7 个种源划分为 2 类，马尔康市、小金县和黑水县聚为一类，该类羌活种子特点是千粒重大（2.85～4.01g），发芽率较高（75.65%～76.5%），种子品质较好；金川县、壤塘县、北川县和玉龙县等地聚为一类，此类羌活种子千粒重较小（1.92～2.57g），发芽率较低（65.10%～70.50%），品质较差。综上，马尔康市、小金县和黑水县产地的羌活种子可作为优质种源。

生活力不能达到达标值的为不合格种子，生产上不建议使用。若是生活力达标，而其他指标有未达到的，建议用种子重力分选机或筛子等手段反复多次分选，直至其他指标达到相应的分级标准。

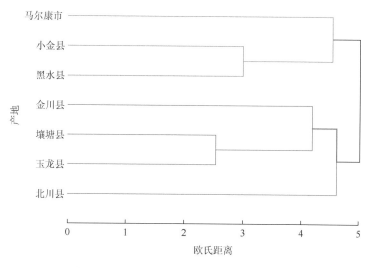

图 5-33　供试的 7 个栽培种羌活种源的聚类图

5.2　羌活种苗研究

药材种苗质量分级标准的制定为中药材种苗生产提出了明确的目标，也可为生产上种苗的使用提供科学指导。利用种苗分级标准对药材种苗质量进行评判，有利于提高育苗管理水平，从而促进药材生产水平的提高（雷志强等，2007）。崔秀明等（1998）研究表明，三七种苗等级对三七的生长和产量均有明显影响，种苗等级越高，三七的产量就越高，说明进行种苗分级是提高三七产量的基本措施。张国荣等（2004）通过对乌拉尔甘草种苗外部形态特征的鉴定和描述、品质检验技术及品质评价等关键环节的研究，制定出乌拉尔甘草种苗相关等级分类标准，为甘草药材的 GAP 生产提供参考。陈翠等（2009）对云南重楼进行种苗分级，并且研究不同等级种苗种植 3 年的情况。结果表明，最佳的种苗等级有利于云南重楼根状茎的增重。因此，本节通过研究羌活种苗发育特征及其质量，并制定其分级标准，为羌活产业化种植提供充足的优质种苗。

5.2.1　羌活种苗发育特征

选择六种基质：锯末（A1），蛭石（A2），珍珠岩（A3），草炭灰（A4），蛭石、草炭灰、珍珠岩各 1/3（A5），锯末、蛭石、草炭灰、珍珠岩各 1/4（A6）。选择三种播种深度 0.5cm、1cm、1.5cm，研究不同播种深度羌活实生苗出苗成苗发育的情况。

定期对播种在 A1 和 A6 两种基质中的羌活实生苗进行生长发育的观测。观测羌活原生苗子叶出土期、出苗期（子叶展开）、第一片真叶期和第二片真叶期；第一片真叶期实生苗的生长情况。通过观察羌活实生苗倒苗时间和返苗时间，测定倒苗时的实生苗的地下部分及根茎长度，返苗后的株高、地下部分和根茎长度，研究实生苗倒苗和返苗的情况。

从表 5-17 可知，羌活种子覆土深度为 0.5cm 时，一般 4～6 天 80% 子叶出土，约 12

天 80%实生苗子叶展开，约 30 天 80%第一片真叶展开，约 60 天 80%第二片真叶展开。覆土深度 1cm 时，约 8 天为子叶出土期，约 14 天为出苗期，约 30 天为第一真叶期，约 60 天为第二真叶期。覆土深度 1.5cm 时，约 10 天为子叶出土期，约 16 天为出苗期，第一片真叶期和第二片真叶期与覆土深度 1cm 的相近。

表 5-17　羌活实生苗生长发育过程

基质	播种深度（cm）	子叶出土数（粒）	成苗数（粒）	子叶出土期（天）	出苗期（天）	第一真叶期（天）	第二真叶期(天)
A1	0.5	83.33±4.51	63.33±4.01	10	14	35	60
A2	0.5	87.33±1.53	61.00±2.00	5	12	45	—
A3	0.5	87.67±2.52	56.33±1.53	5	12	30	—
A4	0.5	84.00±2.65	67.00±0.36	5	12	25	55
A5	0.5	87.33±3.79	72.33±3.06	5	12	28	55
A6	0.5	87.33±1.53	78.33±2.08	5	12	28	55
A6	1.0	87.67±1.53	77.33±2.31	8	14	30	60
A6	1.5	89.33±4.16	80.33±3.79	10	16	30	60

从表 5-17、表 5-18 可以看出，覆土深度 1.5cm 和 1.0cm 较 0.5cm 子叶出土慢，出苗期长，但成苗率高，苗子长得也快，可能是因为实生苗根系长，覆土浅，苗子不易扎根导致一些死亡，覆土深一些，苗子容易扎根和吸收营养物质，成活率高且长得快。A6 基质中子叶出土数和成苗率较高，植株较高，根系较长，根茎也较长，根及根茎重和全株重都是最高，所以基质 A6 是九种基质中对羌活实生苗生长最有利的基质。可以采用 A6 基质培育羌活实生苗。

表 5-18　不同培养基质对羌活实生苗生物量的影响

基质	第一真叶期地下部分长度（cm）	第一真叶期地上部分长度（cm）	第一真叶期根茎长（cm）	第一真叶期根数量（个）	第一真叶期根及根茎重量（g）	第一真叶期全株重量（g）
A1	5.62±1.23	4.00±0.99	0.99±0.51	5.35±1.53	0.0024±0.0009	0.0169±0.0059
A2	5.25±1.71	5.29±1.28	0.76±0.32	6.35±2.01	0.0025±0.0009	0.0167±0.0073
A3	3.87±0.93	3.42±0.87	0.22±0.11	2.65±1.23	0.0017±0.0006	0.0104±0.0032
A4	3.55±1.84	4.42±0.86	0.78±0.64	4.05±2.01	0.0044±0.0029	0.0273±0.0092
A5	3.96±1.82	3.70±0.78	0.90±0.48	4.65±2.32	0.0046±0.0031	0.0342±0.0105
A6	5.81±1.74	4.32±1.50	1.11±0.32	7.80±4.14	0.0063±0.0045	0.0373±0.0120

从表 5-19 可以看出，羌活实生苗倒苗时间是 12 月份，返苗时间是 3 月份。生长于 A1 基质的实生苗倒苗时根茎长 2.08cm，根及根茎重 0.0081g；返苗后株高 3.39cm，地下部分长 4.75cm。生长于 A6 基质的实生苗倒苗时根茎长 2.05cm，根及根茎重 0.0166g；返

苗后株高 3.34cm，地下部分长 6.96cm。采用 A6 基质培养的实生苗倒苗时根及根茎重比 A1 基质培养的实生苗高出 1.05 倍；A6 基质培养的实生苗返苗后的地下部长度比 A1 基质培养的长 2.21cm。说明疏松、有机质丰富和土层深厚的土壤适合羌活实生苗的生长，能使实生苗根茎长、扎根深、根系发达。

表 5-19　羌活实生苗倒苗、返苗的情况

基质	倒苗时间	倒苗期根茎长（cm）	倒苗期根及根茎重量（g）	返苗时间	返苗后株高（cm）	返苗后地下部分长（cm）
A1	2004.12.1	2.08±0.59	0.0081±0.0043	2005.3.25	3.39±0.85	4.75±0.86
A6	2004.12.1	2.05±0.36	0.0166±0.0061	2005.3.1	3.34±0.88	6.96±1.97

5.2.2　羌活种苗质量及分级标准

1. 抽样

以大田播种出苗后，在地育苗 5 个月以上于 9 月份起苗的种苗为秋季苗，越冬后在地育苗 12 个月于次年 4 月中下旬至 5 月上旬起苗的种苗为春季苗，从 2010～2014 年间对大田繁育的羌活种苗春季苗和秋季苗进行抽样调查，每批 500～1000 株，共 8 批，5974 株，其中春季苗 2838 株，秋季苗 3136 株。

2. 分级方法确定及数据分析

首先通过排序法剔除记录错误的数据组，第一次 k-均值聚类进行数据筛选，剔除过于离散的异常数据组后，进入分级处理的有效数据确定为 4672 组。

对有效数据组重新进行一次 k-均值聚类，利用 Fisher 判别分析对初步划分类群进行合理性判断，发现该聚类结果对 98.5% 的数据组进行了正确分类（表 5-20）。

表 5-20　k-均值聚类结果的判别分析

类别	各类样本量	正确归类数	正确率
1 类	2080	2048	98.50%
2 类	1332	1309	98.30%
3 类	1260	1245	98.80%
合计	4672	4602	98.50%

利用 Fisher（费希尔）判别分析中模拟出的判别函数 1（可累计解释样本方差 99.7%）和所给出的质心坐标值 μ（指标均值）及标准差 s 来确定各指标范围，并构建羌活种苗等级判别函数：$r = 0.535R_l$（根长）$+ 0.11R_d$（根粗）$-0.01R_w$（根重）-7.628；选取根长和根粗作为羌活种苗等级划分参考指标，并以根长为主，且该指标具有显著的正态性，因而采取标准差法（$\mu \pm s$）来制定羌活种苗等级划分表观分级指标，见表 5-21。

表 5-21　羌活种苗表观分级标准

指标	种苗等级		
	一级	二级	三级
根长（cm）	≥16.16	11.49～14.49	≤9.58
根粗（mm）	2.16～4.43	1.63～3.50	1.28～3.02

根据 Fisher 判别分析原理，分别以 Fisher 判别分析给出的 1、2 类质心坐标判别式得分值加权平均值 7.6 和 1、3 类质心坐标判别式得分值的均值 5.4 作为连续分类的指标数据，并制定了羌活种苗等级划分标准，见表 5-22。

表 5-22　羌活种苗精确分级标准

等级	判别函数得分值（r）
一等苗	$r \geq 7.6$
二等苗	$5.4 < r < 7.6$
三等苗	$2.1 \leq r \leq 5.4$

根据表观分级标准对 2014 年羌活种苗进行分类，即以根长分类指标为主，辅以根粗分类指标，分级后的各等级种苗数据样本量相差不大。随机从已分类的 3 组不同等级种苗中各抽取 25 株种苗，提取种苗性状指标数据（根长、根重及根粗），并录入到编有种苗等级判别函数方程的 Excel 表中求取各种苗质量等级判别得分值，参照精确分级标准进行统计分析，计算各组种苗合格率，各级等级种苗划分正确率在 85%以上，证明羌活种苗的等级划分标准是合理的。据此，在实际应用中，我们可以对种苗按照表观分级标准在大田中对种苗进行粗略分级，对于表观分级标准难以划分的，或者为了保证分类结果的准确性，可利用判别函数进行精确划分或验证。

第6章 羌活产业化栽培研究

羌活作为一种重要的传统中药品种，同时也是藏药、羌药的常用药材之一。截至2021 年，国内以羌活作为原料的生产厂家达到 694 个，生产的中成药制剂达到 386 种，在整个中医药产业中具有显著经济价值和社会价值。但近年来羌活市场价格的不断攀升，促使了大规模的掠夺式采挖，羌活主要产区的野生资源濒临枯竭。众多有识之士意识到，开展羌活产业化的人工栽培是缓解这一矛盾的可靠途径。人工产业化栽培的前提条件便是拥有充足的种苗供应和规范的栽培技术，因此开展羌活种苗繁育及人工种植研究是开展羌活产业化栽培的基础。

6.1 羌活种苗的产业化生产

羌活分布于高寒地区、生长期短，种胚发育不全，休眠程度高，休眠期达 280 天，需经过形态后熟和生理后熟后方可正常发芽，因此在自然条件下羌活种子发芽率极低，仅为 0.52%。因此，实现羌活种苗产业化生产的技术前提在于攻克羌活种子发芽难题，破除种子休眠障碍，提升种子发芽率，使之达到产业化生产的要求。同时植物组培快繁技术因其周期短、效率高、不受季节影响等优势，已经广泛应用于药用植物的种苗繁育和种质保存，因此开展羌活的组培快繁研究可作为种苗产业化生产的补充手段。

6.1.1 种子育苗

1. 羌活种子发芽前处理

羌活种子存在休眠现象，需经过预处理打破休眠后才能正常萌发。取 2002～2004 年采自四川甘孜、阿坝及甘肃的野生羌活种子七个样品（2、3、4、5、6、8、9 号），采用层积法打破休眠。层积用的砂子清洗之后于 130℃高温条件下烘干，层积时种子：砂子＝1：3。在层积过程中间隔一定时间取样一次，测量样品的胚率（种胚长/胚乳长×100%）变化。每次取 10 粒种子，三次重复，取其平均值（史静等，2007）。

从表 6-1、图 6-1 可以看到，羌活种胚从层积 20 天后开始启动发育，层积 70 天时胚率达到 17.80%，完成胚胎分化初期；进入第二时期，种胚快速生长，胚率约 80%时，完成形态后熟。第三时期 0～5℃低温，层积约 70 天，完成生理后熟，解除休眠。羌活种子需经历 220 天左右的层积才能打破休眠，正常发芽。

表 6-1　羌活种胚后熟过程中的胚率变化

时期	层积时间（天）	胚率（%）	备注
	0	0	取样；见图 6-1A
	20	0	取样
层积的第一时期	30	5.6	
	40	11.82	取样
	70	17.80	取样；见图 6-1B；调节层积条件
	80	25.19	
	90	40.45	
	100	55.91	取样
层积的第二时期	110	66.29	
	130	72.28	
	150	78.92	取样；种胚完成形态后熟（胚率 80%左右）；见图 6-1C；调节层积条件
	160	77.75	
	180	81	
层积的第三时期	220 天未发芽	93.12	取样；种胚未完成生理后熟；见图 6-1D
	220 天发芽	—	取样；种胚完成生理后熟胚根突出种子；见图 6-1E、F

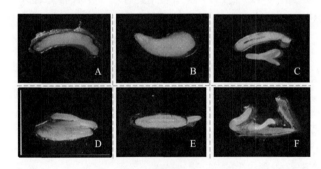

图 6-1　羌活种胚发育过程

A. 0 天，胚率 0；B. 70 天，胚率 17.80%；C. 150 天，胚率 78.92%；D. 220 天，胚率 93.12%，未完成生理后熟；
E、F. 220 天，完成生理后熟胚根突出

2. 发芽温度对羌活种子发芽率的影响

使用光照培养箱，将层积处理后的种子每 50 粒放入一个培养皿，种子置于双层滤纸上，滤纸用无菌水浸润。设置四个发芽温度，分别为 25℃、20℃、15℃和 10℃，每个处理重复三次，光照周期为每天 12h。有效发芽的判定标准为突破种皮的胚根长度到达种子自身的长度。发芽开始后，每天记录有效发芽的种子数量，直至无种子萌发为止。统计观察过程中每隔 2 天喷加少量无菌水，以保持湿润，对实验过程中出现的严重霉烂的种子则随时拣出并加以记录。计算羌活种子的发芽始期和发芽持续时间，以及羌活种子的发芽势和发芽率。

羌活种子在 15℃条件发芽率和发芽势较高，发芽所需时间较短。10℃条件发芽率也较高，但发芽势较低，发芽所需时间较长。20℃和 25℃条件的发芽率和发芽势相差不大，25℃条件发芽所需时间较短。

对 10℃、15℃、20℃、25℃条件下的发芽率进行方差分析。从表 6-2 中可以看出，不同发芽温度条件下羌活种子的发芽率有极显著差异。

表 6-2　不同发芽温度条件下发芽率的方差分析结果

变异	平方和	自由度	误差均方	F	显著性
组间变异	773.333	3	257.778	24.167	0.000
组内变异	85.333	8	10.667		
总变异	858.667	11			

从表 6-3 中可以看出，10℃与 15℃条件下的发芽率平均值没有显著差异，20℃与 25℃条件下的发芽率平均值也没有显著差异；但是 10℃、15℃条件下的发芽率与 20℃、25℃条件下的发芽率有极显著的差异。说明 15℃是四个温度中最适合羌活种子发芽的温度条件。

表 6-3　不同温度条件对发芽率的差异显著性（新复极差法 SSR）

因素	发芽率（%）	显著性	
		0.05	0.01
15℃	77.33±2.12	a	A
10℃	76.00±2.00	a	A
25℃	60.00±0	b	B
20℃	61.33±2.31	b	B

注：同列不同小写字母表示不同处理间差异显著（$P<0.05$），同列不同大写可表示不同处理间差异极显著（$P<0.01$）

6.1.2　羌活的组培快繁与离体保存技术

1. 外植体处理和愈伤组织的诱导（初代培养）

选取羌活的根茎、茎段及叶片为外植体，将材料先在流水中冲洗 20min，以滤纸吸干。在超净工作台内进行表面灭菌，灭菌条件：75%的酒精中灭菌 15s 左右，用无菌去离子水冲洗 3 次；再以 0.1%的氯化汞溶液灭菌 8min，最后用无菌去离子水冲洗 3～4 次后备用（朱文涛，2016）。

将经过表面消毒处理的外植体切成长 1.0～1.5cm 段后，接种到初代培养基上，初代培养设置 9 种不同的激素（单位：mg/L，下同）处理组合，其中萘乙酸（NAA）和 2,4-二氯苯酚代乙酚（2,4-D）浓度均为 0.5mg/L、1.0mg/L、2.0mg/L，每个处理组合接种 10 瓶，每瓶接种 5 块外植体（表 6-4）。

表 6-4　不同激素组合浓度下对羌活愈伤组织诱导的影响

激素浓度组合（mg/L）	休眠芽		茎段		叶片	
	外植体数（块）	诱导率（%）	外植体数（块）	诱导率（%）	外植体数（块）	诱导率（%）
NAA 0.5 + 2, 4-D 0.5	50	0	50	0	50	0
NAA 0.5 + 2, 4-D 1.0	50	0	50	0	50	0
NAA 0.5 + 2, 4-D 2.0	50	0	50	0	50	0
NAA 1.0 + 2, 4-D 0.5	50	0	50	0	50	0
NAA 1.0 + 2, 4-D 1.0	50	0	50	0	50	0
NAA 1.0 + 2, 4-D 2.0	50	0	50	0	50	0
NAA 2.0 + 2, 4-D 0.5	50	12	50	0	50	0
NAA 2.0 + 2, 4-D 1.0	50	35	50	0	50	0
NAA 2.0 + 2, 4-D 2.0	50	0	50	0	50	0

注：以上所有实验组均以 MS 培养基作为基本培养基

　　培养 25 天后，部分组合外植体膨大，长出愈伤组织；培养 35 天后的结果表明：以茎段及叶片为外植体，在 9 个组合中均未能成功诱导出愈伤组织，而休眠芽作外植体，在 NAA 2.0 + 2, 4-D 1.0 培养基上培养 25 天后，切口处开始肿大，呈水渍状，边缘加厚并愈伤组织化（图 6-2，图 6-3）。

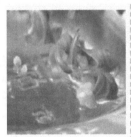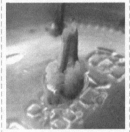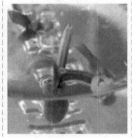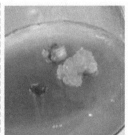

图 6-2　羌活外植体诱导的愈伤组织

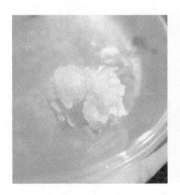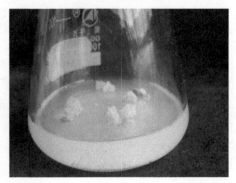

图 6-3　羌活愈伤组织的继代

2. 羌活愈伤组织增殖与继代培养

以 NAA 2.0 + 2, 4-D 1.0 培养基中诱导并继代 2 次的愈伤组织为材料。将愈伤组织切成体积相近的小块，约 0.3cm³，接种于不同处理培养基中，连同培养瓶称重，每种处理接种 10 瓶，培养 42 天后称鲜重（此鲜重为培养 42 天后培养瓶重量与刚接种时的重量差值）。

由表 6-5 可以看出，在继代增殖的 14 个组合的培养基中，2, 4-D 1.0 + NAA 0.5 的培养基，其愈伤组织增殖效果最好，愈伤组织生长快，很少有褐化现象（图 6-3）。

表 6-5　不同激素组合浓度下对羌活愈伤组织增殖的影响

激素组合浓度（mg/L）	鲜重/(g/瓶)	差异显著性	
		5%水平	1%水平
2, 4-D 1.0 + NAA 0.5	3.91	a	A
2, 4-D 1.0 + NAA 0.5 + 6-BA 1.0	3.71	a	AB
2, 4-D 1.0 + NAA 0.5 + 6-BA 2.0	3.11	ab	ABC
2, 4-D 2.0 + NAA 0.5 + 6-BA 1.0	1.92	abc	ABC
2, 4-D 2.0 + NAA 0.5	1.90	abc	ABC
NAA 0.5	1.84	abc	ABC
2, 4-D 1.0 + NAA 0.5 + 6-BA 0.5	1.70	abc	ABC
NAA 0.5 + 6-BA 1.0	0.86	bc	ABC
NAA 0.5 + 6-BA 2.0	0.78	c	ABC
2, 4-D 0.5 + NAA 0.5 + 6-BA 0.5	0.72	c	ABC
2, 4-D 0.5 + NAA 0.5	0.70	c	BC
2, 4-D 2.0 + NAA 0.5 + 6-BA 2.0	0.62	c	BC
2, 4-D 0.5 + NAA 0.5 + 6-BA 2.0	0.49	c	BC
2, 4-D 0.5 + NAA 0.5 + 6-BA 1.0	0.41	c	C

注：以上所有实验组均以 MS 培养基作为基本培养基

3. 诱芽培养

将获得的愈伤组织转至添加有 0.2mg/L NAA 和不同浓度的 6-苄氨基腺嘌呤（6-BA）的 MS 培养基上进行不定芽的诱导，其中 6-BA 的浓度共设 4 个水平，即 0.5mg/L，1.0mg/L，1.5mg/L，2.0mg/L。每个处理组共接种 10 瓶，每瓶接种 5 个愈伤组织小块，培养 60 天后统计每个处理组的芽诱导数。

4. 根诱导培养及移栽

研究表明，羌活不定芽在添加 0.2mg/L 吲哚乙酸（IAA）的 1/2MS 培养基上，生根率最高，移栽易于成活（图 6-4）。

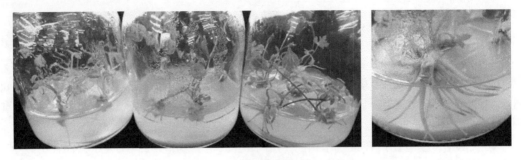

图 6-4　羌活组培苗诱导生根

　　将生根后的再生羌活小苗，取出培养瓶，轻轻洗去黏附在根上的培养基，直接移栽至含 60%泥炭的灭菌育苗基质中，1 周后移栽成活（图 6-5）。

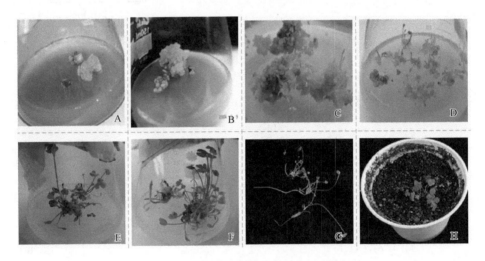

图 6-5　羌活愈伤组织诱导及植株形态建成

A. 羌活外植体接种 20 天后外植体周缘长出微小愈伤组织；B. 羌活外植体接种 42 天后愈伤组织膨大增殖；
C、D. 羌活愈伤组织再生不定芽；E、F. 羌活试管苗生根；G. 移栽前羌活再生植株；H. 羌活再生植株移栽成活

6.2　人工栽培下羌活生物量及元素积累动态

　　近年来，随着羌活野生资源的逐渐枯竭，各界人士对于羌活的关注和研究也越来越多，但主要集中在羌活的药理、药化等方面。虽然对于羌活的人工栽培技术也有零星报道，但研究对象主要为宽叶羌活（方志芬，2010；李宗仁等，2009；谢放等，2013；方子森等，2004；董生健等，2013），对于羌活的田间生长规律仍然缺乏研究和了解，生长周期长、产量低的技术瓶颈难以突破，从而影响了药农的种植积极性，严重制约了羌活人工产业化种植的进程。本节通过对羌活一年生实生苗在原生地进行大田人工栽培，并连续 3 年对生长过程进行观测和连续采样予以分析，旨在揭示羌活在人工栽培条件下的生长规律及元素动态积累规律，为实现羌活的人工栽培技术规范制定以及专用肥配制等提供理论依据。

6.2.1　人工栽培羌活植株的生物量动态规律

定位观测采样实验在位于四川阿坝州小金县两河乡大板村的羌活人工栽培实验示范基地进行。基地为亚高山针叶林下缘河边的平坦耕作旱地，面积约 2hm²，土壤为山地棕色针叶林土，海拔 3263m，东经 102°25.22′，北纬 31°32.48′，年均温度 12.2℃，无霜期 220 天，地势平整开阔。选择环境条件基本一致的田块，起垄设置 6 个样区，样区大小为 2m×4m，样区间沟宽为 0.2m。

选取生长情况相对一致的一年生羌活实生苗，于 2011 年 4 月按 25cm×35cm 的密度移栽定植。从定植当年开始连续三年，于每年 5～10 月间的每月 15 日在各样区分别随机采挖样株 6 株（第一年挖取 9 株），采挖后随即按单株编号，分别测量每个样株的地上和地下部分鲜重，然后于 60℃烘干后测定地上和地下部分干重，测量后的样品分别用于元素分析。

从实生苗移栽后第 1 年、第 2 年和第 3 年的地下部分生物量动态（图 6-6A）可以看出，第 1 年地下部分生物量极小；第 2 年植株地下部分生物量有较大增加，主要增加时期在 9 月以后；第 3 年生物量增长主要时期在 6～8 月，其后处于缓慢增长阶段。实验数据表明，羌活的地下部分生物量干重在移栽后第 1 年增加约 6 倍（移栽后第 1 年 10 月与移栽前相比），第 2 年干重增加约 31 倍（移栽后第 2 年 10 月与移栽后第 1 年 10 月干重比），第 3 年干重增加约 2 倍（移栽后第 3 年 10 月与第 2 年 10 月干重比），说明地下部分的快速增重表现在移栽后第 1 年和第 2 年。

因羌活植株在 5 月初萌发，9 月中下旬即倒苗，故无 10 月份地上部分的生物量数据。地上部分的生物量动态显示（图 6-6B），移栽第 1 年植株地上部分的生物量极低，第 2 年生物量较第 1 年明显增加，第 3 年 6～8 月生物量增加非常显著，这一点与地下部分生物量增长趋势一致。对于根冠比（图 6-6C），表现出一致的趋势是每年 5～9 月的数据曲线均呈现"U"形，显示在每年生长季节的初期和末期以地下部分生长为主，而在 6 月和 7 月则以地上部分生长占优势。

从图 6-6 可以看出，羌活实生苗移栽后的第 1 年主要是植株成活与恢复生长期，第 2 年地下生物量有较大增长，第 3 年是羌活地下部分生物量快速增长期，特别是在 6～8 月期

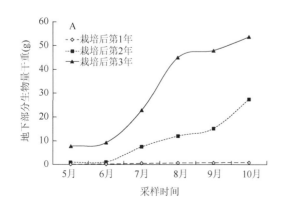
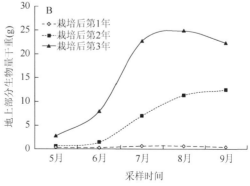

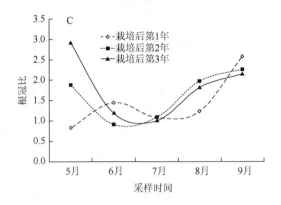

图 6-6　人工栽培羌活植株生物量动态图

间；移栽后第 3 年秋季倒苗时，羌活地下部分的平均单株干重可达到 53.6g。值得注意的是，第 2 年越冬使羌活地下部分生物量有较大消耗，平均消耗量为 67.5%，这可能是地下部分在低温季节的呼吸消耗、第 3 年萌发初期萌芽和地上部分对根系有机物和营养物质的消耗，以及细根和侧根死亡等引起的物质损失。

6.2.2　人工栽培羌活植株地下部分元素积累规律

羌活植物样品粉碎过 2mm 筛后，碳（C）、氮（N）元素分析采用总碳/总氮分析仪进行测定；植物中磷（P）、钾（K）、钙（Ca）、镁（Mg）、铜（Cu）、锌（Zn）、硼（B）等元素分析采用微波消解仪，单道扫描等离子体发射光谱仪进行分析。

定植后 1～3 年单株地下部分的大量元素、中量元素和微量元素总量动态如图 6-7 所示。就单株总量而言，C 含量（图 6-7A）在第 1 年和第 2 年是逐渐上升的，显示光合产物在前两个生长季节是一个正积累过程；第 3 年 5 月和 6 月相较第 2 年 10 月有明显降低，显示第 2 年休眠后对光合产物的消耗损失；第 3 年地下部分的光合产物积累主要是在 6～8 月，这与地下部分生物量增长趋势是一致的。对于 N、P 和 K 的积累（图 6-7B、图 6-7C 和图 6-7D），每个生长季节都是趋于增加的，而且每个生长季节末期积累量均较前一个生长季节末期明显提高，但是每个生长季节积累量增速有所差异，这反映了羌活不同生育

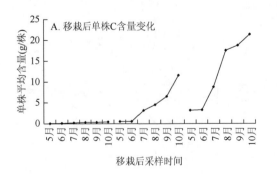

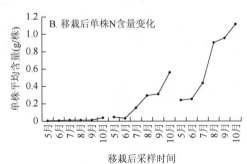

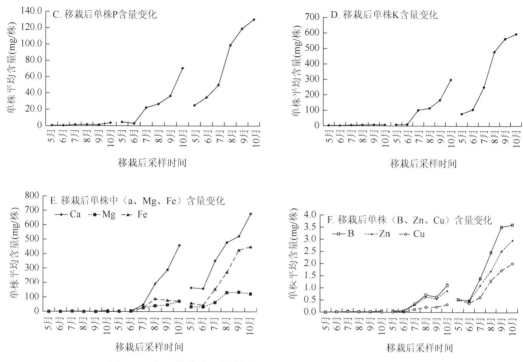

图 6-7 人工栽培羌活植株生长过程中地下部分元素积累动态

期对 N、P、K 的需求存在较大差异。值得注意的是第二个休眠季节 C 和营养元素的消耗，可能是因为第 3 年生长季节初期植株萌发过程需要而转移到地上部分中。

羌活地下部分 Ca、Mg、Fe 元素的积累动态比较复杂（图 6-7E），主要体现在，地下部位对 Ca 积累量在第 2 年和第 3 年急剧增长，对 Fe 积累量在第 3 年急剧增长，表明这两种元素对不同时期羌活植株的地下部分生长的重要性；对于 B、Zn 和 Cu 积累的快速增长，主要表现在第 3 年的 6～8 月，这与地下部分生物量的增长规律是一致的，这说明 B、Zn 和 Cu 对第 3 年地下部分增长具有重要作用。

6.2.3 人工栽培羌活植株地上部分元素积累规律

人工栽培条件下，羌活植株不同周期地上部分元素积累规律如图 6-8 所示。与地下部分生物量状况相比，地上部分一般在 9 月底即倒苗枯死，因此 10 月份没有地上部分的生物量。光合作用积累（即生物量碳积累量，biomass carbon）主要是在第 2 年和第 3 年 6～7 月，N 需求波动变化，第 3 年积累量最大；P 和 K 的积累主要体现在第 3 年的 6～8 月。综合来看，羌活对 N、P、K 的需求未超出一般植物的需求范围。

羌活地上部分对 Ca 的需求很高，特别是在第 2 年 8～9 月和第 3 年。从第 2 年开始地上部分 Ca 浓度（22～55g/kg，干重）明显高于一般植物（1～10g/kg，干重），说明羌活是一种喜钙植物。该结果对羌活的人工栽培具有重要意义，但以前未见到羌活喜钙的报道，因此尚需进一步的系统实验验证。此外，地上部分在第 2 年生长季节中后期和第 3 年对 Mg、B 和 Zn 的需求也急剧增加，表明这三种元素对于羌活人工栽培后期正常生长特别是地上部分的正常生长具有至关重要的影响，这为羌活人工栽培专用肥的配制提供了理论依据。

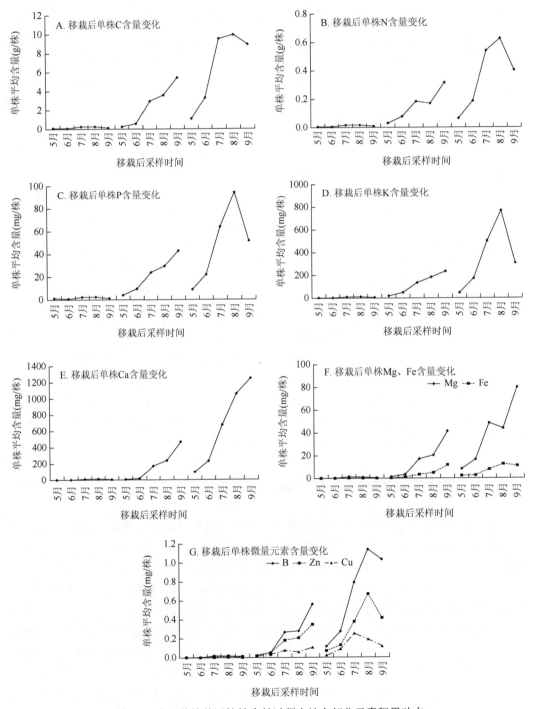

图 6-8　人工栽培羌活植株生长过程中地上部分元素积累动态

6.3　羌活的大田集约化生产

在羌活野生资源逐步枯竭的背景下，开展羌活人工种植，并以家种药材替代野生药材供应市场是保护羌活野生资源、缓解市场供求矛盾、确保临床用药质量的最佳途径。大田集约化种植是人工产业化种植模式中最常用的模式，其因效率高、效益高、成本低、易统一管理等优势，成为大多数经济作物的首选种植模式。羌活生长于高海拔地区，在此区域的可耕地资源稀缺，采取土地利用率高的集约化种植模式是羌活人工种植产业的最佳选择，且在统一的管理条件下可提升羌活药材质量的均一性，从而提升临床用药有效性。

6.3.1　产业化育苗

1. 播种时间

羌活种子均来自四川阿坝州小金县的羌活种源基地，经过低温层积处理的羌活种子分别于 2013 年 11 月进行冬季播种，2014 年 2 月进行春季播种，分别比较冬季播种和春季播种羌活种苗的出苗率、成苗率（表 6-6）。

表 6-6　播种时间对育苗的影响

播种时间	出苗率（%）	成苗率（%）
冬季播种	70.66	32.72
春季播种	15.13	4.28

从表 6-6 中可明显地看出，无论出苗率还是成苗率，冬季播种均显著高于春季播种。春季播种的成苗率仅为 4.28%，造成了种子的大量浪费，成苗率低也造成种苗密度稀疏，增加了生产成本。为此，羌活播种时间以冬季为宜。

2. 播种密度

经过低温层积处理后的羌活种子，按 500 粒/m²、1000 粒/m²、2000 粒/m²、3000 粒/m² 设置 4 种不同播种密度，共计 12 组处理，每组处理三次重复，比较各处理组的出苗率、成苗率。

从表 6-7 中可以看出，随着播种密度的增加，出苗数、成苗数亦增加，但出苗率、成苗率却明显下降。可见当播种密度到达一定程度时，尽管可以增加种苗单位面积出苗数、成苗数，但会带来更大的种子浪费；而密度过稀，虽然可以提高出苗率和成苗率，但单位面积出苗数、成苗数却明显下降。种苗生产的目的是保证一定数量的单位面积内尽可能多的成苗数。显然密度过稀与生产要求不相符，而且生产成本增加，土地利用和光能利用都不充分。为此，综合考虑，播种密度 1000 粒/m² 是合适的。

表 6-7　播种密度对育苗的影响

播种密度（粒/m²）	出苗数（株）	出苗率（%）	成苗数（株）	成苗率（%）
500	351.3	70.27	163.6	32.73
1000	715.6	71.60	287.0	28.70
2000	1406.3	70.32	417.0	28.55
3000	1799.3	59.98	833.0	27.77

6.3.2　产业化栽培

（1）种苗移栽时间：移栽时间对成活影响较大，最佳移栽时间为第二年的春季，这时种苗经过上年冬休芽头开始萌发，根部开始长出营养根，但叶片还未抽出，移栽后最易定根。移栽过早芽头未萌发，不易长出营养根；过迟叶片大量生长，营养消耗太大，移栽后定根期间营养跟不上造成种苗大量死亡。

（2）起苗及保管：起苗时应注意尽量不要伤害芽头和避免太阳暴晒，起好的种苗应立即放到阴凉地方并用土盖住根部、或就近地里用土盖住根部，同时用湿草垫或鲜茅草盖在种苗上。当天未移栽完的种苗选阴凉地块进行假植。

（3）种苗移栽：移栽种苗的地块应深沟高垄、施足底肥，移栽间距宜 20×20cm，亩用种苗 7000～9000 株。移栽时应尽量做到根正苗疏，覆土以盖住芽头 2～3cm 为佳，一定不能让根茎露出土外。移栽后尽快进行搭架遮阴，防止强光晒伤芽头。

种苗最佳栽培密度与遮阴度如下所述：

1. 栽培密度

通过设置 4 个栽培密度：D1（20cm×20cm）、D2（20cm×25cm）、D3（25cm×30cm）、D4（30cm×40cm），研究栽培密度对植株存活率及药材质量的影响，探寻最佳种植密度（朱文涛等，2016）。

通过统计田间羌活植株存活数量，发现不同种植密度对羌活的存活率影响不大，其存活率之间无显著性差异（表 6-8）。这主要是由于植株在种苗期间对生存空间要求较小。

表 6-8　羌活种苗存活率

种植密度	存活率（%）
20cm×20cm	81.31a
20cm×25cm	75.95a
25cm×30cm	79.69a
30cm×40cm	76.61a

注：同一列的平均值后有相同字母表示差异不显著（$P < 0.05$）

同时，不同种植密度对羌活株高动态变化曲线相近（图 6-9），表明不同种植密度对株高影响差异不明显。

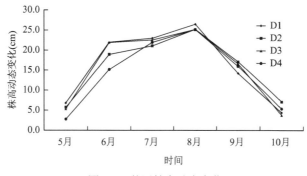

图 6-9　羌活株高动态变化

D1：20cm×20cm；D2：20cm×25cm；D3：25cm×30cm；D4：30cm×40cm

随着种植密度的下降，羌活单株鲜重和单株干重随之增加（表 6-9），其中种植密度最小的羌活单株鲜重和干重与其他种植密度的差异达显著水平，表明羌活种植密度对羌活单株的生物量积累有一定影响。

结合单株平均生物量和存活率，将不同种植密度的羌活生物量折合每亩产量进行比较分析，与单株鲜重和干重的变化趋势正好相反，即随着种植密度的增大，亩产鲜重和干重也随之增大，种植密度 20cm×20cm 的亩产鲜重和干重分别为 808.52kg 和 328.25kg，且与其他种植密度差异达到显著水平。

表 6-9　不同种植密度的羌活生物量积累和产量分析

种植密度	单株鲜重（g）	单株干重（g）	亩产鲜重（kg）	亩产干重（kg）
20cm×20cm	59.63a	24.21a	808.52a	328.25a
20cm×25cm	55.88a	22.81a	566.14b	231.13b
25cm×30cm	73.95a	28.83a	510.95bc	199.18bc
30cm×40cm	90.54b	34.42b	347.01c	131.93c

注：同一列的平均值后有相同字母表示差异不显著（$P<0.05$）

对于药材的有效成分含量，随着种植密度的增大，羌活醇和异欧前胡素含量也均随之增大（表 6-10）。这是由于药材羌活中的有效成分羌活醇和异欧前胡素为次生代谢产物，对此分析原因有两点：其一，羌活为阴生植物，对于阴生植物，适当遮阴以减少光照强度有利于次生代谢产物的积累，羌活种植密度增加，植株间的遮阴效果增强，从而使得有效成分含量增加；其二，由于种植密度的增加，植株间的水分竞争加剧，而干旱胁迫下，植物组织中次生代谢产物的浓度常常上升。

表 6-10　不同种植密度的有效成分比较

种植密度	羌活醇（%）	异欧前胡素（%）
20cm×20cm	1.7067	0.2904
20cm×25cm	1.6560	0.2846
25cm×30cm	1.6052	0.2788
30cm×40cm	1.5545	0.2731

综上所述，在种植密度为 20cm×20cm 的条件下，羌活药材的产量最高，质量最优，因此可作为最适合的种植密度。

2. 遮阴

前期研究结果表明，羌活为喜阴喜湿植物。通过设置不同遮阴处理（A 组透光率为 42.5%，B 组透光率为 20.3%，CK 组为自然光照），研究遮阴度对羌活叶片叶绿素、地下部分性状及有效成分含量的影响（杨莹，2013）。

从表 6-11 可知，不同遮阴处理对叶绿素 a、b 含量的影响呈显著差异，对叶绿素总含量的影响呈极显著差异。A、B 两组不同遮阴处理的样品叶绿素含量差异不明显，但均明显高于 CK 组，其中遮阴两层（B 组）叶绿素总含量最高为 1.9026mg/g。

表 6-11　不同遮阴处理羌活叶绿素含量比较（mg/g，$n=3$）

编号	叶绿素 a	叶绿素 b	叶绿素总含量	平均值		
				叶绿素 a	叶绿素 b	叶绿素总含量
A1	1.5117	0.4636	1.9696			
A2	1.3288	0.5304	1.8542	1.3584	0.5119	1.8651
A3	1.2345	0.5418	1.7716			
B1	1.4765	0.4994	1.9704			
B2	1.3139	0.5490	1.8579	1.3795	0.5283	1.9026
B3	1.3482	0.5365	1.8795			
CK1	1.0922	0.4491	1.5372			
CK2	1.1266	0.4201	1.5425	1.1392	0.4320	1.5669
CK3	1.1988	0.4266	1.6209			
$F(2, 6)$	5.282*	8.924*	19.463**			

注：*$P<0.05$，**$P<0.01$；$F_{0.05}(2, 6)=5.14$；$F_{0.01}(2, 6)=10.92$

不同遮阴处理对羌活种苗地下长度的影响呈极显著差异（表 6-12），根数、小区平均干重呈显著差异；羌活种苗地下部分最长的是 CK 组，为 15.58cm；根茎最长的是 A 组，为 3.68cm；根茎最粗的是 A 组，为 18.81mm；根数最少的是 B 组，为 10.8 根；单株鲜重最重的是 A 组，为 14.46g；单株干重最重的是 A 组，为 3.66g；折干率最大的是 A 组和 CK 组，为 25.31%；存活率最高的是 CK 组，为 83.09%；小区平均干重最重的是 A 组，为 395.28g；有效成分含量最高的是 CK 组，为 0.7319%。

表 6-12　不同遮阴处理对羌活地下部分指标的影响

组别	地下长（cm）	根茎长（cm）	根茎粗（mm）	根数	鲜重（g）	干重（g）	折干率（%）	存活率（%）	小区平均干重（g）	有效成分含量（%）
A	13.64	3.68	18.81	12.00	14.46	3.66	25.31	79.41	395.28	0.6584
B	14.31	3.62	18.72	10.80	13.00	3.10	23.85	80.15	337.90	0.4858

续表

组别	地下长 (cm)	根茎长 (cm)	根茎粗 (mm)	根数	鲜重(g)	干重(g)	折干率 (%)	存活率 (%)	小区平均 干重(g)	有效成分 含量(%)
CK	15.58	3.61	18.13	14.80	11.30	2.86	25.31	83.09	323.18	0.7319
$F_{(2, 6)}$	8.23**	0.13	1.04	8.67*	1.47	1.30	0.24	0.56	3.21*	1.01

注：*$P<0.05$，**$P<0.01$；$F_{0.05}(2, 6) = 3.15$；$F_{0.01}(2, 6) = 4.98$

6.3.3 田间管理

1. 苗期田间管理

（1）及时揭网搭棚：翌年 4 月种子大量出芽时及时揭去草垫，用遮阳网、竹片搭成小拱棚，如不及时揭去草垫，会使出土的幼苗长时间承受草垫的压迫而变得发黄和叶柄徒长，直至死亡。

（2）除草要领：苗期要勤除杂草，尽可能除得早、除得小、除得净。一旦杂草坐苋，除草便会将幼苗带起来，同时影响幼苗的光照，使成苗率降低，导致幼苗生长不良。

（3）施肥管理：播种前重施底肥，以农家肥为主，亩施厩肥 3000～4000kg。苗期追肥应以氮肥为主，尽量做到薄肥勤施，当幼苗大量抽出第 1 片真叶时，结合除草（当天除草，下午施肥，注意有露水时不要施肥，否则肥料一旦黏附在幼苗叶子上会烧苗）亩施尿素，每次 10～15kg，间隔 20 天左右施一次，连续施 3 次。

2. 移栽后田间管理

（1）遮阳网覆盖：移栽后尽快覆盖遮阳网，以减少土壤水分蒸发，防止土壤板结。也可避免暴雨打坏幼叶，造成伤口，感染病菌。

（2）除草：羌活幼苗移栽后 40 天左右，根据幼苗长势揭去遮阳网，田间杂草应及时拔除，由于杂草根系普遍比羌活根系发达，杂草要尽量在萌芽期拔除。

（3）培土：羌活苗在 8 月下旬开始枯萎，叶片全部枯萎后要在厢面培土 2～3cm，使羌活处于土层下，以利于安全越冬。

（4）追肥：来年 4 月上旬左右羌活苗开始萌发，植株高 10cm 以后每亩追施腐熟有机肥 2000～3000kg，花期使用磷酸二氢钾 800 倍液进行叶面追肥，以提高种子质量和促进根茎膨大。

（5）病虫害防治。

猝倒病：俗称"小脚瘟""霉根"，是羌活苗期常见病害，主要由瓜果腐霉属鞭毛菌亚门真菌侵染所致，病菌寄主范围很广，严重时可引起成片死苗。防治方法：苗床选择应远离瓜果类作物，及时清除病残组织，减少病原体越冬，增施磷、钾肥可提高植株抗病抗逆能力。化学防治可在发病初期使用普力克 400～600 倍液浇泼，每平方米使用该药液 3kg，间隔 15 天浇一次，共浇三次。

叶斑病：植株被侵染后在叶面形成黄色斑点，病斑中心为红褐色，严重时叶面会形成穿孔，影响植株正常生长，减缓羌活干物质积累及发育。防治方法：在发病初期使用甲基托布津 600～800 倍液进行叶面喷施，间隔 7 天喷一次，共喷三次。

蛴螬：主要危害羌活幼茎和初生幼芽，羌活被蛴螬啃食后生长严重受阻，严重时导致植株死亡。防治方法：使用辛硫磷 600 倍液进行灌根，在封行期和现蕾期进行防治。

6.3.4 采收、产地加工及储藏

1. 采收

移栽定植后第 3 年后 10 月下旬～11 月，在地上部分完全枯萎后、土壤冻结之前，或在春季 3 月下旬～4 月，土壤解冻后，选择晴天，将羌活根及根茎挖出，摘除残余茎叶，收集后放入冲洗池中冲洗干净晾晒。

2. 产地加工

根据笔者实地的调查，药农目前采用两种加工干燥方法。一种方法是用明火炕烘，在野外林间直接堆燃柴火烘烤至干；另一种方法是日晒，常平铺于地面，不断翻晒。笔者将收购到的确定产地的鲜羌活统一设置了以下干燥加工试验，即阴干、烘干（50～55℃）、晒干、炕干。其中晒干和炕干均是委托产地药农直接按其传统方式操作和判定；烘干是在实验室烘箱中进行；阴干是在实验室过道阴凉通风处摊晾至干。研究结果表明不同干燥加工方法对异欧前胡素含量的影响不明显，炕干对挥发油含量影响较大（表 6-13）。产地加工不宜用炕干方法，建议采用晒干或低温烘干法。

表 6-13 不同干燥方法对比实验结果

干燥方法	挥发油含量（%）	异欧前胡素的含量（%）
烘干（50～55℃）	1.71	0.16
晒干	1.76	0.18
炕干	1.17	0.17
阴干	1.63	0.15

3. 羌活药材储藏方法

课题组采用了稳定性影响因素实验和常温储藏实验考察储藏条件对羌活品质的影响。设置高温（60℃±2℃，40℃±2℃）、高湿（92.5%）、强光照射（4500lx±500lx）的加速试验，检测羌活品质在温度、湿度、光照强度的影响下随时间变化的规律，研究发现在高温、高湿、强光照射条件下，第 5 天、第 10 天，异欧前胡素含量无明显变化，但挥发油含量急剧下降，第 5 天只有第 0 天的 20%，第 10 天只有微量挥发油；而药材在高湿条件下，异欧前胡素和挥发油含量均无明显变化。

室温储藏：常温储藏实验在进一步验证加速实验结果的同时还初步揭示了仓储过程中虫蛀、霉变等指标的变化情况。

建议选择贮藏条件为阴凉处存放。尚需针对虫蛀、霉变等指标进行常温留样观察，才能最终完成相关操作规程的起草。

6.4　羌活的野生抚育与生态生产

我国现有药用植物 11 145 种（包括 9933 种和 1212 个种下单位）（黄璐琦等，2002），种子植物占 90%以上，其中裸子植物中药用植物种类 10 科 27 属 126 种，被子植物中药用植物种类 213 科 1957 属 10 027 种（丁建和夏燕莉，2005）。由于药用植物有很高的经济价值，其资源受到很大的破坏，1987 年《中国珍稀濒危保护植物名录》收录保护物种 389 种，药用植物为 102 种，其中属于常用中药的有 33 种，1992 年公布的《中国植物红皮书》收载的濒危植物 388 种中，药用植物占 168 种。在这 1 万余种药材中，商品药材约 1200 种，其中可栽培的药用植物约 400 种，仅占约 30%。另外市售常用中药材约 500 种，而人工种植的约 150 种（黄璐琦等，1999），其余均依赖采集野生资源，使我国药用植物资源濒危状况不断加剧，野生中药材植物资源的可持续利用问题的解决已经迫在眉睫。

尽管近年来羌活和宽叶羌活野生资源受到严重威胁，甚至在很多传统产地已经灭绝或者没有商品药材产出，但是由于羌活在我国历史悠久的传统医药中有大量应用，目前在尚未找到替代植物和产品之前，需求还会持续下去并继续扩大，野生资源种群还将面临越来越大的压力。在这种情况下，通过野生抚育尽量保存羌活和宽叶羌活野生居群的种质资源，同时尽快将野生植物引种驯化，进行人工栽培，建立规范化生产基地，是有效进行羌活和宽叶羌活野生资源保护、实现野生植物资源的可持续开发利用最有效的途径之一，但目前尚无羌活规模化种植的系统研究和报道。

本研究团队就羌活的野生资源调查、羌活药用成分的积累、羌活野生抚育、羌活繁殖过程、羌活规范化栽培等方面进行了多年研究，在探索一套系统实用的药用羌活属药用植物就地保护、迁地保护、人工快速繁育、种子繁殖、根茎引种栽培技术体系方面取得了较为全面的进展，初步解决了羌活人工种植中存在的繁殖系数低的瓶颈制约问题，并先后设置了二郎山、壤塘县和小金县等三个引种栽培试验基地，同时开展了大量系统定位观测和采样分析，对指导发展羌活药材规范化种植基地，为药品生产提供优质、安全、稳定的药源，逐步减轻对野生资源的破坏，挽救濒临灭绝的羌活物种具有重大意义。

6.4.1　羌活野生抚育繁殖途径

野生环境下羌活生长缓慢，性成熟期为 3～5 年。尽管种子量大，但发芽率极低，仅为千分之五。其原因在于绝大多数种子发育不完全，不见种胚或处于原胚，需经历较长时间的形态后熟和生理后熟过程，在自然状态下种子在漫长的后熟过程中会大量腐烂和被动物取食。在野外调查也发现羌活种群中实生苗很少，基本上是无性系种群。羌活种子发育差与其生长环境密切相关，在海拔 3500m 左右的野生环境，羌活年生长期为 90～110 天，一般 7 月底至 8 月初开花，而在 8 月底或 9 月初即遇到霜冻，种子发育受阻，近年来由于仅剩余更高海拔栖息地，羌活种子发育期更短，成熟度更低，野生条件下种子繁殖也更加困难。

羌活的根茎上有大量的芽，可萌发形成新的植株。无性繁殖系数尤以竹节羌（地下横向生长的根茎，类似竹类的根茎）为好，在野外调查发现，根茎以似竹节横茎形态的羌活无性系种群植株数量最多，扩散范围也最大，无性系植株在地面上呈散生分布，类似实生苗，实际上是通过地下横生根茎繁殖的植株。在根茎基部节间短，芽密集，形成的无性系植株在地面上呈簇生状态。因此，无性系种群的扩散很大程度上由横生根茎的数量和范围决定，而羌活的药用部位主要是根茎，这从根本上威胁到羌活的无性系繁殖。在没有人为破坏和采挖的高海拔环境中羌活多以无性繁殖种群为主。

对于宽叶羌活而言，其生长的海拔比羌活低，一般分布在河谷尤其是干旱河谷区域的疏林或灌丛下，积温较高，生长期较羌活长 30～40 天，种子发育较好。宽叶羌活种子繁殖较为容易，发芽率较高，野生种群基本上是由实生苗构成，同时横向根茎（竹节羌）比例很小或根本没有竹节羌，由无性系繁殖的比例很小、速度很慢，在野外生境中基本上没有无性系种群存在。

6.4.2　羌活的野生抚育研究

鉴于羌活的野生性强，以及人工栽培存在很大困难，对其野生抚育的效果加以研究或许是促进资源可持续利用的有效途径之一。根据对羌活的自然生境的研究结果，选择原产地阴山不同小生境进行野生抚育的实验研究。

羌活原产地的野生抚育结果表明在阴山的针叶林采伐迹地和原始林中抚育的效果最好，在夏季集水区抚育的效果次之，而在山麓灌丛抚育的效果最差；第二年的存苗率状况与第一年类似，但是在采伐迹地和原始林中分别有 15% 和 26% 已经开花，这表明基本上可以逐渐恢复种群数量并且能够自我更新。山麓灌丛的存苗率低的原因主要是牲畜放牧取食和践踏以及土壤退化所致；而夏季集水区则主要是由于土壤过湿不利于羌活的生长，因此存苗率也不高，尽管羌活一般生长在水分条件较好的土壤上，在自然状态下也有很多分布在夏季集水区或者沟边，但是在这类渍水区域进行野生抚育可能效果并不是很好。

与人工栽培相比，药用植物羌活的野生抚育具有如下优点：

（1）最大限度保持生境的适宜性，并且大大降低生产成本。依据对药用植物的生态和土壤等方面的研究，确定羌活适宜的野生分布区、植被类型、土壤类型及群落类型，划定明确的野生抚育区，克服了人工栽培需要的土壤改良、遮阴设施建设、杂草控制和病虫害防治等巨大投入。

（2）加快种群更新和复壮。羌活野生抚育通过人工补种或种群自我更新，可以在两三年内开花结实，增加种群数量；人工栽培则需要从种子到药材的全面管理。

（3）极大减少人力投入。人力投入大在人工种植中一直是一个非常困难的问题，因为人工栽培条件下，从种子处理到移栽等各个环节需要大量劳动力投入。而且，根据我们在高原上不同地区的集中人工栽培数年的经验表明，杂草危害是一个非常严重的问题，野生抚育则没有这样的问题。

（4）羌活的野生抚育中人为干预较少。野生药材生长环境比人工栽培更为适宜，只要根据药材的年允许采收量，确定合理的采收方法，轮采轮收，就能实现羌活资源的可持续利用，可能会取得很好的经济效益，有助于当地居民的收入增加。

羌活的野生抚育研究表明采伐迹地和原始针叶林是最佳野生抚育生境，亚高山阴坡针叶林采伐迹地和原始针叶林中抚育的效果最好，在集水区抚育效果次之，而在山麓灌丛的效果最差，且在采伐迹地和原始针叶林等适生环境第 2 年分别有 15%和 26%植株已经开花，显示该生境中羌活野生抚育基本上可恢复种群数量并能自我更新。

在研究结果基础上，在壤塘县岗木达乡选择原始针叶林和亚高山阴坡针叶林采伐迹地生境建立了野生抚育示范基地 100 亩，已播种及定植种苗 5 批次，种子出苗及长势良好（图 6-10）。

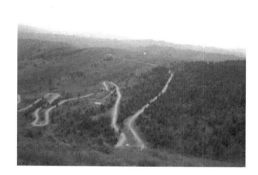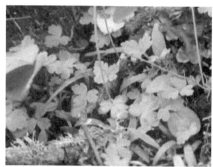

图 6-10　壤塘县野生抚育基地全貌及野生抚育种子苗长势

项目组已经在小金县两河乡选址并作了初步规划，下一步将在生态条件优越的玛嘉沟（N31.53°，E102.43°，海拔 3200～3900m，图 6-11）开展 500～1000 亩的野生抚育生态保护和生产示范（图 6-11）。

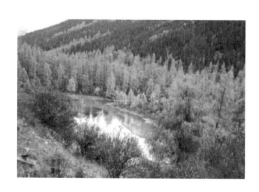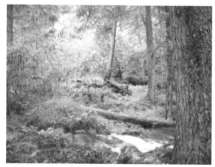

图 6-11　小金县玛嘉沟野生抚育基地选址

6.4.3　羌活的生态生产

通过研究间作蚕豆（QH）、莴笋（QW）、大蒜（QD）对不同生长年限羌活药材、品质、羌活形态学指标及根际土壤微生物多样性特征的影响，阐明间作模式对羌活次生代谢产物及根际土壤微生物群落结构的影响，以期探索一种羌活生态种植新模式。

1. 间作模式对不同生长年限羌活植株生长及次生代谢产物的影响

1）间作模式对不同生长年限羌活地上部分生长的影响

不同种植模式对 2～4 年生羌活地上部分生长的影响如表 6-14 所示。2 年生羌活间作蚕豆叶片的 SPAD 值、株高、叶长和叶宽分别提高了 26.85%、41.79%、76.10%和 16.07%；间作莴笋羌活叶片的叶绿素含量相对值、株高、叶长和叶宽分别增长了 15.27%、10.34%、21.41%和 27.35%；间作大蒜羌活株高与叶长分别增加了 24.13%和 39.64%。对于 3 年生羌活，与蚕豆间作后叶宽减小了 37.31%，与莴笋、大蒜间作株高分别减小了 21.63%、30.11%。对于 4 年生羌活，与蚕豆、莴笋间作后叶片 SPAD 值、株高、叶长、叶宽均有所增长。2 年、4 年生羌活采用间作模式可促进植株地上部分的生长，3 年生羌活间作蚕豆、大蒜、莴笋地上部分生长势弱于单作组（CK），株高、叶长、叶宽显著减小，可能是地下部分或与地上部分存在一定程度的养分竞争关系。

表 6-14　不同种植模式对 2～4 年生羌活地上部分生长的影响（$\bar{x} \pm s$，$n = 9$）

羌活年限	种植模式	SPAD 值	株高（cm）	叶长（cm）	叶宽（cm）	叶柄长（cm）
2 年生	QH	26.08±1.86a	33.32±1.03a	25.50±1.87a	22.83±2.23ab	15.17±2.93b
	QW	23.7±1.65b	25.93±0.61c	17.58±2.94b	25.05±2.22a	15.67±1.21ab
	QD	21.27±1.50c	29.17±2.48b	20.22±3.88b	22.33±2.73ab	19.00±2.59a
	CK	20.56±1.56c	23.50±2.88d	14.48±2.31c	19.67±1.21b	16.78±2.32ab
3 年生	QH	21.57±2.04b	28.36±4.75a	19.44±2.16a	17.81±2.14b	17.89±1.61ab
	QW	24.67±1.72a	22.86±2.67b	17.17±2.42a	16.15±2.58b	20.48±1.03a
	QD	22.91±1.28ab	22.42±2.66b	17.19±1.53a	16.88±1.61b	18.26±2.60ab
	CK	22.82±2.01ab	29.17±1.17a	17.07±1.22a	28.41±2.42a	17.25±1.72b
4 年生	QH	27.08±2.59a	29.46±0.55a	21.46±1.24a	31.10±1.25a	17.54±1.25a
	QW	27.91±2.37a	28.92±1.23a	22.37±1.51a	30.96±2.13a	17.49±1.08a
	QD	23.85±1.75b	25.67±2.73b	15.17±0.41b	18.17±1.17b	17.00±2.00a
	CK	22.60±0.98b	23.72±2.29c	15.39±0.49b	18.00±0.89b	16.17±1.47a

注：不同小写字母表示对于同一生长年限的羌活不同种植模式（QW、QH、QD、CK）间差异显著，$P < 0.05$，下同

2）间作模式对不同生长年限羌活地下部分生长的影响

不同间作模式对 2～4 年生羌活地下部分生长的影响如表 6-15 所示。间作蚕豆、莴笋、大蒜羌活地下部分主根长增长 0.43～5.13cm，单株鲜重增长 1.02～56.82g，须根数增加

0.5～14.66 条，须根长增长 0.35～7.15cm，主根粗增长 1.40～9.20mm。2 年生羌活间作蚕豆主根长、主根粗分别增大了 67.77%、46.00%，须根数、须根长分别增长了 76.47%、23.34%，单株鲜重增加了 18.74%；间作莴笋、大蒜主根粗分别增大了 21.00%、28.00%。3 年生羌活间作蚕豆主根长、须根长分别增加了 51.19%、19.70%，主根粗增大了 22.19%，单株鲜重增大了 63.59%；间作大蒜、莴笋单株鲜重增加了 35.14%、14.31%。4 年生羌活间作蚕豆须根数、须根长分别增加了 19.31%、62.83%，单株鲜重增加了 47.53%；间作莴笋、大蒜，羌活单株鲜重分别增加了 35.98%、24.03%。间作蚕豆对 2～4 年生羌活根系的生长发育及生物量的积累具有显著促进作用。

表 6-15 不同间作模式对 2～4 年生羌活地下部分生长的影响（$\bar{x} \pm s$, $n = 9$）

羌活年限	种植模式	主根长（cm）	主根粗（mm）	须根数（条）	须根长（cm）	单株鲜重（g）
2 年生	QH	12.70±2.27a	29.20±0.49a	33.83±2.32a	11.15±2.18a	28.7±2.03a
	QW	9.83±2.11b	24.20±0.34b	21.57±1.47b	9.78±2.36a	25.19±1.25c
	QD	8.10±2.84b	25.60±0.26b	19.67±2.97b	9.58±1.77a	26.95±0.44b
	CK	7.57±1.27b	20.00±0.13c	19.17±1.17b	9.04±0.57a	24.17±0.86c
3 年生	QH	12.02±1.11a	41.30±0.75a	21.50±2.43a	12.03±2.95a	113.17±2.96a
	QW	10.20±1.54ab	30.40±0.08b	19.33±1.72a	10.40±1.98b	79.08±2.25c
	QD	9.58±2.83ab	32.70±0.66b	21.83±1.72a	9.23±1.86b	93.49±3.91b
	CK	7.95±0.78b	33.80±0.49b	22.80±0.75a	10.05±1.77b	69.18±3.87d
4 年生	QH	13.80±3.01a	40.80±0.82ab	33.80±0.98a	18.53±3.6a	176.36±13.34a
	QW	8.22±1.29b	38.70±0.74b	22.00±2.19c	13.42±3.56b	162.55±8.81b
	QD	9.83±4.97ab	42.50±0.72a	21.67±1.51c	13.88±3.98b	148.26±13.36c
	CK	9.40±2.77ab	39.40±1.32b	28.33±2.58b	11.38±2.49c	119.54±3.76d

3）间作模式对不同生长年限羌活药材品质的影响

不同间作模式对 2～4 年生羌活中羌活醇和异欧前胡素的影响较大（表 6-16）。其中 2 年生羌活间作不同作物后羌活醇和异欧前胡素总含量的高低顺序为：羌活‖蚕豆（0.5710%）＞羌活‖莴笋（0.5031%）＞羌活‖大蒜（0.2740%）＞羌活单作（0.2641%）；3 年生的高低顺序为：羌活‖莴笋（0.8155%）＞羌活‖蚕豆（0.7913%）＞羌活‖大蒜（0.5390%）＞羌活单作（0.5337%）；4 年生的高低顺序为：羌活‖莴笋（1.0147%）＞羌活‖蚕豆（0.9692%）＞羌活‖大蒜（0.7968%）＞羌活单作（0.5961%）。由此说明，间作模式促进了不同生长年限羌活次生代谢产物的积累，提高了羌活药材的品质。

表 6-16 不同间作模式对 2～4 年生羌活药材次生代谢产物的影响（$\bar{x} \pm s$, $n = 9$）

羌活年限	种植模式	羌活醇（%）	异欧前胡素（%）	总含量（%）
2 年生	QH	0.3951±0.0160a	0.1759±0.0088a	0.5710±0.0246a
	QW	0.3319±0.0031b	0.1711±0.0017a	0.5031±0.0047b
	QD	0.1656±0.0032c	0.1084±0.0021c	0.2740±0.0049c
	CK	0.1453±0.0047d	0.1188±0.0055b	0.2641±0.0102c

续表

羌活年限	种植模式	羌活醇（%）	异欧前胡素（%）	总含量（%）
3 年生	QH	0.5269±0.0105b	0.2644±0.1029a	0.7913±0.0963b
	QW	0.5743±0.0062a	0.2412±0.0039c	0.8155±0.0098a
	QD	0.3702±0.0010c	0.1688±0.0010d	0.5390±0.0005c
	CK	0.2832±0.0019d	0.2505±0.0023b	0.5337±0.0039c
4 年生	QH	0.7336±0.0356a	0.2357±0.0207b	0.9692±0.0560b
	QW	0.6286±0.0137c	0.3861±0.0162a	1.0147±0.0298a
	QD	0.6315±0.0018b	0.1653±0.0019c	0.7968±0.0004c
	CK	0.3686±0.0009d	0.2275±0.0014b	0.5961±0.0005d

2. 间作模式对不同生长年限羌活药材产量及经济效益的影响

不同种植模式对 2～4 年生羌活产量羌活亩影响较大（表 6-17）。2 年生羌活间作不同的羌活亩产量顺序为：羌活‖大蒜（221.27kg）＞羌活‖莴笋（206.92kg）＞羌活‖蚕豆（167.69kg）＞羌活单作（140.84kg）；亩产总值的高低顺序为：羌活‖大蒜（29355.20 元）＞羌活‖莴笋（28990.80 元）＞羌活‖蚕豆（23066.13 元）＞单作（16901.33 元）。3 年生羌活间作不同的羌活亩产量顺序为：羌活‖蚕豆（281.21kg）＞羌活‖莴笋（227.51kg）＞羌活‖大蒜（219.78kg）＞羌活单作（217.48kg）；亩产总值的高低顺序为：羌活‖蚕豆（36254.27 元）＞羌活‖莴笋（31703.65 元）＞羌活‖大蒜（29965.29 元）＞单作（26098.13 元）。4 年生羌活间作不同的羌活亩产量顺序为：羌活‖蚕豆（483.85kg）＞羌活‖莴笋（425.07kg）＞羌活‖大蒜（243.47kg）＞羌活单作（233.84kg）；亩产总值的高低顺序为：羌活‖蚕豆（60482.22 元）＞羌活‖莴笋（55109.64 元）＞羌活‖大蒜（31539.80 元）＞单作（28060.27 元）。2 年生羌活与大蒜间作亩产量最大，比单作羌活增产 57.11%（$P<0.05$），亩产总值提高了 73.69%（$P<0.05$）；3 年生羌活与蚕豆间作羌活亩产量提高了 29.30%，亩产总值提高了 38.92%。4 年生羌活与蚕豆间作羌活亩产量比单作提高了 106.91%，亩产总值提高了 115.54%。综上所述，多年生羌活间作蚕豆后药材产量和品质提升效果较显著，土地利用率高，经济效益高。

表 6-17　不同间作模式对不同生长年限羌活药材产量及经济效益的影响（$\bar{x}\pm s$，$n=3$）

羌活年限	种植模式	羌活亩产量(kg)	羌活亩产值（元）	作物产量（kg）	作物产值（元）	亩产总值（元）
2 年生	QH	167.69±7.66b	12576.5±574.20b	367.97±37.65b	2943.73±301.20b	23066.13±633.62b
	QW	206.92±14.49a	15519.00±1086.47a	1040.10±50.88a	4160.40±47.43a	28990.80±1883.28a
	QD	221.27±2.90a	16595.00±217.34a	233.60±8.97c	2803.20±107.63b	29355.20±294.94a
	CK	140.84±5.65c	10563.33±423.50c	—	—	16901.33±677.61c
3 年生	QH	281.21±14.99a	21090.50±1124.18a	313.68±4.57b	2509.47±36.53c	36254.27±1834.55a
	QW	227.51±5.61b	17064.83±420.84b	1099.98±49.54a	4399.92±198.15a	31703.65±866.93b
	QD	219.78±4.95b	16483.33±371.33b	299.33±5.61b	3591.96±67.28b	29965.29±565.98b
	CK	217.48±3.91b	16311.33±293.05b	—	—	26098.13±468.88c

续表

羌活 年限	种植 模式	羌活亩产量（kg）	羌活亩产值（元）	作物产量（kg）	作物产值（元）	亩产总值（元）
4 年生	QH	483.85±7.21a	36288.75±541.05a	302.53±4.83b	2420.21±38.60b	60482.22±885.07a
	QW	425.07±4.74b	31880.50±355.55b	1025.21±7.80a	4100.84±31.20a	55109.64±567.54b
	QD	243.47±3.32c	18260.25±248.63c	193.62±3.52c	2323.40±42.24c	31539.80±422.60c
	CK	233.84±8.08c	17537.67±606.00c	—	—	28060.27±969.60d

3. 蚕豆间作对羌活根际微生物多样性的影响

基于高通量测序技术分析了间作蚕豆和单作（QH/CK）处理下羌活根际土壤微生物多样性，以阐明间作模式对羌活次生代谢产物及根际土壤微生物群落结构的影响。

根据物种注释的结果，间作组与单作组（即对照组）羌活根际土壤细菌相对丰度最高的 15 个细菌门类相同，但排名稍有差异（表 6-18）。间作组与单作组羌活根际均以变形菌门（Proteobacteria）为主要优势类群，占比分别为 51.95%±0.75% 和 50.38%±4.46%，显著高于其他门类；其次是拟杆菌门（Bacteroidetes），占比分别 16.36%±2.02% 和 17.02%±0.75%；单作组相对丰度排在第三至第六位的依次为酸杆菌门（Acidobacteria）、放线菌门（Actinobacteria）、芽单胞菌门（Gemmatimonadetes）和厚壁菌门（Firmicutes）。上述 6 个菌门相对丰度之和在间作组与单作组中均达到 95% 以上。统计分析显示，间作组羌活根际土壤中硝化螺旋菌门（Nitrospirae）、迷踪菌门（Elusimicrobia）、疣微菌门（Verrucomicrobia）相对丰度显著高于单作组（$P<0.05$），而酸杆菌门、Patescibacteria 相对丰度则显著低于单作组（$P<0.05$）。

表 6-18 不同处理下羌活根际土壤细菌门相对丰度对比分析（$\bar{x}\pm s$, $n=4$）

细菌门	样品相对丰度（%）		细菌门	样品相对丰度（%）	
	间作组	单作组		间作组	单作组
变形菌门	51.95±0.75a	50.38±4.46a	Patescibacteria	0.54±0.14b	0.93±0.17a
拟杆菌门	16.36±2.02a	17.02±0.75a	疣微菌门	0.47±0.04a	0.37±0.03b
放线菌门	8.67±0.97a	7.52±0.93a	丝状杆菌门	0.38±0.07a	0.46±0.14a
芽单胞菌门	7.24±0.37a	6.29±0.61a	螺旋体门	0.21±0.03a	0.18±0.04a
酸杆菌门	6.59±0.44b	8.85±1.18a	蓝细菌门	0.13±0.01a	0.18±0.05a
厚壁菌门	4.30±0.75a	5.70±3.60a	绿弯菌门	0.11±0.02a	0.09±0.03a
硝化螺旋菌门	1.53±0.16a	0.88±0.34b	Dependentiae	0.10±0.03a	0.12±0.03a
迷踪菌门	0.90±0.15a	0.62±0.10b			

在细菌属水平上，间作组和单作组羌活根际细菌相同的优势类群排名也存在差异（表 6-19）。*MND1* 属在间作组中相对丰度排首位，达到 3.54%，而在单作组中仅含 2.17%，比在间作组中少了 1.37 个百分点，排名第五。鞘氨醇单胞菌属（*Sphingomonas*）在间

作组中相对丰度达到 3.50%，排名第二，而在单作组中仅含 2.44%，比在间作组中少了 1.06 个百分点，排名第四。另外，芽单胞菌属（*Gemmatimonas*）、*Ellin6067* 的相对丰度在二者之间差异均在 1 个百分点以下。对间作组与单作组优势菌群进行方差分析，结果表明间作组中 *MND1*、鞘氨醇单胞菌属、硝化螺菌属、根瘤杆菌属（*Rhizobacter*）、不动杆菌属（*Acinetobacter*）菌群的相对丰度显著高于单作组（*P*＜0.05），而芽单胞菌属、*Candidatus_Solibacter*、*Bryobacter* 的相对丰度则显著低于单作组（*P*＜0.05）。

表 6-19　不同处理下羌活根际土壤细菌属相对丰度对比分析（$\bar{x}\pm s$，$n=4$）

细菌属	样品相对丰度（%）		细菌属	样品相对丰度（%）	
	间作组	单作组		间作组	单作组
MND1	3.54±0.74a	2.17±0.63b	*IS-44*	1.07±0.18a	0.86±0.22a
鞘氨醇单胞菌属	3.50±0.32a	2.44±0.24b	根瘤杆菌属	1.05±0.27a	0.62±0.13b
Ellin6067	3.02±0.30a	2.68±0.39a	*Candidatus_Solibacter*	0.98±0.07b	1.96±0.42a
黄杆菌属	2.02±0.40a	2.78±1.13a	溶杆菌属	0.97±1.05a	0.39±0.11a
芽单胞菌属	1.86±0.28b	2.63±0.29a	*Bryobacter*	0.95±0.15b	1.38±0.17a
Haliangium	1.64±0.06a	1.68±0.20a	*Dongia*	0.92±0.16a	0.72±0.05a
硝化螺菌属	1.53±0.16a	0.88±0.34b	不动杆菌属	0.84±0.16a	0.52±0.10b
假单胞菌属	1.15±0.56a	1.06±0.39a			

对羌活根际土壤细菌群落结构与土壤理化性质进行 Pearson 相关性分析（表 6-20）发现，*MND1* 与全钾、速效钾呈极显著正相关；鞘氨醇单胞菌属与全钾、pH 呈显著正相关，而与全氮呈极显著负相关；芽单胞菌属与全钾、速效钾呈极显著负相关，与全氮呈显著正相关；根瘤杆菌属与全钾和 pH 呈显著正相关；不动杆菌属与 pH 和含水量呈显著正相关，而与全氮、速效氮呈显著负相关关系。

表 6-20　根际细菌群落组成与土壤理化性质 Pearson 相关性分析（属水平）

细菌属	有机质	全氮	全磷	全钾	速效氮	速效磷	速效钾	pH	含水量
MND1	0.681	−0.645	0.123	0.848[**]	−0.116	0.355	0.870[**]	0.666	−0.143
鞘氨醇单胞菌属	0.639	−0.856[**]	−0.278	0.821[*]	−0.67	0.554	0.471[*]	0.773[*]	0.419
Ellin6067	−0.042	−0.333	−0.327	0.522	−0.06	0.388	0.522	0.344	−0.187
黄杆菌属	−0.115	0.475	0.049	−0.299	0.682	−0.286	−0.228	−0.572	−0.489
芽单胞菌属	−0.744[*]	0.773[*]	−0.02	−0.933[**]	0.259	−0.467	−0.836[**]	−0.758[*]	0.012
Haliangium	−0.188	0.114	0.472	−0.212	0.074	−0.286	0.065	−0.064	0.225
硝化螺菌属	0.718[*]	−0.728[*]	0.069	0.904[**]	−0.276	0.229	0.841[**]	0.674	0.07
假单胞菌属	0.212	−0.012	0.11	0.006	0.242	0.284	−0.229	0.024	−0.231
IS-44	−0.052	−0.405	−0.498	0.534	−0.418	0.362	0.372	0.47	−0.055
根瘤杆菌属	0.278	−0.686	−0.158	0.728[*]	−0.29	0.911[**]	0.575	0.819[*]	−0.075

续表

细菌属	有机质	全氮	全磷	全钾	速效氮	速效磷	速效钾	pH	含水量
Candidatus_Solibacter	−0.622	0.795*	0.209	−0.913**	0.43	−0.578	−0.684	−0.791*	−0.051
溶杆菌属	0.770*	−0.411	0.209	0.388	−0.195	−0.061	0.16	0.25	0.294
Bryobacter	−0.782*	0.778*	0.037	−0.867**	0.28	−0.523	−0.677	−0.694	−0.12
Dongia	0.248	−0.613	−0.504	0.415	−0.859**	0.226	0.109	0.399	0.865**
不动杆菌属	0.455	−0.828*	−0.132	0.666	−0.712*	0.473	0.411	0.710*	0.728*

注：*表示 $P<0.05$，**表示 $P<0.01$

综上所述，间作经济作物蚕豆、大蒜和莴笋均可促进羌活植株的生长，提高药材产量和品质，其中间作蚕豆可显著提高羌活药材产量和品质。同时，羌活‖蚕豆改善了土壤理化性质，提高了土壤肥力，显著改变了羌活根际土壤细菌群落结构，使有益的根际促生菌在羌活根际土壤中富集以调节羌活根际土壤微生态的平衡。因此，蚕豆与羌活间作可作为羌活生态种植的一种新模式。

第7章 羌活资源与区划研究

羌活属（*Notopterygium*）药用资源植物繁殖困难、生长缓慢，独特的生长条件、漫长的生长周期和无序的乱采滥挖使羌活野生资源蕴藏量逐年下降，现野生资源多分布在海拔 3000m 以上的高寒山区。近年来由于受到高价刺激、管理机制混乱和野生资源所有权模糊等原因，羌活野生资源产地不分季节地遭到掠夺式采挖，导致羌活野生资源急剧减少，种群被严重破坏，适生区域日益萎缩，特别是成熟植株减少使得有性繁殖变得更加困难，若不及时保护，将导致野生资源濒临灭绝。因此亟须开展羌活资源学研究，为羌活可持续开发与利用奠定基础。

7.1 羌活及宽叶羌活的生境及其特征

根据本书的野外考察，并结合商品产地调查，目前羌活分布区即有羌活商品药材出产的地区，主要集中在川西高原和横断山脉地区、青藏高原部分区域及北部高海拔山地（零星分布）、西藏自治区的东部和东北部边缘地带；宽叶羌活分布范围则较羌活广，分布区海拔也较低，主要分布在川西高原川藏交界处的一些河流及其支流的河谷、甘南和青海等地。其中，四川省甘孜州、阿坝州、凉山州西北毗邻甘孜州的几个县，以及绵阳市紧邻阿坝州的北川县、平武县等，两种羌活都有分布；青海省玉树市、果洛州与四川省甘孜州、阿坝州及甘肃省接壤的地区，以及海西州以外高海拔山地林丛，两种羌活都有分布，但以宽叶羌活为主；甘肃省的甘南州、临夏州，陇南、定西地区及张掖、天祝等紧邻四川省阿坝州、青海省的高原山地，以宽叶羌活为主；西藏昌都市、江达县少量出产两种羌活。调查发现八一镇的原始森林也有两种羌活分布，但也主要为宽叶羌活。

将调查及采样点的地理信息汇总后得到羌活野生资源分布区域的经纬度范围（图7-1），大致为东经 98°～105°，北纬 28°～37°，而在北纬 30°～33°范围内分布较集中，这为野生资源的进一步调查搜集提供了参考。

从垂直分布范围来看，根据文献和标本记载，羌活和宽叶羌活的分布区域主要为横断山脉北段海拔 1700～4900m 的阴坡林缘、林窗及亚高山、高山灌丛，集中分布在 2500～4000m 的林缘、林窗、疏林和灌丛下。总的来看，羌活属的这两个药用物种分布的海拔为 2000～4000m，但在海拔梯度上有一定分化。

根据本书的野外考察，羌活在四川的分布海拔基本为 3000m 以上，最高可达 4300m，主要为 3400～4000m；青海和甘肃可低至 2500m 左右。

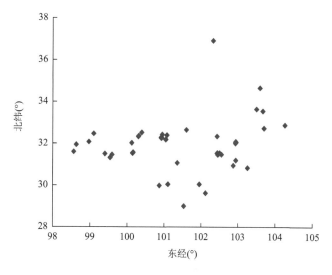

图 7-1　羌活野生资源分布区域现状

宽叶羌活在四川的分布海拔主要为 2500～3500m，分布在高山峡谷地区，如巴朗山、红原县刷经寺、德格县柯洛洞一线天等地，海拔最高可达 3600m；青海和甘肃的宽叶羌活分布海拔可低至 2000m 以下，分布范围比羌活广（图 7-2）。

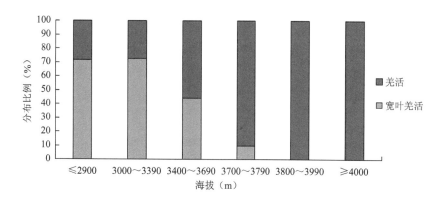

图 7-2　不同海拔范围下两种羌活的样本分布情况

7.2　羌活的区划研究

随着 3S 技术里程碑式的发展和各类有关环境、气象等的数据库的建设不断完善，通过遥感数据和产地土壤类型、温度、湿度以及植被类型等生境数据开展区划研究成为主流（孙宇章等，2006；周应群等，2008），遥感数据在中药材区划中的应用能明显提高区划的效率及精度。

中药材区划经历了从单品种区划到区域区划的发展历程，区划多是基于生态因子评价提出的产地适宜性区划或生态适宜性区划，少有研究药材次生代谢产物积累情况的品质适宜性区划。黄璐琦和郭兰萍（2007）在有关逆境理论与药材道地性的研究中指出植物积累次生代谢产物所需的适宜生境（药材品质适宜性）与其生长发育所需的适宜生境（植物生长适宜性）可能并不一致，甚至相反，即药材的高产中心与高质中心可能相互分离或者偏离。因此，客观上要求药材生产区划不但要体现原植物的生长适宜性，即完成生长适宜性区划，还应从药材品质与区域相关的角度完成药材品质适宜性区划，在此基础上才能作出合理的药材生产区划，这不是单纯的生态（生境）适宜性区划所能完成的任务，现有的区划方法不能解决这个问题。因此，本书开展了羌活功能性区划研究，即在保证生长适宜性（生态适宜性）和品质适宜性的基础上，结合土地利用格局与产区土地利用实践，研究实际具有可操作性的区划方法。

7.2.1　羌活的生长适宜性区划

羌活喜冷凉、耐寒、怕强光，野生羌活主要分布在海拔为 2000～4000m 的高山灌木丛、草丛以及高山林缘地，易生长在土壤疏松、含腐殖质较多、阴湿的地方，生态位较窄，极易受到环境的影响。对羌活的生长适宜性进行分析与评价，对于了解羌活资源的整体概况、实施野生资源保护和在适生区推广人工栽培具有十分重要的意义。

1. 羌活生态因子适宜性分析

在利用 MaxEnt 模型进行羌活分布适宜性运算的过程中开启刀切图来进行分析，以反映不同生态因子在影响羌活生长适宜性中所占的权重。从刀切图（图 7-3）中可以看出海拔、9 月均温与植被类型得分最高，三者对羌活生境适宜性的累计贡献率达到 70% 以上，因而最终选择海拔、9 月均温以及植被类型这 3 个生态因子进行分析。从有关羌活

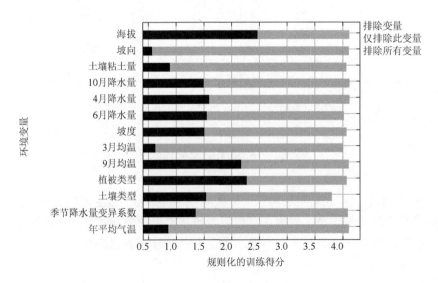

图 7-3　羌活预测结果刀切图

生长适宜性的响应曲线可以看出，在海拔为 3814m 的区域，羌活的生长适宜性达到最高；9 月降水量为 75mm 时，羌活的生长适宜性达到最高；适合羌活生长的植被类型是高寒嵩草、杂类草草甸、亚高山落叶阔叶灌丛、亚高山硬叶常绿阔叶灌丛以及亚热带和热带山地针叶林等，见图 7-4。

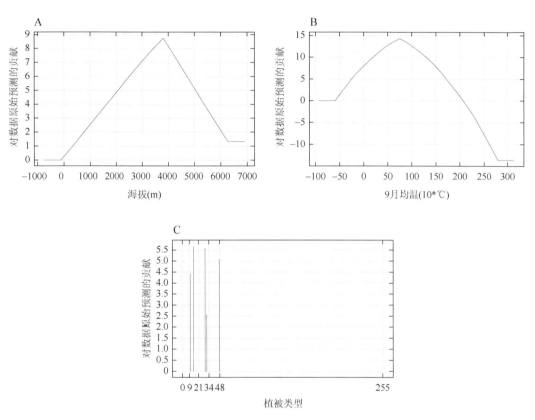

图 7-4　影响羌活生长的 3 种生态因子的响应曲线

A. 海拔的响应曲线；B. 9 月均温的响应曲线；C. 植被类型的响应曲线

2. 生态因子与化学成分含量相关性分析

将经 MaxEnt 模型多次筛选得到的贡献率在 0 以上的 13 个生态因子多值提取到采样点位点信息中，选择 Spearman（斯皮尔曼）相关性系数对生态因子与化学成分含量数据进行相关性分析，见表 7-1。除年平均气温、9 月均温、土壤黏土量以及季节降水量变异系数外，其他生态因子均与羌活醇呈正相关。坡度与羌活醇含量呈极显著正相关，月降水量（4 月、6 月和 10 月）与羌活醇含量间呈显著正相关，它们都是是影响羌活醇含量的生态因子；土壤黏土量与羌活醇含量间呈显著负相关，是抑制羌活中羌活醇积累的生态因子。除 9 月均温、土壤黏土量和季节降水量变异系数外，其余生态因子则与异欧前胡素含量呈负相关，其中月降水量（4 月、6 月和 10 月和 3 月均温）与异欧前胡素间呈极显著负相关，均不利于羌活中异欧前胡素的积累。

表 7-1　　生态因子与羌活醇和异欧前胡素的 Spearman 相关性系数

生态因子	化学成分含量	
	异欧前胡素	羌活醇
坡度	−0.183	0.560**
6 月降水量	−0.713**	0.480*
4 月降水量	−0.528**	0.430*
10 月降水量	−0.626**	0.424*
3 月均温	−0.421**	0.089
年平均气温	−0.262	−0.082
9 月均温	0.070	−0.301
季节降水量变异系数	0.387	−0.346
土壤黏土量	0.309	−0.416*
海拔	−0.230	0.209

注：**表示在 0.01 水平（双侧）上显著相关，*表示在 0.05 水平（双侧）上显著相关

3. 羌活生长适宜性及其等级划分

所谓生长适宜性（growth suitability），是指从植物本身而言适合其个体生长及种群繁衍的环境条件，不仅包括土壤类型、气温与降水特征、光照特征、地形等区域尺度的生态因子，也包括直接与植物生长相关的立地气温与土壤温度特征、土壤湿度状况、土壤养分状况等微生态因子。通过对环境条件适合目标植物生长程度的定量分析，可划分出不同的适宜性等级。本书结合多年对羌活野生资源分布情况的调查研究，将羌活生长适宜区划分为最适生区、较适生区、次适生区以及不适生区 4 个等级，并利用 ArcGIS 软件中标准分级方案的自然断点法确定相邻适生区的界值，同时结合野外调查情况对适生区药材品质进行预判，建立羌活生长适宜性等级评判标准，见表 7-2。

表 7-2　　羌活生长适宜性等级评判标准

适宜区划分	生境适宜度（V）范围	适生区描述	药材品质预判
最适生区	[49.3, 100]	羌活长势好，种群密度大，分布广	药材产出多且品质佳
较适生区	[26.0, 49.3)	羌活长势较好，种群密度适中，间断分布	有药材产出且品质良好
次适生区	[8.30, 26.0)	羌活长势弱，种群密度低，仅零星分布	无商品药材产出
不适生区	[0, 8.30)	无羌活分布	无商品药材产出

按照羌活生长适宜性等级评判标准（表 7-2）绘制全国尺度下的羌活生长适宜性分布图，见图 7-5。

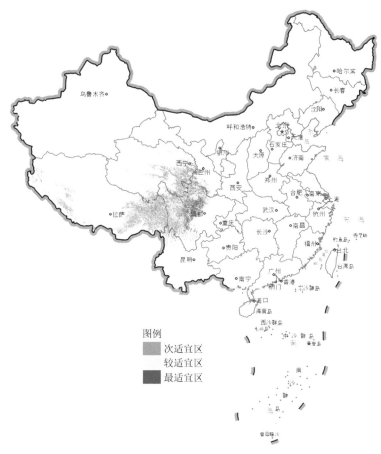

图 7-5　全国羌活生长适宜性区划图

4. 羌活生长适宜性区划分析

从全国尺度下的羌活生长适宜性分布图来看，四川省西北部的阿坝州为羌活最适生区，且集中连片。该区域主要为高海拔山地，可以选择合适地带开展羌活野生抚育或人工栽培工作。利用 ArcGIS 对生长适宜性分布图与全国行政区划图进行叠加分析，由计算得到的羌活生长适宜区分布面积统计结果可以看出：最适生区总面积约为 $1.08 \times 10^5 \text{km}^2$，该区域内采集到的羌活药材的羌活醇和异欧前胡素的含量均值为 2.0%（mg/mg），高于 2020 年版《中国药典》规定的含量标准 [0.40%（mg/mg）]。该区域主要包括四川省阿坝州的小金县、马尔康市、黑水县、理县、松潘县和甘孜州的丹巴县、康定市等，约占最适生区总面积的 72.6%；其次为甘肃、青海及西藏 3 地的交界处，约占最适生区总面积的 21.74%（表 7-3）。除此之外，MaxEnt 模型还预测出中国台湾中部山脉区也有羌活的最适生区。较适生区主要分布在四川省甘孜州与阿坝州交界处，以及青海省与西藏昌都地区交界的连片区域，面积约为 $0.96 \times 10^5 \text{km}^2$，该区域的药材品质符合 2020 年版《中国药典》标准。在内蒙古的包头市附近、河北、河南以及湖北等地也有羌活较适生区，与文献记载的相符合，本书在对全国十七大药材专业市场的调查中也发现有源自这些产地的商品药材出售，但货源量不大，品质亦不佳。

表 7-3　羌活生长适宜区统计

省(自治区)	最适生区分布状况				较适生区分布状况			
	市(县)数目	面积(km²)	占市(县)面积比例(%)	占最适生区总面积比例(%)	市(县)数目	面积(km²)	占市(县)面积比例(%)	占较适生区总面积比例(%)
四川	43	87112.3	17.08	72.6	57	63215.8	12.40	71.23
西藏	8	8824.3	0.72	8.44	17	9324.7	0.76	10.78
青海	8	4893.7	0.68	5.68	21	5763.2	0.80	6.66
甘肃	17	3782.2	0.88	7.62	33	8223.7	1.91	9.50
新疆	—	—	—	—	8	3518	0.97	1.27
内蒙古	—	—	—	—	—	—	—	—
云南	3	1142	0.30	0.41	12	3613	0.10	0.02
陕西	—	—	—	—	2	2548	0.06	0.01
山西	—	—	—	—	—	—	—	—
湖北	—	—	—	—	1	—	—	—
河北	—	—	—	—	—	—	—	—
河南	—	—	—	—	—	—	—	—
宁夏	—	—	—	—	3	—	—	—
台湾	9	2450	7	0.05	—	—	—	—
总计	88	108204.5	26.66	94.8	154	96206.4	17.00	99.47

7.2.2　羌活的品质适宜性区划

对于农作物，主要关注糖、脂肪酸、蛋白质等初生代谢产物，而对于药用植物特别是中药材，注重以药效物质为基础的次生代谢产物，而有生物活性的次生代谢产物是评价药材品质的主要指标。次生代谢化合物在植物特定部位积累，是植物长期在逆境条件下适应及进化的结果，表现为特定次生代谢产物含量在一定的环境胁迫条件下随着胁迫强度增加而升高，在中药材中表现为药材的药效组分含量在逆境条件阈值范围内的正反馈效应（田桂香等，2006；柯用春等，2005；李霞等，2007）。就目前的报道来看，一些植物的生长适宜性与高品质中心重合，同时也存在一些药材需要在一定逆境条件下才能获得较高品质的情况，即道地产区与适宜分布区并非部分或者完全重合，甚至完全分离（道地产区位于分布区的边缘）。对于高品质中心与密集分布中心重合的药材品种，生产区划可以采用基于生态适宜性的传统区划方法；对于道地产区中心与生长适宜中心分离的药材，定量区划需要考虑药材质量的环境要素适宜度问题。在中药材常规区划中，通常筛选植物生态适宜性指标并结合 GIS（geographical information systerm，地理信息系统）进行药材的生态适宜度区划分析。这种方法可较好地解决产量问题，但实际上属于药用植物的生长适宜性区划范畴。在人工栽培下药材品质更加重要，因此本书提出药材的品质适宜性以及基于此的药材品质适宜性区划。所谓药材品质适宜性（quality suitability），是指形成药材优良品质所需要的各种环境条件的适宜度。品质适宜性区划是指在基于药材品质的环境要素综合评价的基础上，结合 ArcGIS 进行中药材生产区划，是基于药材品质适宜性生产不同质量药材的区划。该区划方法是在优先解决药材品质问题的前提下，兼顾生长适宜性进行的综合生产区划的重要组成部分。

人工栽培实验显示羌活在峨眉山 1700～2000m 的阴湿山林地生长态势良好，从生长适宜性角度来看，远较高海拔地带的生长时间长且产量高。但传统上认为，海拔为 3000～4000m 的羌活药材品质和品相最好；2020 年版《中国药典》规定羌活指标成分为羌活醇与异欧前胡素，且二者含量之和不得低于 0.4%（mg/mg）。海拔梯度栽培实验显示，有效成分在低海拔栽培的羌活药材中含量很低，在一定范围内其含量随着海拔（2500～3700m）升高而升高，而产量随着海拔的升高而降低，表现出典型的高品质与高产量分离特征（张艳侠等，2012）。因此，羌活的品质区划研究需要在保证药材质量的前提下，实现产量与质量之间的平衡与结合。

1. 药材品质数据的空间插值合理性分析及空间插值辅助因子筛选

利用协同 Kriging（克里金）空间插值法分别对羌活醇与异欧前胡素含量进行空间插值，并以川、甘、青、藏和滇五省（自治区）行政区为掩膜，对插值后的栅格文件进行提取，同时以双线性法进行重采样和分类处理，绘制羌活药材中羌活醇与异欧前胡素含量空间分布模式图，如图 7-6A 和图 7-6B 所示。

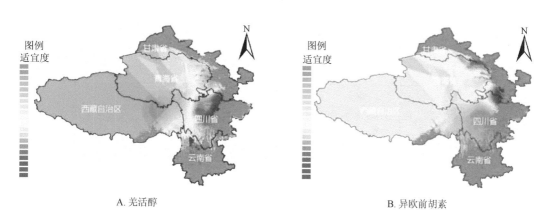

A. 羌活醇　　　　　　　　　　　　　　　　B. 异欧前胡素

图 7-6　羌活药材中羌活醇和异欧前胡素含量空间分布模式图

从图 7-6 中可以看出，羌活醇与异欧前胡素含量空间分布均可以划分为三个区段：高含量区段、中含量区段和低含量区段。羌活醇高含量区段主要分布在四川省的阿坝州和甘孜州，中含量区段主要分布在青海省境内，低含量区段分布在甘肃陇南地区、西藏昌都以及四川、青海和西藏三省（自治区）交界处；异欧前胡素高含量区段分布在甘肃陇南地区，中含量区段多分布在青海省境内，低含量区段则集中分布在四川的阿坝州和甘孜州以及西藏的昌都地区。历史上产自甘肃、青海及西藏等地的羌活称为西羌，产自四川阿坝州、甘孜州等地的羌活称为川羌，且出自四川的羌活（川羌）品质较佳。

2. 羌活药材品质区划的插值分析

利用 ArcGIS 软件中的栅格计算器，对羌活药材的药典指标成分羌活醇与异欧前胡素含量的空间插值数据进行加和处理，得到羌活品质的空间网格数据。按属性值从羌活生长适宜性网格数据中提取羌活适宜分布区范围（生境适宜度在 8.3 以上的区域），以提取的数据为掩膜，借助 ArcGIS 软件提取羌活适生范围内的品质适宜性网格数据，并绘制羌活品质适宜性的空间分布图（图 7-7）。

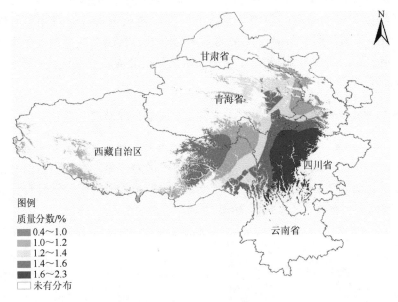

图 7-7　羌活品质适宜性的空间分布

注：以羌活醇和异欧前胡素二者含量（质量分数）之和为依据。

对羌活品质适宜性网格数据进行统计，统计结果如表 7-4 所示。结合图 7-7 对比五省（自治区）的羌活品质各区段分布面积可知：①羌活品质适宜区分布面积最广的省份是四川省，约占总分布面积的 32.66%；其次是西藏自治区（32.55%）；分布面积最小的是云南省，仅占 2.36%。②若将羌活醇和异欧前胡素质量分数之和大于 1.2% 的区域定义为

表 7-4　羌活药材的品质适宜性区划统计数据

质量分数/%	分布面积（1000km²）				
羌活醇 + 异欧前胡素	四川省	云南省	西藏自治区	甘肃省	青海省
0.4~1.0	0.33	0	34.80	4.49	8.33
1.0~1.2	10.21	0.49	40.55	12.47	21.46
1.2~1.4	8.13	0.88	15.78	5.33	33.24
1.4~1.6	25.13	4.55	10.12	6.24	16.87
1.6~2.3	57.78	1.43	0	0.10	0.68

品质最适宜区，低于该值的区域定义为品质次适宜区，则羌活品质最适宜区占品质适宜分布面积比例最高的省份为四川省和青海省，其中四川省品质最适宜区约占品质最适宜区总面积的 48.88%，主要分布在四川省的甘孜州和阿坝州境内（以阿坝州为主），同时该区域也是羌活的最适生区，即羌活药材的高品质区域与高产量区域在大尺度下重合程度较高。③羌活药材的品质按地理位置从东向西、从南到北、从西向东呈现递减的趋势。

7.2.3　羌活的生产适宜性区划

中药材区划主要研究中药材品质及产量空间属性及其地域系统的空间分异规律，最终综合社会、经济及人为因素进行区域划分，其研究成果可为中药材的生产提供基础数据和技术支撑（黄璐琦，2016）。由于药材的高产中心有可能与高质中心相互分离或者偏离（黄璐琦和郭兰萍，2007），在利用中药材生产区划技术对"立地条件"进行研究的过程中，不但要体现原植物的生长适宜性，即完成生长适宜性区划，还应从药材品质（次生代谢产物的积累）与区域相关的角度完成药材品质适宜性区划，然后选取适宜的空间叠加分析模型对二者进行空间叠加，这样才能获得较为合理的药材生产区划结果，而这不是单纯的生态（生境）适宜性区划所能完成的任务。

为解决上述问题，本节在前期研究的基础上，通过分析二者的空间分布规律，建立更加具有产业化实践指导意义的中药材功能型生产区划评价体系和方法，以期为羌活资源保护、野生抚育和产业化种植提供实践指导，并为其他中药材的产业规划提供科学理论和参考依据。

1. 羌活品质及生长适宜性空间差异分析

借助 ArcGIS 数据处理平台上 Spatial Analyst 工具中多元分析（multivariate analysis）的波段集统计（band collection statistics）模块，选择计算协方差和相关矩阵选项，利用式（7-1）求取羌活生长适宜性图层和品质适宜性图层之间的协方差。

$$\mathrm{Cov}_{ij} = \frac{\sum\limits_{k=1}^{N}(Z_{ij}-\mu_i)(Z_{ij}-\mu_j)}{N-1} \tag{7-1}$$

式中，Z 为像元值；μ 为图层平均值；N 为像元的数量；k 为特定像元；i 为羌活生长适宜性图层；j 为羌活品质适宜性图层。在此基础上利用式（7-2）将羌活生长适宜性图层和品质适宜性图层间的协方差与标准差的乘积进行空间运算，空间相关系数 Corr_{ij} 为 0.4495，呈正相关，表明羌活生长适宜性与品质适宜性空间分布数据从整体上来讲在空间变化趋势上具有一定的相似性。

$$\mathrm{Corr}_{ij} = \frac{\mathrm{Cov}_{ij}}{\delta_i \delta_j} \tag{7-2}$$

按羌活生长适宜性与品质适宜性空间分布数据的属性值分别提取（利用 ArcGIS Spatial Analyst 中提取分析模块的按属性提取功能）各自的高、中、低区段（采用自然间断点分级法划分）空间矢量数据，并两两做空间相关分析，分析结果表明各区段的空间相关性极低（几乎为零），也就是说，羌活积累次生代谢产物所需的适宜生境（药材品质适宜性）与其生长发育的适宜生境（植物生长适宜性）存在空间差异性，即羌活药材的高产中心与高质中心相互分离或者偏离。因此进行羌活生产区划研究的不能单纯以生长适宜性或者简单叠加品质适宜性后的数据进行分析和评价，需要综合考虑羌活的生长适宜性与品质适宜性的比重，建立综合考虑了药材产量和品质的羌活生产区划。

2. 羌活生产适宜性区划模型构建及适宜性分析

目前，常见的空间叠加分析方法主要有加权叠加（weighted overlay）法、加权总和（weighted sum）法以及模糊叠加（fuzzy overlay）法三种，每种方法都有不同的基本前提和假设。其中模糊叠加法以集合为基础，进行分析时将数据重分类或变换到相同等级，变换后的值可用于定义隶属于指定集合的可能性。由于模糊叠加法中变换后的值表示隶属的可能性，因此输入栅格不需要进行加权运算，将转换后的数据进行简单的栅格运算处理（常用的算子有平均值、最大值、最小值、加减、乘除、交集及并集等）。由于叠加后的数值表示隶属于羌活生长适宜性或品质适宜性的可能性（黄波等，1996），模糊叠加模型的叠加值不能用于羌活生产适宜性分析。相对而言，加权叠加法与加权总和法随着分析假设有利因素的增多，其最终输出栅格中生成的值增加，这些生成的值较高的位置将被确定为最佳位置，适用于生产适宜性模型的构建。加权叠加法常用测量比例来叠加多个栅格数据，并根据各栅格数据的重要性分配权重，而分配给各输入栅格的权重之和必须等于100%，其将图层乘以相应的倍数，然后将每个像元生成的值相加。而加权总和法是通过将栅格乘以指定的权重并求和来叠加多个栅格，与加权叠加法有所不同，其使用的权重不同，而且权重不会按照定义的等级改变。因此，模型中输入值的属性分辨率将保持不变。这两种方法的主要区别如下。

（1）加权总和法不能将重分类后的值重设为评估等级，因此可保持其分辨率。

（2）加权总和法允许使用浮点型和整型值作为输入，而加权叠加法只接受整型栅格作为输入。

（3）加权叠加法常用于适宜性建模，而加权总和法在需要保持模型分辨率或需要浮点型输出或小数权重时很有用。

（4）加权总和法可将每个输入栅格的指定字段值与指定权重相乘，然后通过将所有输入栅格相加来创建输出栅格。因为羌活生长适宜性和品质适宜性空间矢量数据为浮点型数据，而且叠加结果需要保持模型的分辨率，以便于进行产地适宜性分析，同时不宜在数据运算过程中通过将变量重分类来进行等级评估，所以最终选取加权总和模型进行羌活生产适宜性区划研究。

由加权总和的叠加结果（图7-8）可知，羌活生产高适宜区段主要分布在四川省阿坝州境内，西藏自治区的昌都地区及甘肃省的甘南地区有零星分布；中适宜区段主要分布在四川省阿坝州及甘孜州境内，以甘孜州为主；低适宜区段主要分布在青海省东部、甘肃省陇南、西藏自治区昌都等地，以及四川、青海和西藏三地交界处。

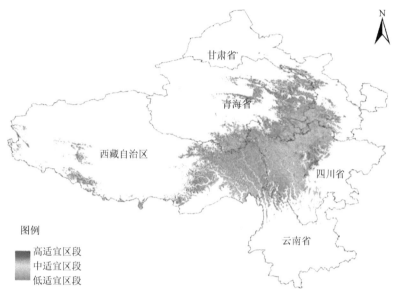

图 7-8　羌活生产适宜性分布图

7.2.4　羌活功能型区划

中药材生产区划研究的目的是为中药材的生产做科学指导，目前中药材生产方式主要有人工栽培和野生抚育（仿野生栽培）两种。为建立更具指导性、科学性和实用性的中药材生产区划，需要按照其所需的土地利用类型进行功能性划分。以羌活为例，其野生种群的生境主要是亚高山针叶林上沿、林线、林窗、树线交错带及高山灌丛草地，生境特征主要是林地（前期羌活生理生态的相关研究也表明羌活是森林成分而非草地成分），因此野生抚育区域应该以林地为主，灌丛草地因为生境脆弱和难以到达而难以成为野生抚育区域；羌活的人工栽培主要是在高寒山区耕地上进行，高寒区域因生态保护需要而严禁垦殖林地和草地，因此人工栽培区域的土地利用类型主要是耕地。以此为依据，羌活的生产区划按功能性可划分为适宜野生抚育的林地生产区划和适宜人工栽培的耕地生产区划。

在羌活功能型区划的构建过程中，首先借助 ArcGIS 平台按属性值从 2010 年土地遥感检测矢量数据中分别提取耕地和林地分布数据，并进行重分类，导出 SHP 格式的矢量数据，然后按掩膜提取生产适宜性分布数据；采用自然间断点分级法进行等级划分，分别建立适合羌活规模化人工种植的高寒区域农用耕地（图 7-9A）和高寒林地野生抚育区划图（图 7-9B）。

由图 7-9A 可知，适宜羌活生产的农用耕地分为 3 个区段：高适宜区段、中适宜区段和低适宜区段。高适宜区段主要分布在四川省阿坝州和甘孜州，该区域因为环境的空间异质性高而且高海拔适宜区域的耕地面积相对较大，因而有一定面积的适宜耕地；中适宜区段分布在甘肃省陇南地区、青海省东部以及两省交界处，该区域尽管海拔普遍较甘孜州和阿坝州低，但因为纬度偏高而且耕地面积较大，因而有较大面积的适宜耕地；低适宜区段分布在西藏自治区的昌都地区以及与青海省交界处，其面积较小，一方面是因为海拔高、寒旱问题严重、土壤质量不高；另一方面是因为该区域以草地为主而耕地非常有限。

适合进行羌活野生抚育的林地（图 7-9B）也大致划分为三个区段：高适宜区段、中适宜区段和低适宜区段。高适宜区段主要分布在四川省阿坝州境内；中适宜区段分布在青海省以及四川省甘孜州境内；低适宜区段主要分布在甘肃省陇南地区和西藏自治区的昌都地区。

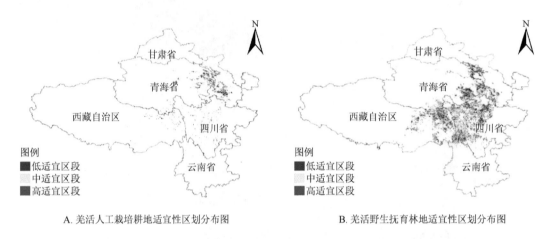

A. 羌活人工栽培耕地适宜性区划分布图　　　　　B. 羌活野生抚育林地适宜性区划分布图

图 7-9　羌活功能型区划图

利用 ArcGIS 的空间统计功能对分布区域进行县域统计，统计结果如表 7-5 所示。结合图 7-9 可知，四川省、西藏自治区和云南省适合羌活野生抚育区划（林地）面积高于规模化人工栽培区划（耕地）面积。据考察，该区域为羌活的历史产区，种质资源较佳，因此可在该区域大力扶持羌活野生抚育，以保障药材质量，并提高当地农民收入。甘肃省和青海省适宜羌活种植的耕地较为宽广，交通相对便利，可合理扶持羌活规模化人工栽培。

表 7-5　羌活功能型区划的区域统计分析结果

分布地	适宜区类型	分布面积（km²）		主要分布县（市、区）
		耕地（人工栽培）	林地（野生抚育）	
四川	高适宜区段	4.53×10^3	6.64×10^4	阿坝县、九寨沟县、松潘县、平武县、壤塘县、马尔康市、红原县、北川县、黑水县、金川县、小金县、康定市等
	中适宜区段	1.05×10^4	8.32×10^4	
	低适宜区段	1.53×10^4	7.19×10^4	
甘肃	高适宜区段	5.28×10^3	9.07×10^3	文县、武都区、舟曲县、成县、康县、西和县、礼县、岷县、漳县、临潭县、清水河县、通渭县、渭源县等
	中适宜区段	1.28×10^4	2.20×10^4	
	低适宜区段	3.73×10^4	3.01×10^4	

分布地	适宜区类型	分布面积（km²）		主要分布县（市、区）
		耕地（人工栽培）	林地（野生抚育）	
青海	高适宜区段	5.03×10^3	8.73×10^3	玉树市、**囊谦县**、称多县、门源县、互助县、湟中区、湟源县、乐都区、同仁市等
	中适宜区段	1.17×10^4	3.53×10^4	
	低适宜区段	3.06×10^4	7.81×10^4	
西藏	高适宜区段	2.98×10^2	5.96×10^3	比如县、波密县、林芝市、米林市、妥坝乡、八宿县、贡觉县、察雅县等
	中适宜区段	5.03×10^3	3.20×10^4	
	低适宜区段	9.56×10^3	7.79×10^4	
云南	高适宜区段	3.32×10^0	5.04×10^2	德钦县、贡山县、香格里拉市、福贡县、丽江市、宁蒗县、洱源县、漾濞县等
	中适宜区段	8.95×10^1	4.27×10^3	
	低适宜区段	1.23×10^3	1.09×10^4	

第8章 羌活药材商品学及质量研究

羌活始载于《神农本草经》，具有悠久的药用历史，属于常用大宗汉藏药材，被销往国内外各大药材市场。传统的羌活商品等级划分多以其外形特征作为评判指标，根据外形特点可将羌活划分为蚕羌、大头羌和条羌等规格，其中蚕羌最佳。《中国药典》自2010年版开始以羌活醇、异欧前胡素和挥发油作为羌活药材的特征化学成分，并规定了其最低含量标准，因此当今的羌活商品交易过程中特征化学成份品质已成为评价药材好坏的重要指标。传统羌活商品等级标准由个人直观判定，简单易行，成本低，无需借助任何仪器；羌活的特征化学成分则要借助大量仪器设备进行检测，周期长、成本高，但却更加客观、准确。因此，如何将羌活的传统商品等级标准和现代化学品质标准进行有机结合成为羌活商品学的研究重点。同时，随着家种羌活逐渐替代野生羌活，羌活药材的质量及安全性越来越受到重视。一方面，人工种植的羌活其生境与野生羌活的差异较大，这必然会对羌活次生代谢产物的积累造成影响，可能会造成特征化学成分含量降低，导致药材品质不合格；另一方面，羌活植株在不同生境条件下对重金属的富集可能会影响药材的安全性。这些均是羌活商品交易过程中需要注意的问题。

8.1 羌活药材商品学特征

羌活的商品规格标准较为复杂，1984年，国家医药管理局和卫生部颁布的《七十六种药材商品规格标准》按照产地来源规定了川羌和西羌两种规格，并在每种规格下按照形态性状对应划分了2~3个等级，对蚕羌、大头羌、条羌进行了规格等级表述。传统上根据经验，以气清香、外表黑褐色且环节紧密似蚕者为优。2015年版《中国药典》将挥发油及两种特征化学成分（羌活醇、异欧前胡素）含量之和规定为定量检测指标。但由于羌活药材性状复杂，两种基源植物的药材均能产生多种规格，所含化学成分多达上百种（张艳侠，2012），成分含量及比例也存在差异（刘鑫，2009；刘卫根等，2012），如羌活中羌活醇含量远高于异欧前胡素含量，而宽叶羌活中上述两种化学成分含量恰好相反（李艳辉，2006），简单采用羌活醇与异欧前胡素含量之和来判别羌活药材品质缺乏足够依据，且割裂了与传统经验的联系，因此开展羌活药材商品规格与质量等级标准研究对于客观评价药材质量以及合理引导和规范羌活药材生产及流通管理有重要意义。

中药材的质量评价是中药标准化、科学化、国际化的重要组成部分，是规范药材市场、约束流通秩序和合理引导中药材生产的重要依据。本书在对来自全国药材市场及主产区的羌活药材样品进行传统商品规格、性状及化学成分分析检测的基础上，借助现代统计学手段进行综合分析，以揭示羌活传统商品规格及性状描述与现代化学检测指标间的定量关联，探索构建一种结合传统商品规格定性指标与现代化学定量指标的药材品质综合定量化评价方法，并基于该方法建立羌活药材质量综合评价等级标准。

8.1.1　羌活商品规格研究

以规格为分类变量，对从 76 份羌活药材样品中提取的传统经验鉴别指标赋值数据分别进行最优尺度下的样品和性状多重对应分析（multiple correspondence analysis），结果见图 8-1 和图 8-2。从图 8-1 中可明显看出蚕羌、大头羌以及条羌样品之间存在明显的界线，显示羌活药材质量的传统分类指标是比较客观的指标，所有样品都能够归入这三类。通过建立羌活药材的传统商品规格分类（蚕羌、条羌和大头羌）与性状（形状、颜色、质地、皮部、木质部、髓部、气、味等）特征之间的多重对应关系，剔除一些不具鉴别性特征的指标（如含水量高低、有无虫蛀、有无芦头、有无霉变等），针对羌活药材的传统定性分类指标给出具体的对应类别（图 8-2）。结果显示，蚕羌对应性状包括圆柱状、硬脆、髓部棕褐色、皮部黑褐色、木质部棕黄色、清香浓郁、味苦辛而麻舌，条羌对应性状包括长条状、松脆、髓部黄白色、皮部黄棕色、木质部黄白色、香味较淡、微苦辛而麻舌，而大头羌对应性状包括不规则团块状、不易折断、髓部黄棕色、皮部棕褐色、木质部黄白色、清香、微苦辛而麻舌。经数据分析得到的不同规格羌活药材性状描述与《七十六种药材商品规格标准》中关于羌活的描述大致一样，本书在《七十六种药材商品规格标准》的基础上对一些性状进行了更为详细的界定，如颜色和质地（表 8-1）。

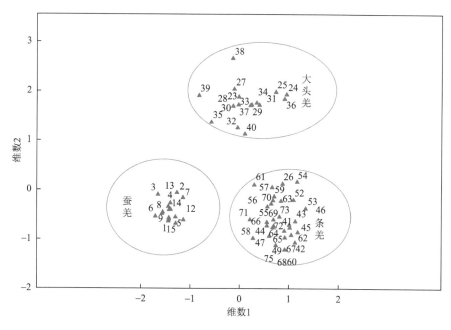

图 8-1　羌活药材样品与商品规格的多重对应分析

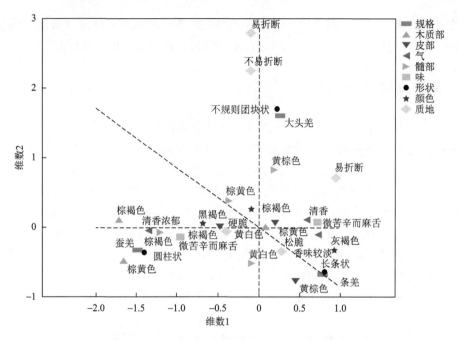

图 8-2　羌活药材性状与商品规格的多重对应分析

综合上述研究成果，参考 2020 年版《中国药典》和《七十六种药材商品规格标准》建立商品规格划分标准，不同规格羌活药材的性状描述见表 8-1。

表 8-1　羌活商品规格划分标准

规格	性状描述				
	部位及形状	颜色	质地	断面	气味
蚕羌	具圆柱状的根茎，环节紧密，似蚕状。多数顶端具茎痕	表面黑褐色。皮部呈棕黄色，木质部和髓部分别呈棕黄色和棕褐色	质松脆或硬脆	断面有紧密的分层，具棕、紫、黄白色相间的纹理	气清香而浓郁，味苦辛而麻舌
大头羌	具瘤状凸起的根茎，不规则团块状，顶端有数个茎基	表面棕褐色。皮部棕褐色，木质部黄白色，髓部呈黄棕色	质硬，不易折断	断面具棕、黄色相间的纹理	气清香，味微苦辛而麻舌
条羌	具长条状根茎或根，长短不一。根茎部位若形如竹节，则习称竹节羌；若身形如牛尾状的主根，则习称牛尾羌	表面灰褐色，多纵纹。皮部棕黄色，木质部和髓部呈黄白色	体轻，质松脆	断面有紧密的分层，具棕、紫、黄、白色相间的纹理	香味较淡，味微苦辛而麻舌

8.1.2　羌活药材质量等级研究

1. 基于化学成分含量的羌活药材质量分级

以羌活药材中羌活醇、异欧前胡素、阿魏酸及挥发油含量作为自变量，聚类类别为分类变量进行 Fisher（费希尔）判别分析，并统计各类药材的中心值，结果表明判别函数

1 可解释数据 77.7%的变异，即利用判别函数 1 包含的信息量可对羌活药材的规格进行质量等级划分。

根据典型判别函数 1 的系数（表 8-2），建立羌活药材规格的质量等级判别指数（herbal quality index，HQI），其表达式为

$$HQI = 0.747C_{Not} + 3.319C_{Iso} + 12.282C_{Fea} + 0.622C_{Oil}-4.800 \qquad (8-1)$$

式中，C_{Not} 为羌活醇含量，%（mg/mg）；C_{Iso} 为异欧前胡素含量，%（mg/mg）；C_{Fea} 为阿魏酸含量，%（mg/mg）；C_{Oil} 为挥发油含量，%（ml/g）；−4.800 为常量。

表 8-2　羌活药材规格质量等级定量指标的典型判别函数系数

类别	羌活醇	异欧前胡素	阿魏酸	挥发油	常量	累积解释信息量(%)
判别函数 1	0.747	3.319	12.282	0.622	−4.800	77.7
判别函数 2	−0.182	−0.353	24.703	−0.516	0.680	100

将表 8-3 中各类的均值（中心值）代入式（8-1）中，求得各规格羌活药材的质量分级界值：HQI(1) = −1.49，HQI(2) = 2.00，HQI(3) = 1.94。以值的大小作为质量等级判别依据，即第 2 类药材质优，第 3 类药材质良，第 1 类药材质差。

表 8-3　羌活药材规格质量等定量指标的类中心值统计

化学成分	各规格的质量分数 [%（mg/mg）]								
	第 1 类（差）			第 2 类（优）			第 3 类（良）		
	均值		方差	均值		方差	均值		方差
羌活醇	1.696	±	0.744	2.147	±	1.123	2.279	±	1.218
异欧前胡素	0.192	±	0.159	0.317	±	0.257	0.369	±	0.286
阿魏酸	0.039	±	0.036	0.064	±	0.054	0.062	±	0.063
挥发油	2.712	±	0.976	3.048	±	0.864	3.093	±	1.291

将 65 份羌活药材聚类得到的规格与判别分析得到的质量等级进行典型对应分析（canonical correspondence analysis），分析结果如图 8-3 所示：蚕羌对应质"优"（第 2 类），大头羌对应质"良"（第 3 类），条羌对应质"差"（第 1 类）。这样，就建立了羌活药材基于化学成分的现代定量指标与基于性状描述的传统定性指标之间的对应关系。

2. 同一规格下的质量分等研究

以羌活的商品规格为分类变量，对 65 份商品药材按规格进行分类后，对各规格药材的化学指标均进行主成分分析；以提取的主成分为自变量进行 k-均值聚类，聚类数为 2（即每个规格下分 2 等），初步确定同规格药材的质量等级并进行 Fisher 判别分析；对指标和质量等级进行相关性分析，对筛选出的化学指标进行 Fisher 判别分析，建立羌活某规格药材的质量等级判别指数，并确定质量分级界值。下面就以蚕羌（一等规格）为例分析同一商品规格下药材质量分等的方法。

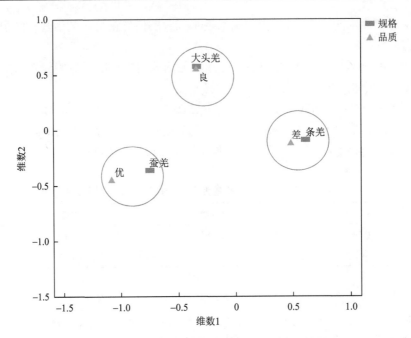

图 8-3　羌活药材商品规格与质量等级对应分析结果

将蚕羌化学指标标准化后进行因子分析，选取主成分进行 k-均值聚类（聚类数为 2），Fisher 判别分析结果表明已对 100% 的羌活商品药材进行正确分类（其中第 1 类样本有 11 组，第 2 类样本有 7 组）。化学成分与聚类类别的相关性分析结果显示，挥发油、羌活醇和异欧前胡素与类别的相关性达到了极显著水平。在此基础上给出相应的 Fisher 判别函数，判别函数 1 可以解释 100% 的样本方差，表明该函数能够在该级别内进行分等，蚕羌（一等）质量分等的判别函数为

$$\text{HQI}_C = 0.353 C_{\text{Not}} + 1.481 C_{\text{Oil}} - 0.035 C_{\text{Iso}} - 5.260 \tag{8-2}$$

根据 Fisher 判别分析的原理，以一等和二等蚕羌 HQI_C 值的加权平均值 1.7×10^{-3} 作为一等和二等蚕羌质量等级划分的界值，用二等蚕羌最低的 HQI_C 值作为二、三等（等外）蚕羌的质量等级划分界值（表 8-4）。

以 HQI_C 作为变量，利用 Spearman 相关性分析模块筛选出能用于判别蚕羌质量等级的传统鉴别指标表面颜色（棕褐色及黑褐色），而质地与蚕羌质量等级间呈显著相关性。以蚕羌等级为类别变量，表面颜色和质地为描述性变量，进行最优尺度分析，对应结果如图 8-4 所示：表面颜色为黑褐色、质地松脆的蚕羌质优；而表面颜色为棕褐色、质地硬脆的蚕羌质良。

综上所述，对野生蚕羌商品药材的品质评价描述如下。

一等蚕羌：质优，质地松脆，表面黑褐色；HQI_C 不低于 1.7×10^{-3}；羌活醇含量不低于 1.73%（mg/mg），异欧前胡素含量不低于 0.15%（mg/mg），挥发油含量不低于 3.14%（ml/g）。

二等蚕羌：质良，质地硬脆，表面棕褐色；HQI_C 低于 1.7×10^{-3}；羌活醇含量不低于 0.56%（mg/mg），挥发油含量不低于 1.50%（ml/g）。

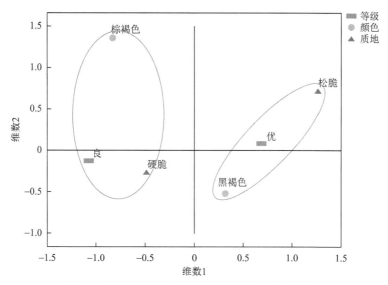

图 8-4　蚕羌药材等级与传统鉴别指标对应分析结果

参考蚕羌质量等级划分方法，对大头羌和条羌进行质量等级划分，划分结果如下。

（1）大头羌现代品质鉴别指标为羌活醇、异欧前胡素、阿魏酸以及挥发油，根据这些指标建立的大头羌质量等级判别指数表达式为

$$\text{HQI}_d = -2.880C_{\text{Not}} + 5.167C_{\text{Iso}} - 14.749C_{\text{Fea}} + 0.221C_{\text{Oil}} - 1.190 \tag{8-3}$$

大头羌的传统品质鉴别指标为表面颜色、皮部颜色、髓部颜色，进行大头羌质量等级间的最优尺度分析，对应结果如图 8-5 所示：优等大头羌外表为黑褐色，皮部颜色为棕褐色，髓部颜色为黄棕色；良等大头羌外表为棕褐色，皮部和髓部呈棕黄色。

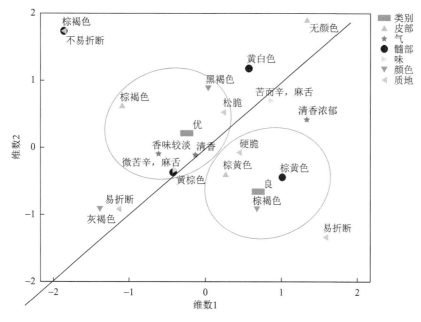

图 8-5　大头羌药材等级与传统鉴别指标对应分析结果

综上所述，对野生大头羌商品药材品质的综合评价如下。

一等大头羌：质优，表面黑褐色，皮部棕褐色，髓部黄棕色；$HQI_d \geqslant -5.75$；羌活醇含量不低于 2.03%（mg/mg），异欧前胡素含量不低于 0.37%（mg/mg），挥发油含量不低于 2.47%（ml/g），阿魏酸含量不作要求。

二等大头羌：质良，表面棕褐色，皮部和髓部呈棕黄色；$HQI_d < -5.75$；羌活醇含量不低于 0.76%（mg/mg），异欧前胡素含量不低于 0.09%（mg/mg），阿魏酸含量不低于 0.01%（mg/mg），挥发油含量不低于 1.70%（ml/g）。

（2）条羌的质量等级指标为羌活醇、异欧前胡素和挥发油含量，根据这些指标建立的条羌质量等级判别指数表达式为

$$HQI_t = -0.07C_{Not} + 12.406C_{Iso} + 1.326C_{Oil} - 5.259 \tag{8-4}$$

条羌的传统品质鉴别指标为表面颜色、皮部颜色以及髓部颜色，进行条羌质量等级间的最优尺度分析，对应结果如图 8-6 所示：优等条羌表面及皮部呈棕褐色，髓部颜色为黄白色；良等条羌表面呈灰褐色，皮部和髓部呈棕黄色。

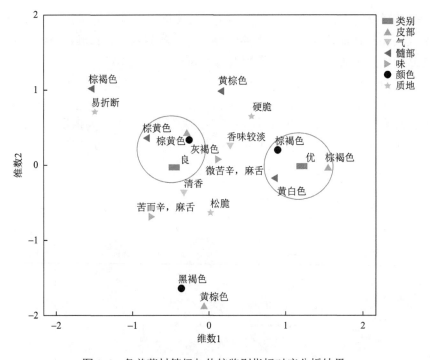

图 8-6　条羌药材等级与传统鉴别指标对应分析结果

综上所述，对野生条羌商品药材品质的综合评价如下。

一等条羌：质优，表面及皮部呈棕褐色，髓部黄白色；$HQI_t \geqslant 0.6 \times 10^{-3}$；羌活醇含量不低于 1.74%（mg/mg），异欧前胡素含量不低于 0.13%（mg/mg），挥发油含量不低于 2.34%（ml/g）。

二等条羌：质良，表面灰褐色，皮部和髓部呈棕黄色；$HQI_t < 0.6 \times 10^{-3}$；羌活醇

含量不低于 0.74%（mg/mg），异欧前胡素含量不低于 0.06%（mg/mg），挥发油含量不低于 1.66%（ml/g）。

汇总上述指标，羌活药材的质量等级划分情况如表 8-4 所示。

表 8-4　羌活不同商品规格药材的质量等级划分标准

质量指标		蚕羌（一等）		大头羌（二等）		条羌（三等）	
		一等	二等	一等	二等	一等	二等
现代品质鉴别指标	羌活醇含量（%）	≥1.73	≥0.56	≥2.03	≥0.76	≥1.74	≥0.74
	异欧前胡素含量（%）	≥0.15	≥0	≥0.37	≥0.09	≥0.13	≥0.06
	挥发油含量（%）	≥3.14	≥1.50	≥2.47	≥1.70	≥2.34	≥1.66
	HQI 值	≥1.7×10⁻³	<1.7×10⁻³	≥−5.75	<−5.75	≥0.6×10⁻³	<0.6×10⁻³
传统品质鉴别指标	颜色	表面黑褐色	表面棕褐色	表面黑褐色皮部棕褐色髓部黄棕色	表面棕褐色皮部棕黄色髓部棕黄色	表面棕褐色皮部棕褐色髓部黄白色	表面灰褐色皮部棕黄色髓部棕黄色
	质地	松脆	硬脆	—	—	—	—

注：$HQI_C = 0.353C_{Not} + 1.481C_{Oil} - 0.035C_{Iso} - 5.260$；$HQI_d = -2.880C_{Not} + 5.167C_{Iso} - 14.749C_{Fea} + 0.221C_{Oil} - 1.190$；$HQI_t = -0.07C_{Not} + 12.406C_{Iso} + 1.326C_{Oil} - 5.259$；"—"表示无该指标。

8.2　羌活药材质量研究

羌活作为汉藏羌药体系中的常见药材，化学成分极其丰富。由于来源、品种及采收期等不同，其药效有较大差别，而药效主要体现在化学成分的种类及含量上。不同来源的羌活药材中挥发油和香豆素等有效成分的鉴别、对比分析及方剂中羌活的定性鉴别常采用色谱法，具体包括薄层色谱法（thin-layer chromatography，TLC）、高效液相色谱法（high performance liquid chromatography，HPLC）、气相色谱法（gas chromatography，GC）、毛细管电泳（capillary electrophoresis，CE）和相应的联用技术（HPLC-MS、GC-MS、CE-MS）以及与统计信息学方法相结合的各种现代分析方法。分析检测包括对一种或几种主要有效和特征成分的鉴别、含量测定以及羌活药材指纹图谱的建立。2005 年版《中国药典》只规定了羌活药材性状、浸出物和挥发油的含量〔要求按照药典方法测定，本品浸出物含量不低于 15.0%，挥发油含量不得低于 2.8%（ml/g）〕，无其他定性和定量指标。在此基础上，2010 年版《中国药典》对挥发油含量及主要有效成分含量进行了调整，挥发油含量调整为不得低于 1.4%（ml/g），羌活醇和异欧前胡素的总含量不得低于 0.40%（按干燥品计算）。2020 版《中国药典》沿用了此标准。

羌活药材需求量日益增加，市场价格不断上涨，掠夺性采挖使得其野生资源遭到严重破坏，同时药材质量也受到很大的影响。中国科学院成都生物研究所丁立生课题组与四川省中医药研究院中药研究所蒋舜媛课题组合作，利用 HPLC、HPLC-MS 等现代分析技术对不同来源的羌活药材进行了质量分析和比较，包括商品规格、形态部位、产地、生长期（生长年份）、采收期、储藏期、加工方法等诸多方面。这些工作为药材鉴别、质量评估、质量控制及保障和监测羌活药材的利用提供了科学依据和参考，同时也为开展羌活人工种植研究和人工种植基地建设提供了支撑。

8.2.1　羌活药材指纹图谱的建立

药材指纹图谱用于鉴别中药材和中成药的真伪，以及评价药材原料、半成品和成品质量的均一性和稳定性。它与现行的单一指标成分或活性成分的鉴定相比，由于其所包含的信息是综合的、多层次的和具体量化的，所以更为科学和合理。因此，建立羌活药材的指纹图谱，可为羌活药材鉴别、质量评估和质量标准的建立提供更加科学实用的依据和参考。

选取来自不同产地的 15 批羌活和 11 批宽叶羌活样品（表 8-5）建立它们的 HPLC 指纹图谱（图 8-7）。色谱条件：色谱柱：Diamonsil C18 不锈钢柱（5μm，150mm×4.6mm）。流动相条件：流动相甲醇（A）和纯水（B）（20%～90% A，0～60min）线性梯度洗脱；流速：0.8ml/min；柱温：室温；进样量：20μl；DAD 检测器设定扫描波长为 200～400nm。根据标准品最大吸收峰的不同，选择 300nm 作为香豆素类化合物的检测波长，255nm 作为茴香对羟基苯乙酯的检测波长。

表 8-5　羌活和宽叶羌活样品来源

羌活 N. incisum			宽叶羌活 N. forbesii		
编号	产地	采样时间（年.月）	编号	产地	采样时间（年.月）
NI1	青海班玛县	2005.9	NF1	青海湟中区	2005.9
NI2	青海互助县	2005.10	NF2	青海互助县	2005.10
NI3	甘肃临潭县	2005.10	NF3	甘肃迭部县	2005.10
NI4	四川壤塘县	2005.9	NF4	西藏朗县	2005.9
NI5	四川甘孜县	2005.9	NF5	西藏米林市	2005.9
NI6	四川阿坝县	2005.9	NF6	四川甘孜县	2005.9
NI7	四川若尔盖县	2005.9	NF7	四川德格县	2005.9
NI8	四川黑水县	2005.9	NF8	四川壤塘县	2005.9
NI9	四川小金县	2005.9	NF9	四川扎科乡	2005.9
NI10	四川丹巴县	2005.9	NF10	四川若尔盖县	2005.9
NI11	四川雅江县	2005.9	NF11	甘肃临潭县	2005.10
NI12	四川马尔康市	2005.9			
NI13	四川德格县	2005.9			
NI14	四川道孚县	2005.9			
NI15	四川九寨沟县	2005.9			

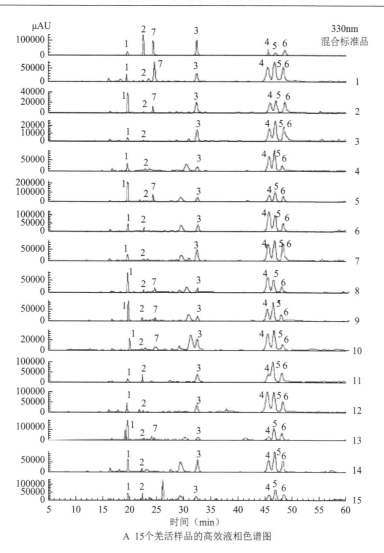

A　15个羌活样品的高效液相色谱图

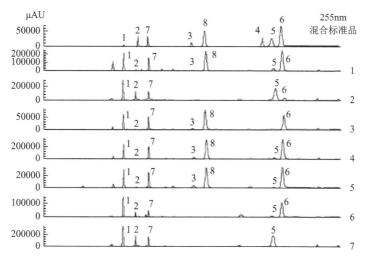

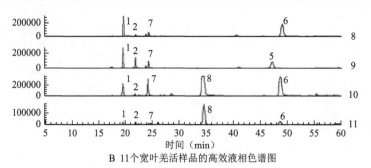

B 11个宽叶羌活样品的高效液相色谱图

图 8-7　羌活及宽叶羌活指纹图谱

通过比较各批样品的色谱峰，确定了羌活样品中的 7 个共有峰，15 个羌活样品共有峰相对保留时间的 RSD（relative standard deviation，相对标准偏差）为 0.26%～1.26%，说明不同产地羌活药材的化学成分相似，其保留时间基本无偏移（相似度见表 8-6），但其相对峰面积差异较大，表明不同产地羌活药材化学成分的含量变化较大。对 11 个宽叶羌活样品进行 HPLC 分析，确定了 8 个共有峰，且发现共有峰的差异较大，相似度差异也较大，说明该药材因产地不同，其化学成分存在较大的差异。另外，通过 HPLC-ESI-MS^{n}分析及与相应标准品的比较确定了羌活及宽叶羌活中共有峰相应的化学结构（表 8-7）。

表 8-6　15 批羌活样品的相似度

编号	1	2	3	4	5	6	7	8
相似度	0.97	0.96	0.95	0.97	0.94	0.97	0.97	0.95
编号	9	10	11	12	13	14	15	
相似度	0.95	0.90	0.95	0.84	0.96	0.96	0.91	

表 8-7　羌活药材 HPLC-ESI-MS^{n}分析结果

色谱峰	化合物名称	t_R(min)	λ_{max}(nm)	−ESI-MS$^-$ + ESI-MS$^+$	MS^2(m/z)
1	紫花前胡苷（nodakenin）	19.7	243，326	407[M−H]$^-$，815[2M−H]$^-$，409[M＋H]$^+$，839[2M＋Na]$^+$	247[M＋H−glc]$^+$，227[M−H−glc−H$_2$O]$^-$
2	紫花前胡素（decursin）	22.5	210，251，344	245[M−H]$^-$，247[M＋H]$^+$，515[2M＋Na]$^+$	487[2M＋Na−CO]$^+$
3	佛手酚（bergaptol）	32.5	202，324	201[M−H]$^-$，403[2M−H]$^-$	—
4	羌活酚（notoptol）	45.7	240，330	377[M＋Na]$^+$，343[M−H]$^-$	225[2M＋Na−152]$^+$
5	羌活醇（notopterol）	47.1	240，330	377[M＋Na]$^+$，343[M−H]$^-$	225[2M＋Na−152]$^+$
6	异欧前胡素（isoimperatorin）	48.5	222，249，311	269[M−H]$^-$，271[M＋H]$^+$，563[2M＋Na]$^+$，	203[M＋H−(2-methyl-2-pentene)]$^+$
7	反式阿魏酰紫花前胡苷（6'-O-trans-feruloylnod-akenin）	24.5	241，320	585[M＋H]$^+$，607[M＋Na]$^+$，1191[2M＋Na]$^+$，583[M−H]$^-$，1167[2M−H]$^-$	413[M＋Na−ferulic acid]$^+$，247[413＋Na−glc]$^+$
8	茴香酸对羟基苯乙酯（p-hydroxypenethyl anisate）	34.8	212，256	271[M−H]$^-$，543[2M−H]$^-$，295[M＋Na]$^+$，567[2M＋Na]$^+$，	151[M−H−p-hydroxypenol]$^-$，136[151−CH$_3$]$^-$，93[136−COOH]$^-$

　　羌活和宽叶羌活的指纹图谱分析结果显示，通过 HPLC 方法，以特征成分羌活酚（4）和茴香酸对羟基苯乙酯（8）或紫花前胡苷（1）、羌活醇（5）和反式阿魏酰紫花前胡苷（7）的含量可以有效将羌活和宽叶羌活进行鉴别和区分。

8.2.2　不同海拔人工移栽羌活化学成分分析

　　结合宽叶羌活和羌活的化学成分研究及产地适宜性分析，对引种至不同海拔的宽叶羌活和羌活的适宜性进行了分析研究。将在四川产区设置的海拔梯度移栽试验中的 1 年生实生苗引种至不同海拔生长 2 年的宽叶羌活和羌活样株进行化学成分的 HPLC 分析，因此根据其主要化学成分及其他农艺性状数据的变化趋势，优化羌活种植区，为宽叶羌活和羌活向较低海拔引种驯化及人工种植研究提供参考，同时也为羌活资源的保护、较低海拔引种驯化基地的选择和规范化栽培生产区划提供科学依据。

　　通过对不同海拔梯度下宽叶羌活以及羌活样品的 HPLC 分析，分别测定不同海拔样品中 10 个有效成分的含量，所有标准品中紫花前胡苷（nodakenin，1）、紫花前胡素（decursin，2）、佛手酚（bergaptol，3）、左旋氧化前胡素［(−)oxypeucedanin，4］、反式阿魏酰紫花前胡苷（6′-O-trans-feruloylnodakenin，5）、佛手柑内酯（bergapten，6）、茴香酸对羟基苯乙酯（p-hydroxyphenethyl anisate，7）、水合氧化前胡素（oxypeucedanin hydrate，8）、异欧前胡素（isoimperatorin，9）、羌活醇（notopterol，10）均由实验分离得到，其结构通过 UV、MS、NMR 等多种波谱手段确定。同时，分别对宽叶羌活及羌活中主要成分含量（宽叶羌活中 COM-1、COM-5、COM-9、COM-10；羌活中 COM-1、COM-9、COM-10）随海拔变化的趋势进行分析（图 8-8、图 8-9）。结果表明，随着海拔梯度的变化，宽叶羌活及羌活中的化学成分含量存在一定的变化趋势，可以为宽叶羌活及羌活的人工种植提供一定的理论指导和科学依据。

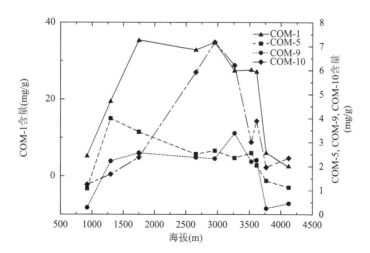

图 8-8　宽叶羌活中 4 个主要成分的含量随海拔变化趋势图（COM-1、COM-5、COM-9、COM-10）

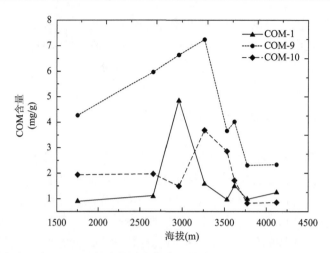

图 8-9　羌活中 3 个主要成分的含量随海拔变化趋势图（COM-1、COM-9、COM-10）

综合分析后发现，从利于有效成分形成角度来看，海拔为 1500～3500m 有利于宽叶羌活中有效成分的形成，且在此范围内成分含量变化平缓。考虑到高海拔存在更恶劣的生存环境，以及难以进行人工管理等因素，建议选择 1500～2500m 的海拔进行人工种植试验研究。而有利于羌活主要有效成分形成的海拔范围较窄，且更高（在 3000m 以上）。因此对于羌活的人工种植，应优选海拔在 3000m 以上、3700m 以下的区域。

8.2.3　不同生长年限的羌活药材质量动态变化研究

1. 栽培羌活药材主要化合物、挥发油含量和生物量的动态变化

羌活为传统汉藏药材，近年来的需求量逐年上升，而掠夺性采挖和生态环境被破坏致使各个道地产区面临资源枯竭和种植资源丧失的威胁。目前羌活已被列为国家级保护植物，并被列入中国濒危物种红色名录。

仅仅限制采挖野生羌活并不是保护野生资源的可行的方法，规模化人工种植才是解决供需矛盾的根本途径。但由于工作环境艰苦、研究难度大，迄今为止，关于羌活道地产区生态环境质量、人工种植技术、病虫害防治、适宜采收期、产地加工方法、包装与储藏条件、有害物质的检测与控制及规范化质量标准等，未见系统的研究报道，而且未实现规范化生产。本书结合四川省阿坝州壤塘县中药材基地对羌活的人工繁育，对羌活人工栽培品 2～5 年生（采收期为 9 月）样品中主要成分的含量变化进行了 HPLC 定量分析。

随着药材生物量逐年积累，种植的药材中主要成分羌活醇、异欧前胡素和挥发油的含量在种植的 2～4 年里呈逐年上升趋势，在第 4 年以上三种成分的含量略有下降（图 8-10）。由于是第一次对羌活属植物的人工繁育样品进行化学成分研究，无文献可参考，因此本书推测这种变化趋势可能由以下原因引起：一般认为野生的 4 年生羌活药材可以作为成品药材使用，人工繁育的药材在第 4 年后可能会进入化合物积累的平台波动期，由此导致 5 年生样品中羌活醇、异欧前胡素和挥发油的含量有所下降。

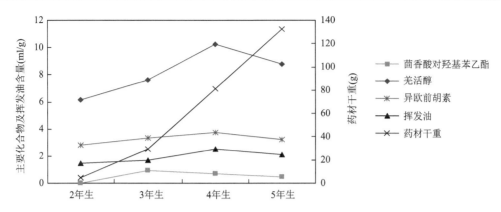

图 8-10　栽培羌活药材主要化合物、挥发油含量和药材干重逐年变化分析结果

　　种植的药材样品中另一个主要成分茴香酸对羟基苯乙酯是一种非香豆素类化合物，其含量逐年变化规律与香豆素类化合物不同。茴香酸对羟基苯乙酯在 2 年生种植样品中含量很少，在 3 年生样品中含量略增高，3～5 年生样品中含量递减，但含量变化都不大。

　　2. 不同时期羌活挥发油的化学成分分析

　　羌活属于气味芳香类中药材，含有丰富的挥发油，药理分析表明，羌活挥发油有抗炎、镇痛和解热等作用。四川作为羌活的主产区之一，羌活资源非常丰富，因此本书针对四川甘孜州境内一野生羌活产区在不同月份采集的样品，对其挥发油的含量变化（表 8-8）和成分变化进行系统分析。

表 8-8　羌活样品挥发油含量变化

编号	样品名称	采集地点	采集时间（年.月）	挥发油含量[%(ml/g)]
1	羌活 *N. incisum*	四川甘孜州	2003.5	2.48
2	羌活 *N. incisum*	四川甘孜州	2003.6	2.24
3	羌活 *N. incisum*	四川甘孜州	2003.7	2.38
4	羌活 *N. incisum*	四川甘孜州	2003.8	2.49
5	羌活 *N. incisum*	四川甘孜州	2003.9	2.65
6	羌活 *N. incisum*	四川甘孜州	2003.10	2.79

　　经毛细管气相色谱和质谱分析得到羌活药材挥发油的五十多种化学成分，其中主要化学成分为单萜和倍半萜类化合物，如 α-蒎烯（α-pinene）、β-蒎烯（β-pinene）、柠檬烯（limonene）、4-松油醇（4-terpinenol）、乙酸龙脑酯（bornyl acetate）、水菖蒲酮（shyobunone）、δ-杜松烯（δ-cadinene）、β-杜松烯（β-cadinene）、1,3-榄香二烯-6-醇（1,3-elemadien-6-ol）、愈创木醇（guaiol）等。随着采集月份的变化，这些主要成分的相对含量也发生了变化。α-蒎烯、β-蒎烯、柠檬烯的相对含量均在 8 月份到最低，而 10 月

采集的药材中三者的相对含量则最高，7月次之。4-松油醇、水菖蒲酮、δ-杜松烯、β-杜松烯、1,3-榄香二烯-6-醇和愈创木醇的相对含量变化不是很明显，但是与前三个单萜类成分呈相反的变化趋势，在8月采集的药材中相对含量最高。乙酸龙脑酯作为活性成分之一，其含量在8月和10月较低，6月和9月上升。

综上所述，羌活作为高海拔多年生植物，生长年限长，自然更新慢，对生长环境有特殊要求，商品药材历来依赖野生采挖。近年来由于羌活遭受掠夺性无序采挖，许多传统主产地的羌活资源已濒临枯竭，加上生长年限不足和在非采挖季节采挖，造成优质商品规格的羌活药材比例大幅下降，羌活药材整体质量下降。对于羌活这样的多年生高原野生药材，加强野生资源的保护和人工栽培技术的研究和转化，促进野生资源休养生息，恢复种群数量，已迫在眉睫，这也是保障药材质量的必要手段。而现行质量标准也应关注药材质量现状，并进行适当的修订补充。

3. 较低海拔试验区不同移栽年份宽叶羌活化学成分分析

本书课题组曾经对不同移栽年份下人工种植羌活中的主要成分羌活醇、异欧前胡素（香豆素类化合物）和挥发油的含量在种植的2～5年里的变化趋势进行了研究，发现第2～4年含量呈现逐年上升的趋势，在第4年以上三种成分的含量略有下降。宽叶羌活中化合物含量普遍较高，推测其化合物积累速度较羌活快，即在第2年已达到标准。同时，虽然在较低海拔区域其有效成分含量相对较低，但是如果能达到药材标准，从经济效益来看，仍可选择在较低海拔区域开展宽叶羌活人工种植繁育基地建设。低海拔生境相对来说不适合羌活等高寒植物生长，为了考察低海拔不同移栽年份下化合物积累量的变化情况，分别对移栽生长1年、2年的宽叶羌活样品的化学成分进行分析，以期能够对宽叶羌活的人工种植管理、药材质量控制提供依据。

宽叶羌活海拔分布可低至2500m以下，本书开展了对宽叶羌活向2000m以下海拔人工引种驯化试验研究，将1年生宽叶羌活实生苗分别移栽到不同海拔试验点，同时对2000m以下较低海拔试验区域不同移栽年份的宽叶羌活主要化学成分也进行了考察（图8-11），发现其中含量较高的4个成分总体呈现出随着移栽年份增加而增加的趋势，只有羌活醇移栽2年的含量比移栽1年的低，推测原因可能是较低海拔的生境不利于宽叶羌活中羌活醇的生成，随着移栽年份增加，环境胁迫性更加明显。此外还有一个值得注意的现象，在920m的海拔下，4种有效成分的含量随着移栽年份的增加呈递减趋势，这也揭示了海拔低于1000m的环境可能不适合宽叶羌活的生长。

8.2.4　栽培羌活不同部位的主要成分含量分析

人工栽培与野生药材样品在外观上有显著区别：如图8-12所示，野生羌活药材中根茎和主根占整个地下部分的比例较大，而须根则较小；相比之下，人工栽培的羌活药材根茎和须根所占比例较大，主根则较小。

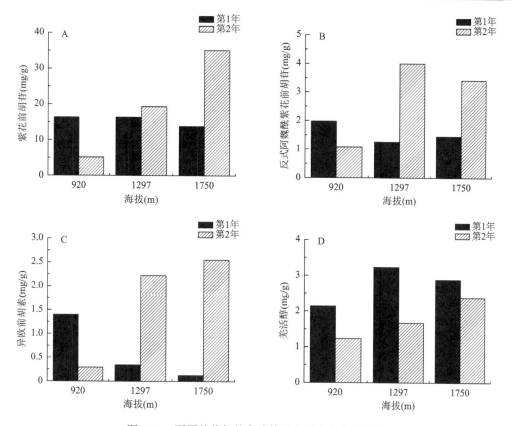

图 8-11　不同移栽年份宽叶羌活主要成分含量比较

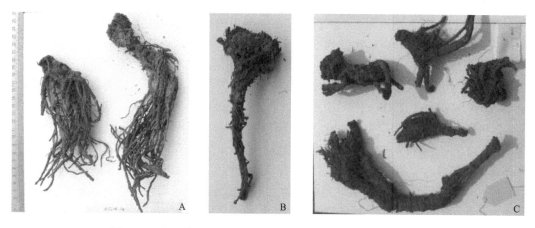

图 8-12　人工栽培羌活药材样品与野生羌活药材样品形态比较

A. 人工栽培羌活药材样品地下部分；B. 人工栽培羌活药材样品去掉须根后的形态；C. 野生羌活药材样品

　　对人工栽培基地中不同生长时期的羌活样品进行分析：经对比紫外吸收和质谱数据，对羌活中的各色谱峰进行鉴定；以化合物的最大紫外吸收波长，对羌活主要化学成分进行定量测定。通过分析发现，人工栽培样品在形态上与野生样品有区别，野生样品中根茎和主根较多，须根很少；而 5 年生人工栽培样品中须根重量占药材干重的 48%，根茎和主根分别占 39%和 13%（图 8-13）。人工栽培样品不同形态部位中化合物的含量分析结果表明：茴香酸对羟基苯乙酯、羌活醇和异欧前胡素在人工栽培样品不同部位中的含量以须根、主根、根茎的顺序递减；与野生药材样品不同部位的分析结果对比，人工栽培药材各部位中化合物的含量均略低于野生样品。

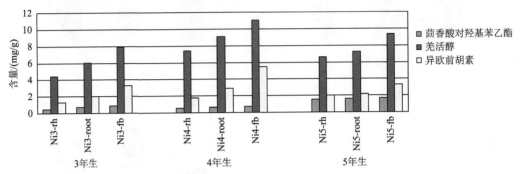

图 8-13 人工栽培羌活不同部位主要成分含量分析结果

rh：根茎；root：主根；fb：须根

8.3 羌活药材质量安全研究

植物在正常生长过程中，需要一定的微量元素，而土壤中的 B、Mn、Cu、Zn、Mo是植物正常生长发育所必需的微量元素，它们多是有机体中酶、维生素和生长激素的成分，直接参与有机体的代谢过程，在植物生命周期中扮演着非常重要的角色，同时它们也与植物的光合作用、碳水化合物的运转和积累密切相关，对植物的干物质积累起着重要的作用。中药的功效不仅与其所含的有机成分有关，也与其所含的微量元素有关。中药中的微量元素进入人体后，对人体的健康起着非常重要的作用，这些微量元素有可能会促进中药中某些有效成分作用的发挥，并且一些微量元素本身就具有治疗作用（王刚等，2002；朱胤龙和刘军峰，2000）。中药材中的微量元素对人体所缺乏的各种微量元素起到重要的补充与调节作用，同时也能对各种微量元素在人体新陈代谢中的吸收、排泄产生影响，并通过络合、螯合间接起到解毒作用，进而达到治病的目的（张俊清等，2002；冯玉明和李荣谱，1987）。而研究药材微量元素质量分数与土壤相应微量元素质量分数的相关性，可为珍稀濒危植物的有效保护与开发利用提供科学依据。

8.3.1 羌活药材与原产地土壤微量元素相关性

为了探讨羌活药材微量元素与原产地土壤微量元素的关系，选定了 13 个羌活道地产区，测定羌活药材中 B、Mn、Cu、Zn、Mo 等微量元素和土壤中微量元素的含量，同时进行羌活药材中微量元素与土壤相应元素的相关性分析，结果见图 8-14。

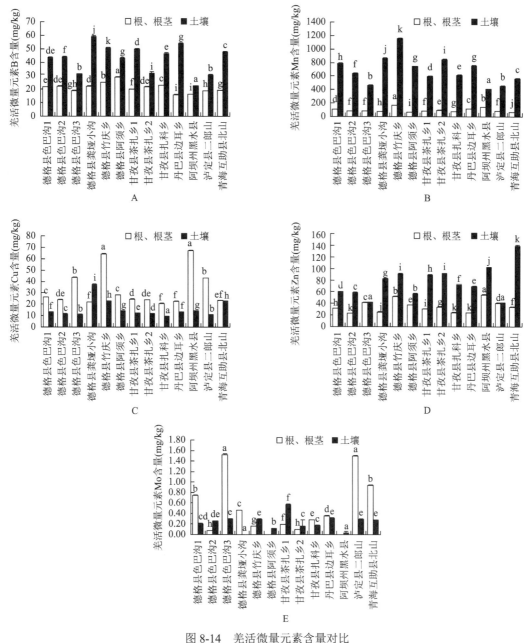

图 8-14　羌活微量元素含量对比

A. B 含量对比；B. Mn 含量对比；C. Cu 含量对比；D. Zn 含量对比；E. Mo 含量对比

组间以不同的小写字母表示差异显著性，分析标准为 $P < 0.01$

　　B 含量方面，药材变化幅度不大（15～29mg/kg），但是差异较显著，规律性不是很明显，平均值为 21.1092mg/kg±3.5269mg/kg，CV（变异系数）＝16.71%，德格县阿须乡药材 B 含量最高（29.0593mg/kg），丹巴县边耳乡 B 含量最低（15.9833mg/kg）；土壤中 B 含量变化幅度较大（22～59mg/kg），差异较显著，平均值为 42.7394mg/kg±10.6438mg/kg，德格县龚垭小沟 B 含量最高（59.2223mg/kg），其次为丹巴县边耳乡（54.1195mg/kg），阿坝州黑水县 B 含量最低(22.5886mg/kg)。土壤中的 B 含量均比药材中的 B 含量高,倍数为 1.38～3.38。

　　Mn 含量方面,药材变化幅度比较大,为 64～164mg/kg,平均值为 95.3454mg/kg± 29.6067mg/kg, CV＝31.05%,德格县竹庆乡含量最高（164.0079mg/kg）,青海互助县北山最低（64.4223mg/kg）;土壤中 Mn 含量变化幅度较大,为 411.8103（阿坝州黑水县）～ 1154.6493mg/kg（德格县竹庆乡）,平均值为 684.4541mg/kg±204.8768mg/kg, CV＝29.93%。土壤中的 Mn 含量高于药材中的 Mn 含量,倍数为 2.93（阿坝州黑水县）～12.01（德格县龚垭小沟）。

　　Cu 含量方面,药材变化幅度为 20～67mg/kg,德格县竹庆乡和阿坝州黑水县的含量最高,这可能与背景值有关;土壤中 Cu 含量变化幅度为 9～37mg/kg,德格县龚垭小沟的 Cu 含量最高,德格县竹庆和青海互助县北山含量相当,均较高,甘孜县扎科乡 Cu 含量最低。除德格县龚垭小沟药材中的 Cu 含量低于土壤中的 Cu 含量外,其他产地药材的 Cu 含量均高于土壤中的 Cu 含量,倍数为 0.58（德格县龚垭小沟）～4.64（阿坝州黑水县）。

　　Zn 含量方面,药材变化幅度为 23～54mg/kg,其中阿坝州黑水县和德格县竹庆乡的 Zn 含量最高,甘孜县扎科乡和丹巴县边耳乡的 Zn 含量最低;土壤中 Zn 含量变化幅度为 41～139mg/kg,其中青海互助县北山的 Zn 含量最高,德格县色巴沟 3 与泸定县二郎山的 Zn 含量相当,为最低。土壤中的 Zn 含量高于药材中的 Zn 含量,倍数为 1.01（德格县色巴沟 3、泸定县二郎山）～4.09（青海互助县北山）。

　　Mo 含量变化幅度很大,药材中 Mo 含量为 0（德格县阿须乡、阿坝州黑水县）～ 1.52mg/kg（德格县色巴沟 3）。土壤中 Mo 含量为 0（德格县龚垭小沟）～0.57mg/kg（甘孜县茶扎乡 1）。大多数药材中的 Mo 含量高于土壤中的 Mo 含量,倍数为 0（德格县阿须）～ 5.08（德格县色巴沟 3、泸定县二郎山）。

　　羌活药材微量元素含量与原产地土壤微量元素含量的相关性分析结果见表 8-9,由表可知。

　　(1)药材中 B 与其他微量元素负相关,与土壤中 B、Mn、Cu 正相关,其中与 Mn 的相关性达到显著水平,与土壤中 Zn、Mo 负相关。

　　(2)药材中 Mn 与 Cu 呈极显著正相关（$r＝0.747, P<0.01$）,与 Zn 含量的相关性达到显著水平,与 Mo 负相关;与土壤中 B、Cu、Mo 负相关,与土壤中 Mn、Zn 含量正相关。

　　(3)药材中 Cu 与 Zn 呈极显著正相关（$r＝0.934, P<0.01$）;与土壤中 B、Mn、Cu、Mo 负相关。

　　(4)药材中 Zn 与土壤中 B、Mn、Cu、Mo 负相关,其中与 B 的负相关性达到显著水平（$r＝-0.593, P<0.05$）,与土壤中 Zn 正相关。

　　(5)药材中 Mo 与土壤中 B、Mn、Cu、Zn 负相关,与土壤中 Mo 正相关。

　　(6)土壤中 B 与 Mn、Cu、Zn、Mo 正相关,其中与 Mn 的相关性达到显著水平（$r＝0.572, P<0.05$）。

表 8-9　羌活微量元素含量相关性分析结果

	i-Y-B	i-Y-Mn	i-Y-Cu	i-Y-Zn	i-Y-Mo	i-T-B	i-T-Mn	i-T-Cu	i-T-Zn	i-T-Mo
i-Y-B	1.000	−0.174	−0.152	−0.045	−0.366	0.284	0.557*	0.158	−0.159	−0.209
i-Y-Mn		1.000	0.747**	0.613*	−0.294	−0.152	0.394	−0.009	0.132	−0.013

	i-Y-B	i-Y-Mn	i-Y-Cu	i-Y-Zn	i-Y-Mo	i-T-B	i-T-Mn	i-T-Cu	i-T-Zn	i-T-Mo
i-Y-Cu			1.000	0.934**	0.044	−0.513	−0.033	−0.001	0.038	−0.121
i-Y-Zn				1.000	0.082	−0.593*	−0.050	−0.011	0.149	−0.123
i-Y-Mo					1.000	−0.232	−0.425	−0.058	−0.322	0.219
i-T-B						1.000	0.572*	0.550	0.174	0.187
i-T-Mn							1.000	0.454	0.126	−0.095
i-T-Cu								1.000	0.424	−0.379
i-T-Zn									1.000	−0.046
i-T-Mo										1.000

注：*表示显著相关，$P<0.05$；**表示极显著相关，$P<0.01$。Y 表示药材，T 表示土壤。

8.3.2　羌活药材与原产地土壤矿质元素的相关性

为了探讨羌活药材矿质元素与原产地土壤矿质元素的关系，对 13 个采集地的羌活药材和土壤的矿质元素含量进行分析测定，同时，进行药材与土壤矿质元素含量的相关性分析。

羌活药材中矿质元素 K 的含量为 6481～23040.28mg/kg，变化幅度较大，差异较显著，平均值为 10926.46mg/kg，德格县阿须乡最高，德格县色巴沟 2 最低；土壤中 K 含量为 96～1142mg/kg，变化幅度较大，平均值为 380mg/kg，甘孜县茶扎乡 2 最高，德格县色巴沟 2 最低。药材中矿质元素 K 的含量显著高于土壤中 K 的含量，倍数为 8（甘孜县茶扎乡 2）～94（丹巴县边耳乡）。

在 Ca 含量方面，羌活药材中 Ca 含量为 4179～17892mg/kg，变化幅度较大，差异显著，平均值为 6881.83mg/kg，$CV=51.12\%$，德格县阿须乡含量最高，丹巴县边耳乡含量最低；土壤中 Ca 含量介于 2681～5501mg/kg，变化幅度较大，阿坝州黑水县 Ca 含量最高，甘孜县扎科乡 Ca 含量最低。绝大多数羌活根、根茎中的 Ca 含量高于土壤中的 Ca 含量，倍数为 0.89～3.97。

在 Mg 含量方面，羌活药材中 Mg 含量为 2848（丹巴县边耳乡）～4556mg/kg（德格县龚垭小沟），平均值为 3430.66mg/kg，$CV=16.08\%$；土壤中 Mg 含量为 39（德格县龚垭小沟）～390mg/kg（甘孜县茶扎乡 2），平均值为 278.33mg/kg，$CV=40.15\%$。药材中的 Mg 含量高于土壤中的 Mg 含量，倍数为 6.89（甘孜县茶扎乡 2）～114.35（德格县龚垭小沟）。

药材中 K 含量与药材中 Ca 含量呈极显著正相关（$r=0.719$，$P<0.01$），与土壤中 K 含量呈负相关；药材中 Ca 含量与药材中 Mg 含量呈正相关，与土壤中 Ca、Mg 含量呈正相关，其中与 Mg 含量的相关性达到极显著水平（$r=0.706$，$P<0.01$）；药材中 Mg 含量与土壤中 K、Mg 含量呈负相关，与土壤中 Ca 含量呈正相关。

8.3.3　羌活药材与原产地土壤重金属元素相关性

为了探讨羌活药材重金属元素与原产地土壤重金属元素的关系，对 13 个采集地的羌活药材及土壤重金属元素含量进行分析测定，同时，进行药材与土壤重金属元素含量的相关性分析，结果见图 8-15。

羌活药材中重金属元素 Cr 的含量为 0.47～8.36mg/kg，变化幅度较大，差异较显著，平均值为 2.80mg/kg，德格县龚垭小沟最高，甘孜县茶扎乡 2、扎科乡和德格县阿须乡最低；土壤中 Cr 含量为 10.79～61.21mg/kg，变化幅度较大，平均值为 28.81mg/kg，阿坝州黑水县、泸定县二朗山等地 Cr 含量较低，甘孜县扎科乡、德格县龚垭小沟、青海互助县北山、甘孜县茶扎乡 1 等地 Cr 含量较高。土壤中的 Cr 含量显著高于药材中的 Cr 含量，倍数为 3.55（德格县色巴沟 1）～78.28（甘孜县扎科乡）。

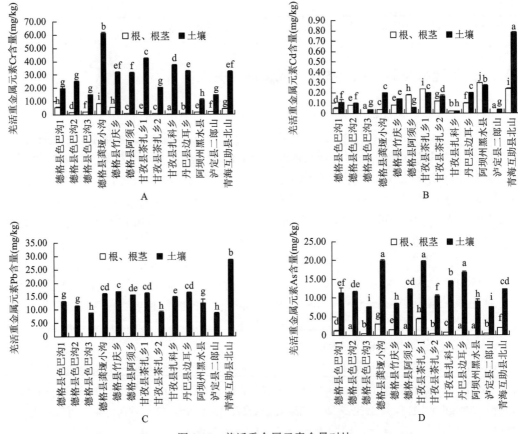

图 8-15　羌活重金属元素含量对比

组间以不同的小写字母表示差异的显著性，分析标准为 P＜0.01

在 Cd 含量方面，羌活药材中 Cd 含量为 0～0.3mg/kg，变化幅度较大，平均值为 0.11mg/kg，CV＝88.43%，阿坝州黑水县含量最高，德格县色巴沟 3 和泸定县二郎山含量最低；土壤中 Cd 含量介于 0～0.77mg/kg，变化幅度较大，CV＝110.09%，甘孜县扎科乡、德格县色巴沟 3 等地均较低，青海互助县北山的 Cd 含量最高，其次是阿坝州黑水县。土壤环境质量标准规定一级标准为 0.20mg/kg，二级标准为 0.30～0.60mg/kg，大多数土壤达到一级标准，阿坝州黑水县达到二级标准，青海互助县北山的土壤 Cd 超标。羌活药材中的 Cd 含量普遍低于土壤中的 Cd 含量，倍数介于 0（德格县色巴沟 3 和泸定县二郎山）～2.99（德格县阿须乡）。

在 Pb 含量方面，各产地的羌活药材中 Pb 含量为 0mg/kg；土壤中 Pb 含量介于 8.66～28.51mg/kg，变化幅度较大，平均值为 21.37mg/kg，CV = 71.81%，青海互助县北山最高，含量在 25mg/kg 以上，其余的 Pb 含量均在 20mg/kg 以下。土壤环境质量标准规定一级标准为 35mg/kg，二级为 250～300mg/kg，均达到一级标准。土壤中的 Pb 含量高于羌活药材中的 Pb 含量。

在 As 含量方面，羌活药材 As 含量介于 0～4.41mg/kg，变化幅度较大，平均值为 1.09mg/kg，CV = 122.79%，甘孜县茶扎乡 1 含量最高，德格县色巴沟 2、德格县阿须乡、丹巴县边耳乡、阿坝州黑水县含量最低，均为 0；土壤中重金属元素 As 的含量介于 7.43～19.98mg/kg，平均值为 12.41mg/kg，变化幅度较大，德格县龚垭小沟 As 含量最高，泸定县二郎山 As 含量最低。土壤环境质量标准规定一级标准为 15.00mg/kg，二级标准为 25.00～30.00mg/kg，达到一级或二级标准。土壤中的 As 含量高于药材中均 As 含量，最人倍数达到 23.23（甘孜县茶扎 2）。

对 13 个采集地的羌活药材重金属元素含量与原产地土壤重金属元素含量进行相关性分析，结果见表 8-10。

表 8-10　羌活重金属元素含量相关性分析结果

	i-Y-Cr	i-Y-Cd	i-Y-Pb	i-Y-As	i-T-Cr	i-T-Cd	i-T-Pb	i-T-As
i-Y-Cr	1.000	−0.174	a	0.511	0.454	0.263	0.322	0.171
i-Y-Cd		1.000	a	0.182	−0.035	0.606*	0.471	0.154
i-Y-Pb			a	a	a	a	a	a
i-Y-As				1.000	0.660*	0.279	0.393	0.628*
i-T-Cr					1.000	0.143	0.479	0.852**
i-T-Cd						1.000	0.828**	0.135
i-T-Pb							1.000	0.372
i-T-As								1.000

注：*表示显著相关，$P < 0.05$；**表示极显著相关，$P < 0.01$（双侧检验）；a 表示含量为 0，不能计算。

由表 8-10 可知：药材中 Cr 含量与土壤中 Cr、Cd、Pb、As 含量呈正相关，与药材中 As 含量呈正相关。药材中 Cd 含量与土壤中 Cr 含量呈负相关，与药材中 Cd、Pb、As 含量呈正相关，其中与土壤 Cd 含量的相关性达到显著水平（$r = 0.606$，$P < 0.05$）。药材中 Pb 含量为 0。药材中 As 含量与土壤中 Cr、Cd、Pb、As 含量呈正相关，其中与 Cr、As 含量的相关性达到显著水平（Cr：$r = 0.660$，$P < 0.05$；As：$r = 0.628$，$P < 0.05$）。土壤中 Cr 含量与土壤中 As 含量呈极显著正相关（$r = 0.852$，$P < 0.01$）；土壤中 Cd 含量与土壤中 Pb 含量呈极显著正相关（$r = 0.828$，$P < 0.01$）。

第9章　羌活代谢组学研究

代谢组学（metabonomics）是继基因组学、转录组学和蛋白质组学之后，系统生物学的重要组成部分，也是目前组学领域的研究热点之一。与传统的代谢研究相比，代谢组学融合了物理学、生物学及分析化学等多个学科的知识，利用现代化的先进仪器联用分析技术对机体在特定条件下整个代谢产物谱的变化进行检测，并通过特殊的多元统计分析方法研究生物学功能状况。由于代谢组学的研究对象是生物体所有代谢产物，而这些代谢产物都是由机体内源性物质发生反应生成的，因此，代谢产物的变化揭示了内源性物质或基因水平的变化，研究对象从微观基因变为宏观的代谢产物、代谢表型，研究对象更为直观。本章借助代谢组学技术对比羌活栽培品（栽培羌活）与野生药材（羌活和宽叶羌活）之间的代谢产物差异，并进行代谢通路富集分析，据此解析羌活栽培品与野生药材代谢途径的变化机制，为栽培品药用物质学、质量控制和安全性评价等提供基础研究。

9.1　野生药材与栽培品的代谢组学研究

9.1.1　野生药材与栽培品代谢产物差异分析

通过对野生羌活（QH）、野生宽叶羌活（KQH）、栽培羌活（EQH）和质控样本（QC，所有样本各取等量混合作为质控样本，用于评价整个实验过程中系统质谱平台的稳定性）进行主成分分析（principle component analysis，PCA），并经过 7 次循环交叉验证（7-fold cross-validation），得到 PCA 模型图（图 9-1）：QC 样本紧密聚集在一起，表明实验过程中检测仪器稳定性较好；栽培品（EQH）与野生药材（QH 和 KQH）间代谢产物差异较显著，而 QH 与 KQH 间代谢产物差异不明显。

为了更直观地展示 QH、KQH 与 EQH 代谢产物之间的差异，本书对所有代谢产物的表达量进行层次聚类（hierarchical clustering），如图 9-2 所示：QC 样品较为稳定，QH 与 KQH 代谢产物表达量较为相似，但二者极大地区别于 EQH；栽培品较野生药材代谢产物更为丰富。结合图 9-1 和图 9-2 不难看出，野生宽叶羌活药材质量较为稳定，而野生羌活药材质量和栽培品相比则显得不均一。

为深层次地探析各组样品间代谢轮廓的总体差异，找到差异代谢产物，本书共选取有监督的偏最小二乘判别分析（partial least squares discrimination analysis，PLS-DA）方法进行多元统计分析。其中选取 R^2X 参数（代表进行多元统计分析建模时，在 X 轴方向模型的累积解释率，或 X 轴方向保留的原始数据信息百分比的平方，cum 表示几个主成分累积的结果）来评价各个对比组所构建的 PLS-DA 模型的有效性，并选取解释率 R^2Y（cum）和预测率 Q^2 来评价 PLS-DA 模型的预测能力。分析结果显示 QH/KQH 组、QH/EQH 组和 KQH/EQH

组的 R^2X 值均大于 0.6，解释率 R^2Y（cum）均大于 0.98；QH/EQH 组和 KQH/EQH 组的预测率 Q^2 均大于 0.97，KQH/QH 组的预测率 Q^2 为 0.75。以上参数表明所创建的 PLS-DA 模型有效性和预测能力较佳。在此基础上绘制各组样品间的 PLS-DA 图（图 9-3），从图 9-3 中可以看出各组样品间均存在一定的差异，弥补了 PCA 分析法在区分 QH/KQH 组代谢产物差异性方面不足。

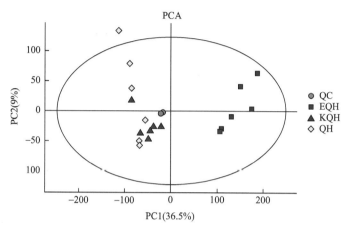

图 9-1　所有样本的 PCA 模型图

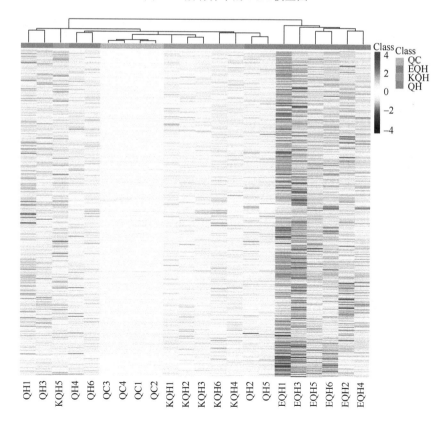

图 9-2　所有样本的聚类热图

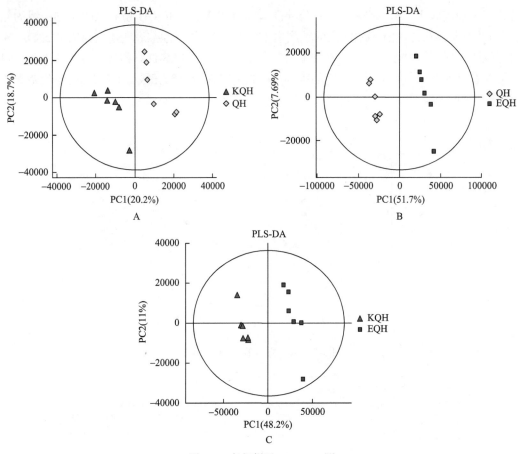

图 9-3　各组样品 PLS-DA 图

A. QH/KQH；B. QH/EQH；C. KQH/EQH

　　为滤除与分类信息无关的质谱碎片数据，更好地探索各组样品间代谢轮廓的总体差异，更加精准地探寻差异代谢产物,本书另外选取了正交偏最小二乘判别分析（onthogonal PLS-DA，OPLS-DA）方法，该方法在 PLS-DA 的基础上进行修正，可提高模型的解析能力和有效性，最大程度地凸显模型内部不同组别之间的差异，并可以根据 OPLS-DA 模型得到变量权重值（variable importance of projection，VIP），其中 VIP＞1 代表找到了潜在的生物标志物，可辅助后续开展的差异代谢产物筛选研究。参数 R^2X、解释率 R^2Y（cum）和预测率 Q^2 显示所创建的 OPLS-DA 模型有效性和预测能力较佳，OPLS-DA 模型的得分图（图 9-4）显示各组间存在显著差异，因此该方法可以用于药材等级及品种区分研究。

　　为防止 OPLS-DA 模型过拟合，采用 7 次循环交互验证和 200 次响应排序检验（response permutation testing，RPT）来考察模型的质量。对 OPLS-DA 模型进行 RPT 检验，即固定矩阵 X，将先前定义的分类矩阵 Y 的变量（如 0 或 1）随机排列 n（$n=200$）次，建立对应的 OPLS-DA 模型以获取随机模型的 R^2 和 Q^2 值。然后与原模型的 R^2Y、Q^2Y 进行线性回归，得到的回归直线与 Y 轴的截距分别为 R^2 和 Q^2，用来衡量模型是否过拟合。通常直线 R^2Y 和 Q^2Y 的斜率越接近水平直线，模型越有可能过拟合；使用 RPT 检验时，一般要求这种情

况下的 Q^2 小于 0。从图 9-5 中可以看出，所创建的 3 组模型的 R^2Y 和 Q^2Y 直线斜率较大，且 Q^2 远远小于 0，因此所创建的模型不存在过拟合，预测结果可靠。

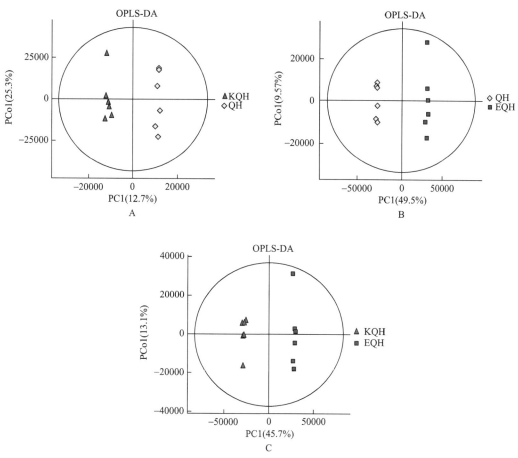

图 9-4　各组样品 OPLS-DA 分析图

A. QH/KQH；B. QH/EQH；C. KQH/EQH

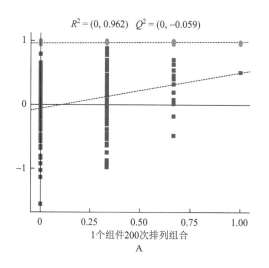

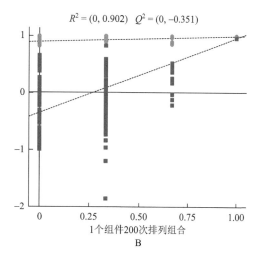

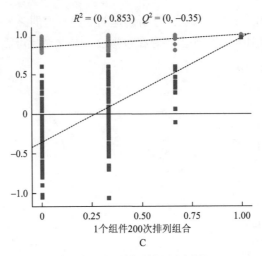

$R^2 = (0，0.853)$　$Q^2 = (0，-0.35)$

1个组件200次排列组合

C

图 9-5　各组样品排列分析图

A. QH/KQH；B. QH/EQH；C. KQH/EQH

9.1.2　野生药材与栽培品差异代谢产物分析

本节利用火山图对 P 值和倍数差异（fold change，FC）值进行可视化分析，初步筛选出各组间差异代谢产物，如图 9-6 所示。其中虚线以上浅色圆点代表在实验组中显著上调的代谢产物，虚线以上深色圆点代表显著下调的代谢产物，虚线以下浅色圆点代表变化不显著的代谢产物。由图 9-6 可以看出：QH/KQH 组差异代谢产物占比远远小于 QH/EQH 组和 KQH/EQH 组，进一步印证了羌活栽培品代谢产物丰度较野生药材高。

在火山图基础上，采用多维分析和单维分析相结合的方法，以 OPLS-DA 模型第一主成分的 VIP>1、t 检验的 $P<0.05$ 为条件筛选出组间差异代谢产物，差异代谢产物数量统计结果如图 9-7 所示，QH/EQH 组和 KQH/EQH 组差异代谢产物数量相当，且远远高于 QH/KQH 组。

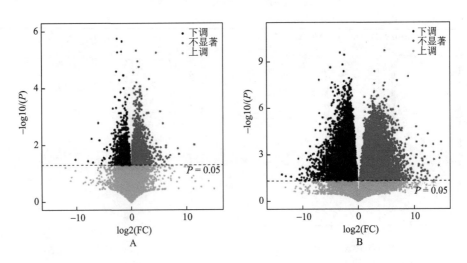

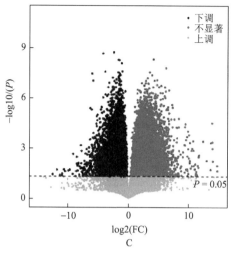

图 9-6　各组样品火山图

A. QH/KQH；B. QH/EQH；C. KQH/EQH

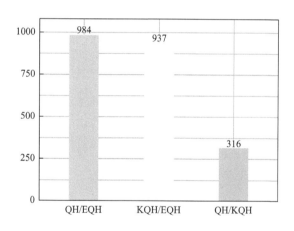

图 9-7　各组间差异代谢产物数量统计图

　　为了更直观地展示样本之间的关系及代谢产物在不同样本之间的表达差异，本节对所有显著差异代谢产物及 VIP 值排名前 50 的差异代谢产物的表达量进行层次聚类，结果如图 9-8 所示。横坐标表示样本名称，纵坐标表示差异代谢产物。颜色从蓝到红表示差异代谢产物的表达丰度从低到高，即越红表示差异代谢产物的表达丰度越高。

　　从图 9-8 中可以看出 KQH/QH 组聚为 3 类，左起第一类为 QH（QH1～QH5），第二类为 KQH（KQH1～KQH4），第三类则包含 QH 和 KQH（KQH5、KQH6、QH6），因此仅以主要差异代谢产物无法将 KQH/QH 组很好地区分。从主要差异代谢产物的丰度聚类来看，VIP 值较高的差异代谢产物虽然存在一定的区分度，但是界线不太明显，因此 KQH/QH 组差异代谢产物热图印证了羌活和宽叶羌活均作为羌活药材基源植物的科学性。

　　从图 9-9、图 9-10 中可以看出，依据主要差异代谢产物聚为 2 类，且筛选出的显著差异代谢产物能作为标志物将野生羌活药材与栽培品区分开。

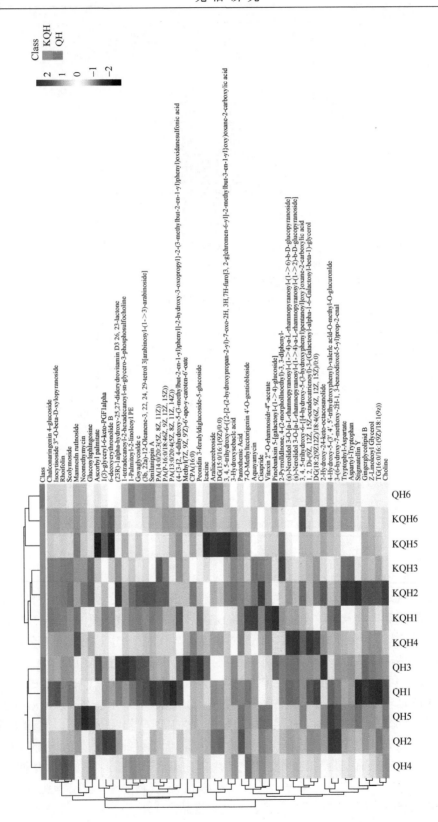

图 9-8 KQH/QH 组差异代谢产物热图

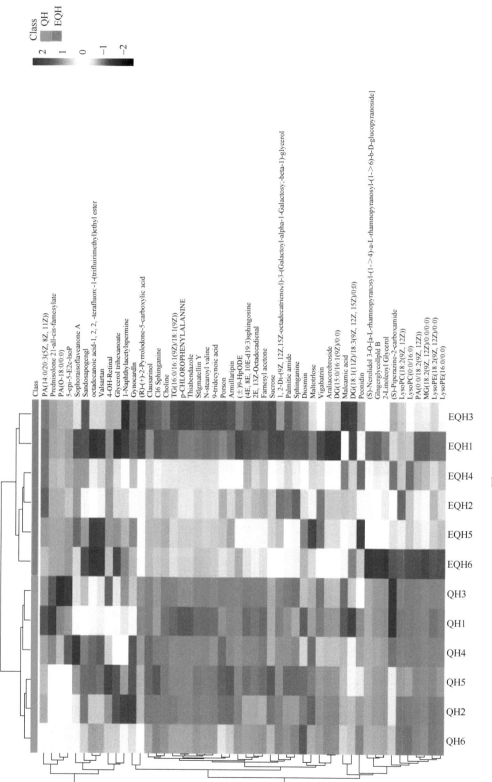

图 9-9 QH/EQH 差异代谢产物热图

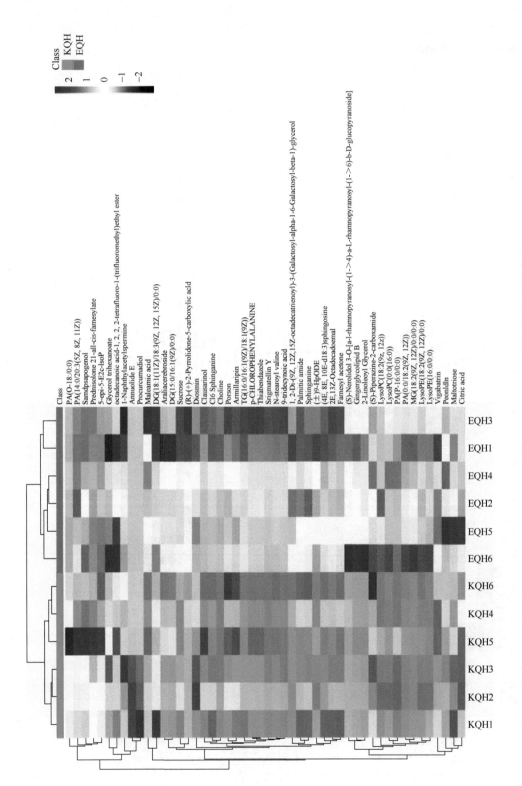

图 9-10 KQH/EQH 差异代谢产物热图

聚在一簇的代谢产物具有相似功能或共同参与某一代谢途径。该结果与前述的多元统计分析结果一致，但栽培品与野生药材代谢产物的明显差异是否是由品种差异或者驯化过程中的环境变化导致的，还有待进一步研究。另外从聚类分析结果来看，丰度较高的代谢产物主要分布于栽培品中，因此在品种驯化过程中大量抗病抗逆相关基因表达被激活，导致代谢产物增多，代谢产物丰度发生量变。为探明此类变化的机制，本书基于 KEGG 数据库对差异代谢产物进行代谢通路富集分析。对差异代谢产物进行通路富集分析，有助于理解在差异样品中代谢途径变化的机制。

9.1.3　野生药材与栽培品代谢通路富集分析

开展代谢通路富集分析前，本节选取 Pearson 相关系数衡量显著差异代谢产物之间的相关程度，以进一步了解不同组别代谢产物之间的相互关系。本节选取 VIP 值排名前 50 的差异代谢产物进行可视化分析，图 9-11～图 9-13 展示了排名前 50 的差异代谢产物的相关性（红色表示正相关，蓝色表示负相关）。

图 9-11 揭示了 QH/KQH 组差异代谢产物之间变化的协同性较 QH/EQH 组（图 9-12、）和 KQH/EQH 组（图 9-13）差，QH/EQH 组和 KQH/EQH 组中差异代谢产物多呈显著正相关，这可能是因为羌活栽培品在种植过程中受到与野生条件下不同生长环境的刺激，为适应生长环境变化，通过各种代谢途径产生大量差异代谢产物。根据相关性分析结果，选取显著相关（正相关和负相关）的代谢产物，利用差异代谢产物的 KEGG ID 进行通路富集分析，获得代谢通路富集结果。应用超几何检验，找出与整个背景相比在显著差异代谢产物中显著富集的通路条目，其计算公式为

$$P = 1 - \sum_{i=0}^{m-1} \frac{\binom{M}{i}\binom{N-M}{n-i}}{\binom{N}{n}}$$

式中，N 为代谢产物总数；n 为 N 中差异代谢产物的数目；M 为注释为某特定通路的代谢产物数目；m 为注释为某特定通路的差异代谢产物数目。以 $P \leqslant 0.05$ 为阈值，满足此条件的通路为在差异代谢产物中显著富集的通路。P 值越小，则该代谢通路的差异越显著。

为更直观地展示主要代谢通路中差异代谢产物的富集情况，本书以代谢通路的 P 值代表该代谢通路富集的显著性，选择显著富集的通路进行气泡图绘制。纵坐标为代谢通路名称；横坐标为富集因子（rich factor，即显著差异代谢产物个数/该通路中的代谢产物总个数），富集因子越大，则说明富集程度越高；颜色由绿到红表示 P 值依次降低；点越大，说明富集到该通路上的代谢产物数目越多。

从图 9-14 中可以看出，KQH/QH 组中富集程度较高的代谢通路为嘌呤代谢（purine metabolism），玉米素生物合成（zeatin biosynthesis），甘氨酸、丝氨酸和苏氨酸代谢（glycine, serine and threonine metabolism），黄酮和黄酮醇生物合成（flavone and flavonol biosynthesis），以及甘油磷脂代谢（glycerophospholipid metabolism）和叶酸生物合成（folate biosynthesis），其中嘌呤代谢富集的差异代谢产物最多。

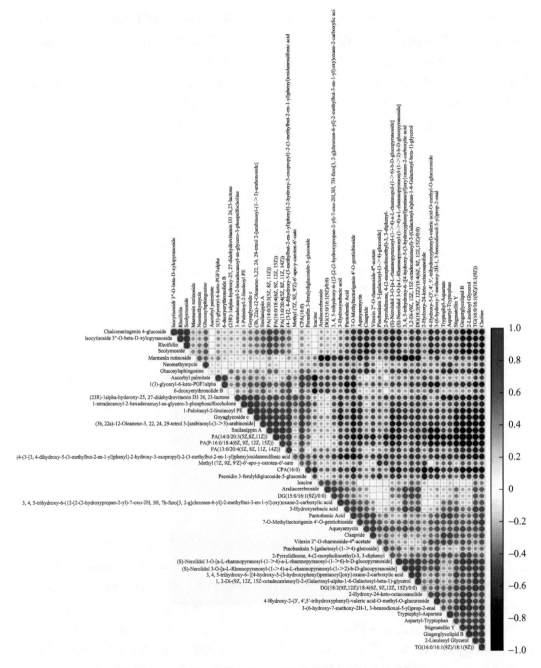

图 9-11 QH/KQH 组排名前 50 的差异代谢产物相关性分析图

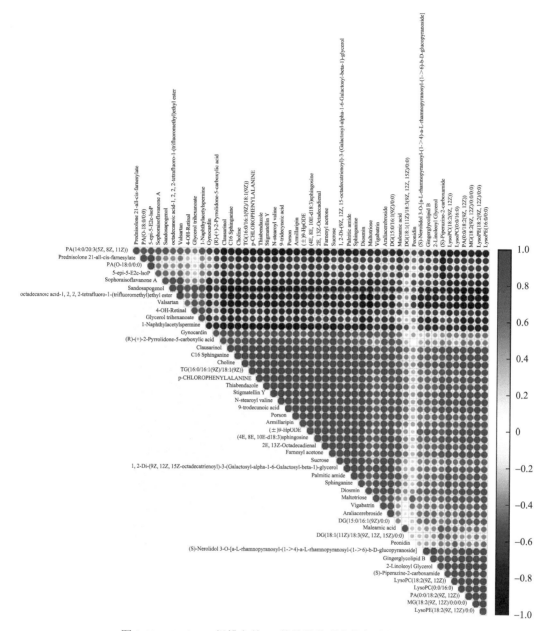

图 9-12　QH/EQH 组排名前 50 的差异代谢产物相关性分析图

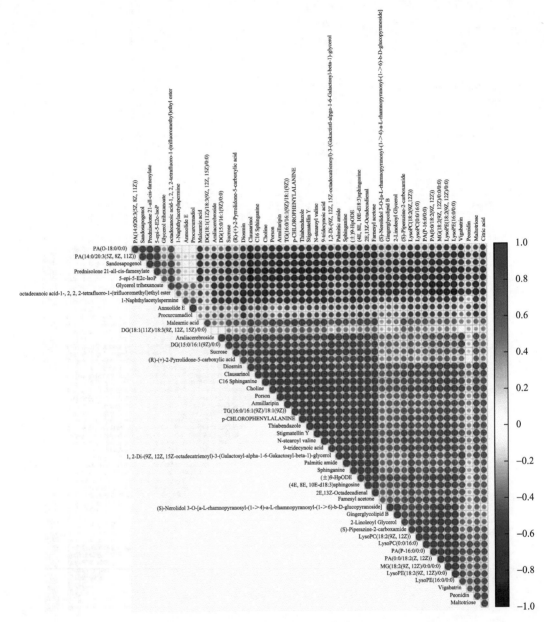

图 9-13　KQH/EQH 组排名前 50 的差异代谢产物相关性分析图

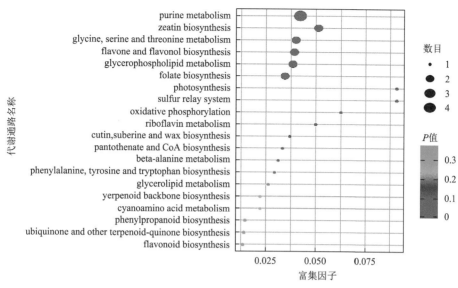

图 9-14　KQH/QH 组排名前 20 的代谢通路富集气泡图

从图 9-15 中可以看出，QH/EQH 组中富集程度较高的代谢通路为 Glycine, serine and threonine metabolism、purine metabolism、辅酶 Q 和其他萜类醌生物合成（ubiquinone and other terpenoid-quinone biosynthesis）、冷酸酯和 CoA 生物合成（pantothenate and CoA biosynthesis）、氨酰 t-RNA 生物合成（aminoacyl-tRNA biosynthesis）、glycerophospholipid metabolism 和 ABC 转运子（ABC transporters），其中 purine metabolism 是该组中富集差异代谢产物最多的代谢通路。

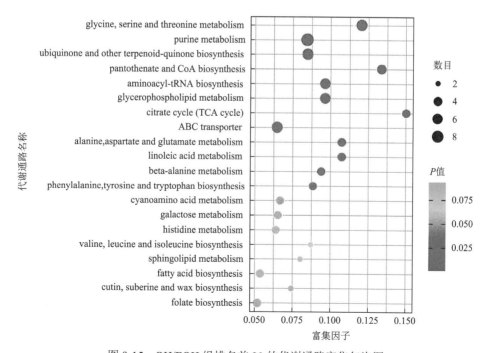

图 9-15　QH/EQH 组排名前 20 的代谢通路富集气泡图

从图 9-16 中可以看出，KQH/EQH 组中富集程度较高的代谢通路为 purine metabolism、glycine，serine and threonine metabolism、Pantothenate and CoA biosynthesis、aminoacyl-tRNA biosynthesis、Ubiquinone and other terpenoid-quinone biosynthesis 和 histidine metabolism，其中组胺酸代谢（purine metabolism）是本组中富集差异代谢产物最多的代谢通路。

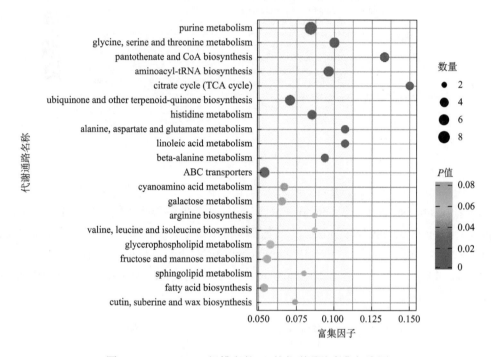

图 9-16　KQH/EQH 组排名前 20 的代谢通路富集气泡图

从上述代谢通路富集气泡图分析结果看，QH/EQH 组和 KQH/EQH 组中富集程度较高的代谢通路基本一致，而与 QH/KQH 组相差得较多。嘌呤代谢（图 9-17）是三组对比药材中富集差异代谢产物最多的代谢通路，但相比较而言，QH/EQH 组和 KQH/EQH 组中富集的差异代谢产物的数量是 QH/KQH 组的 3 倍。

虽然羌活次生代谢产物呈现出复杂的多样性，但通过基于超高效液相色谱-质谱联用对野生羌活、野生宽叶羌活和栽培羌活药材差异次生代谢产物的非靶向代谢组学分析，可以很好地区分栽培药材与野生药材。本书对羌活代谢产物进行了初步比较，所检测到的物质可为羌活药材品质分析及相应的生物学功能研究提供一定的理论参考。

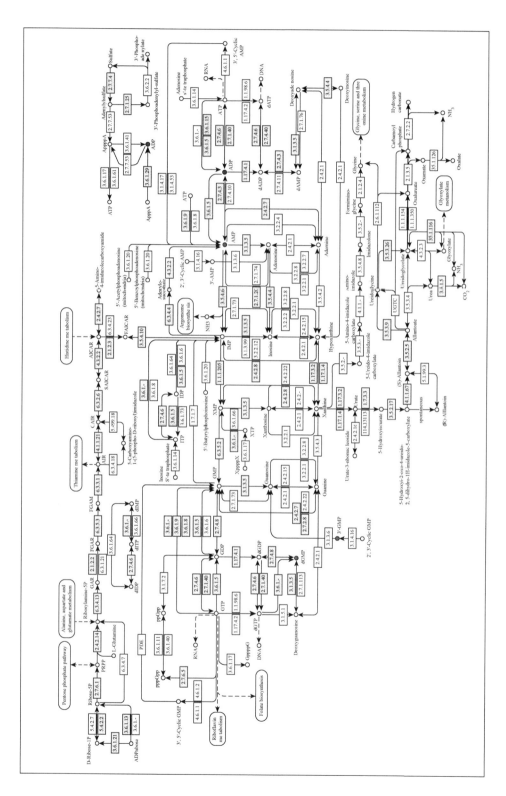

图 9-17　嘌呤代谢图

9.2　羌活根茎及根的比较转录组学研究

羌活以蚕羌、竹节羌品质最佳,栽培羌活以头羌为主,由于羌活根茎发育不足,难以形成蚕羌、竹节羌等根茎药材。目前,野生资源难以满足市场需求,栽培羌活药材形态较差,较难甚至无法形成蚕羌、竹节羌的问题亟待解决,而关于羌活药用部位根茎及根生长发育的基因调控机制研究相对较少。为探究羌活根茎药材的发育与形成机制,本书以栽培羌活的根茎和根为研究对象,应用 Illumina NovaSeq 高通量测序平台对栽培羌活根茎及根的基因表达情况进行比较转录组学研究,并分析栽培羌活根茎及根的差异基因表达,探讨栽培羌活根茎生长发育的基因调控机制,以为后续开展羌活根茎的遗传育种提供参考。

9.2.1　栽培羌活根茎和根的转录组组装与注释

供试材料为 4 年生栽培羌活,经四川省中医药科学院周毅研究员鉴定为伞形科植物羌活 *Notopterygium incisum* Ting ex H.T. Chang,取自四川阿坝州小金县大板村羌活实验基地,基地海拔为 3250m,年均降水量为 619mm,年均温度为 12.2℃,无霜期 220 天。于 2021 年 8 月对样品取样,分别取根与茎交接处上、下约 1 cm 作为羌活根与根茎样品,提取总 RNA 进行高通量测序和比较转录组学分析。

1. 转录组组装和质量分析

经测序质量控制,共获得 25.18 G 有效序列。各样品的有效序列均达到 6.24G,Q30 碱基数百分比均在 93.70%及以上,GC 含量均大于 42.73%(表 9-1),共得到 52333 个单基因,平均长度为 999.9bp。300～500bp 的单基因有 21206 个,占比为 40.52%,大于 1000bp 的单基因有 16765 个,占比为 32.04%,说明测序质控较佳,组装完整性较高,有效序列质量合格,数据可靠。

表 9-1　样品测序数据评估统计

编号	Read Number	Base Number	GC(%)	Q30(%)
根茎 1	21019685	6284752956	42.99	93.70
根茎 2	20991715	6275200350	42.96	93.88
根 1	20873917	6244097084	42.92	93.99
根 2	21334787	6379638074	42.73	93.98

注:Read Number:有效序列中 pair-end Reads(两端测量序列)总数;Base Number:有效序列中的总碱基数;GC(%):有效序列中的 GC 含量,即 G 和 C 两种碱基占总碱基的百分比;Q30(%):有效序列中质量大于或等于 30 的碱基所占的百分比。

2. 单基因的 COG 功能注释

利用 COG[①]数据库对家种羌活转录组文库的完整性和注释的有效性进行评价。共有

---

① clusterof orthologous group。

8103 个单基因被有效注释，涉及翻译、核糖体结构与生物合成、碳水化合物转运与代谢、氨基酸转运与代谢等 25 个分类（表 9-2）。除此之外，25 个分类还涉及氨基酸转运与代谢，次级代谢产物生物合成、转运和代谢，以及碳水化合物转运与代谢等与植物生长发育密切相关的生理生化过程。将获得的单基因注释到 NR 数据库中，获得羌活转录组与 NR 数据库匹配物种分布图（图 9-18），根据相似序列匹配程度，注释到胡萝卜 *Daucus carota* subsp 的最多，共有 21327 个（66.00%）；其次为 *Cadophora* subsp DSE1049，共有 862 个（2.67%）；再次为 *Ceratobasidium theobromae* 有 539 个（1.67%），*Rhizoctonia solani* AG-1 有 509 个（1.58%），旱芹 *Apium graveolens* 有 399 个（1.23%）。有 7311 个 unigene（22.62%）未被匹配到任何物种。

表 9-2　单基因的 COG 功能（前 10）

编号	功能分类	注释基因数目	所占比例（%）
1	翻译、核糖体结构与生物合成	954	11.77
2	一般功能预测	878	10.84
3	翻译后修饰，蛋白质折叠与伴侣蛋白	863	10.65
4	碳水化合物转运与代谢	851	10.50
5	氨基酸转运与代谢	643	7.94
6	信号转导机制	643	7.94
7	能量生成与转换	628	7.75
8	脂肪转运与代谢	625	7.71
9	次级代谢产物生物合成、转运与代谢	522	6.44
10	细胞壁/膜/被膜的生物合成	426	5.26

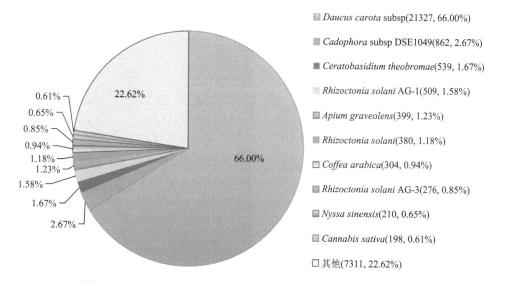

图 9-18　羌活根及根茎转录组单基因与 NR 数据库匹配物种分布图

9.2.2　栽培羌活根及根茎的基因差异表达分析

采用 DESeq2 对羌活根及根茎样品组间差异表达进行分析，获得样品组间差异表达基因集，并将 FDR＜0.05 且差异倍数绝对值 FC≥1 作为筛选标准。结果表明，羌活根及根茎差异表达基因（different expressed gene，DEG）共有 1222 条，其中上调的基因有 643 条，下调的基因有 579 条，说明这些基因在根茎中的差异表达很可能与根茎的分化有关。

1. 差异表达基因的 GO 富集分析

对栽培羌活根及根茎的 DEG 进行 GO 富集分析，结果表明 861 条 DEG 的功能注释被分为生物过程、细胞组分和分子功能三大类 48 个功能亚类（图 9-19）。其中生物过程、细胞组分和分子功能分别包含 19 个、16 个和 13 个功能亚类。在生物过程所涵盖的 19 个亚类中，以代谢进程（metabolic process，32.87%）、细胞进程（cellular process，32.52%）及单有机体过程（single-organism process，28.11%）三个亚类最为富集。细胞组分的 16 个亚类中，膜结构（membrane，32.06%）、细胞（cell，30.66%）、细胞部分（cell part，30.66%）3 个亚类最为富集。分子功能的 13 个亚类中，结合（binding，53.43%）以及催化活性（catalytic activity，51.34%）2 个亚类最为富集。综合分析，栽培羌活根及根茎差异基因的 GO 功能富集，以细胞组分相关基因的差异最为明显。

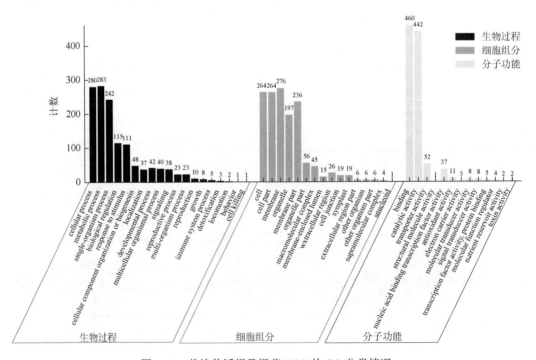

图 9-19　栽培羌活根及根茎 DEG 的 GO 分类情况

2. 差异表达基因的 KEGG 富集分析

对栽培羌活的根及根茎差异表达基因进行 KEGG 富集分析，共有 422 个注释到 110 个 KEGG 通路中。图 9-20 为 KEGG 通路富集结果气泡图，在注释结果中，苯丙烷生物合成（phenylpropanoid biosynthesis，ko00940）、植物病原体相互作用（plant-pathogen interaction，ko04626）、植物 MAPK 信号通路（MAPK signaling pathway-plant，ko04016）、植物激素信号转导（plant hormone signal transduction，ko04075）等通路显著富集。其中，苯丙烷生物合成通路共富集 36 个 DEG，为富集程度最高的 KEGG 通路，28 个 DEG 在根茎表达上上调。苯丙烷生物合成通路涉及多种次生代谢产物的合成，其中包含与羌活醇等药用活性化合物有关的前体，这一结果从基因表达调控方面印证了根茎部位的羌活醇积累。

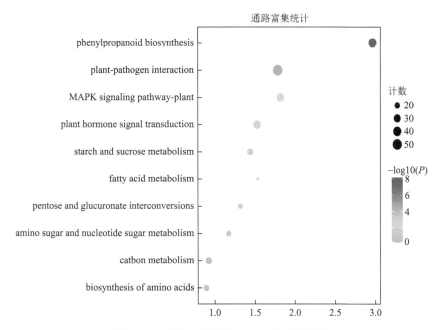

图 9-20　差异表达基因 KEGG 注释统计图

3. 转录因子差异表达分析

转录因子（transcription factor）是指在某功能基因上游特异核苷酸序列上相结合的调节蛋白，可调节基因的转录与表达，参与植物生长发育过程。本书通过 PlantTFDB 比对羌活根及根茎的 DEG，获得 26 个转录因子家族中的 67 个 DEG，以 AP2/ERF、WRKY、C2H2 及 NAC 家族成员占比最高（表 9-3）。

WRKY 作为植物体内关键的转录因子家族，其家族成员参与植物的生长发育、生物与非生物胁迫及次生代谢调控等。相关研究表明，WRKY 基因在根茎的茎节中表达水平较高，在节间表达水平较低，这可能与根茎发育相关联。本书中，7 个差异表达 WRKY 转录因子均下调，表明 WRKY 转录因子的基因表达调控在根茎生长发育过程中可能起负调控作用。AP2/ERF 转录因子家族存在于所有植物中，主要参与植物的生长、花果种子发育和环境胁迫，以及脱落酸（abscisic acid，ABA）、茉莉酸（jasmonic acid，JA）以及水杨酸（salicylic acid，SA）等的信号转导。相关研究表明，AP2/ERF 基因在生姜的生长发育中起着重要作用，初步鉴定为调控根茎发育的基因（Xing H，2021）；ERF055 基因参与茎端分生组织的发育调控。本书发现 8 个 AP2/ERF 转录因子中 6 个下调、2 个上调，该家族的转录因子可能在羌活植株根茎发育过程中起着关键作用。此外，羌活根茎中共发现 7 个 NAC 基因存在差异表达且均为下调表达，NAC 是一类植物特有的转录因子家族，参与激素调控及信号转导，以及茎顶端分生组织的形成，在植物应对非生物逆境时发挥重要作用。综上，本书研究发现羌活根茎的 WRKY、AP2/ERF 及 NAC 等多个转录因子家族的基因存在差异表达，这些转录因子可能会在基因表达上影响羌活根茎的分化和生长。

表 9-3 差异表达转录因子

单基因 ID	转录因子	log2FC	NR 注释	来源
c106660.graph_c0	AP2/ERF	−1.95	乙烯响应转录因子 ERF115-like	胡萝卜
c114131.graph_c0	AP2/ERF	−1.86	乙烯响应转录因子 RAP2-1-like	胡萝卜
c115787.graph_c0	AP2/ERF	−4.39	乙烯响应转录因子	胡萝卜
c116967.graph_c0	AP2/ERF	7.13	假定蛋白 DCAR_004450	胡萝卜
c117932.graph_c0	AP2/ERF	3.63	乙烯响应转录因子 13-like	胡萝卜
c121290.graph_c0	AP2/ERF	−2.10	乙烯响应转录因子 5	胡萝卜
c121573.graph_c1	AP2/ERF	−2.94	乙烯响应转录因子 ERF061-like	胡萝卜
c122429.graph_c4	AP2/ERF	−3.80	乙烯响应转录因子 ERF107-like	胡萝卜
c113722.graph_c0	WRKY	−3.61	可能是 WRKY 转录因子 17	胡萝卜
c114962.graph_c0	WRKY	−1.58	可能是 WRKY 转录因子 53	胡萝卜
c119602.graph_c0	WRKY	−3.32	假定蛋白 AG4045_003981	芹菜
c124139.graph_c2	WRKY	−1.44	可能是 WRKY 转录因子 31	胡萝卜
c124467.graph_c0	WRKY	−2.01	可能是 WRKY 转录因子 33	胡萝卜
c125650.graph_c0	WRKY	−1.70	可能是 WRKY 转录因子 53	胡萝卜
c126032.graph_c1	WRKY	−2.35	WRKY 转录因子 22	胡萝卜
c106706.graph_c0	NAC	−1.56	NAC 转录因子 29-like	胡萝卜
c111981.graph_c0	NAC	−2.73	NAC 转录因子 100	胡萝卜
c111981.graph_c1	NAC	−2.20	含 NAC 结构域的蛋白质 100	胡萝卜
c120557.graph_c0	NAC	−2.38	含 NAC 结构域的蛋白质 72	胡萝卜
c120741.graph_c0	NAC	−2.30	含 NAC 结构域的蛋白质 100-like	胡萝卜
c121475.graph_c0	NAC	−2.16	含 NAC 结构域的蛋白质 92-like	胡萝卜
c109073.graph_c0	C2H2	−1.82	锌指蛋白 ZAT10-like	胡萝卜
c117087.graph_c0	C2H2	−3.23	锌指蛋白 ZAT10-like	胡萝卜
c119391.graph_c0	C2H2	3.24	未知蛋白 LOC108211613 isoform X2	胡萝卜

续表

单基因 ID	转录因子	log2FC	NR 注释	来源
c121728.graph_c1	C2H2	−2.58	锌指蛋白 ZAT10-like	胡萝卜
c123691.graph_c2	C2H2	−2.22	锌指蛋白 ZAT10	胡萝卜
c104885.graph_c0	bHLH	3.69	假定蛋白 DCAR_022244	胡萝卜
c114752.graph_c0	bHLH	2.77	bHLH 转录因子 MYC4	胡萝卜
c117408.graph_c0	bHLH	−1.56	bHLH 转录因子 bHLH130-like 亚型 X1	胡萝卜
c128737.graph_c0	bHLH	2.09	bHLH 转录因子 bHLH94-like	胡萝卜
c113163.graph_c0	Dof	−2.16	Dof 锌指蛋白 DOF1.5	胡萝卜
c115920.graph_c0	Dof	3.70	Dof 锌指蛋白 DOF3.4-like	胡萝卜
c118396.graph_c0	Dof	2.44	Dof 锌指蛋白 DOF1.4-like	胡萝卜
c123615.graph_c1	Dof	−3.97	Dof 锌指蛋白 DOF2.1-like	胡萝卜
c118418.graph_c0	MYB_related	2.11	MYB_related 蛋白 330	胡萝卜
c120282.graph_c0	MYB_related	2.69	MYB_related 蛋白 308	胡萝卜
c122390.graph_c0	MYB_related	−1.96	蛋白 REVEILLE 6	胡萝卜
c125292.graph_c1	MYB_related	−4.75	转录因子 DIVARICATA-like	胡萝卜
c123939.graph_c1	GRAS	3.03	scarecrow-like 蛋白 28	胡萝卜
c124129.graph_c0	GRAS	−1.45	DELLA 蛋白 GAI1-like	胡萝卜
c128385.graph_c1	GRAS	−1.37	SHORT-ROOT 蛋白	胡萝卜
c116899.graph_c0	bZIP	2.11	bZIP 转录因子 53	胡萝卜
c119122.graph_c0	bZIP	5.01	bZIP 转录因子 RF2b	胡萝卜
c99296.graph_c0	bZIP	7.66	bZIP 转录因子 27	胡萝卜
c116681.graph_c2	ZF-HD	7.90	锌指同源蛋白 6	胡萝卜
c116681.graph_c3	ZF-HD	7.93	锌指同源蛋白 6	胡萝卜

9.2.3　栽培羌活根茎激素信号转导通路基因差异表达分析

植物激素在植物生长发育过程中起着至关重要的作用。本节分析了根茎中与激素代谢和信号转导相关的单基因差异表达情况，共有 36 个 DEG 与脱落酸（ABA）、赤霉素（gibberellin，GA）、细胞分裂素（cytokinin，CTK）、生长素（auxin，国际上通用 IAA）、乙烯（ethylene，ETH）、油菜素甾醇（brassinosteroid，BR）、茉莉酸（JA）以及水杨酸（SA）相关（表 9-4）。

表 9-4　植物激素相关差异表达基因

激素	单基因 ID	符号	上调（up）/下调（down）	KEGG 通路 ID
ABA	c99296.graph_c0	ABF	up	ko04075
	c112353.graph_c0	PYL	up	ko04075、ko04016

激素	单基因 ID	符号	上调（up）/下调（down）	KEGG 通路 ID
ABA	c122170.graph_c0	PYL	down	ko04075、ko04016
	c122608.graph_c0	PYL	down	ko04075、ko04016
	c115856.graph_c0	PYL	down	ko04075、ko04016
	c126528.graph_c0	PP2C	up	ko04075、ko04016
	c123403.graph_c0	SNRK2	down	ko04075、ko04016
GA	c106366.graph_c0	GA_{3ox}	up	ko04075、ko00904
	c123939.graph_c1	DELLA	up	ko04075
	c124129.graph_c0	DELLA	down	ko04075
	c128385.graph_c1	DELLA	down	ko04075
CTK	c112386.graph_c0	AHP	up	ko04075
	c127978.graph_c0	AHP	down	ko04075
	c118678.graph_c0	ARR-B	up	ko04075
IAA	c126292.graph_c0	TIR1	up	ko04075
	c127938.graph_c0	TIR1	up	ko04075
	c117826.graph_c0	ARF	up	ko04075
	c111272.graph_c0	ARF	up	ko04075
	c98091.graph_c0	AUX/IAA	up	ko04075
	c77899.graph_c0	SAUR	down	ko04075
	c116662.graph_c0	SAUR	down	ko04075
ETH	c122724.graph_c0	TMEM222	up	ko04016
	c123035.graph_c1	MKK4_5	down	ko04075
	c125905.graph_c0	CHIB	down	ko04016
BR	c119559.graph_c0	BRI1	up	ko04075
	c123497.graph_c0	BRI1	down	ko04075
	c124697.graph_c2	BRI1	down	ko04075
	c125564.graph_c0	BRI1	up	ko04075
	c122408.graph_c0	BAK1	down	ko04075
	c125130.graph_c1	BAK1	up	ko04075
	c109378.graph_c0	BKI1	up	ko04075
	c116633.graph_c1	BZR1_2	up	ko04075
	c118860.graph_c0	BZR1_2	up	ko04075
JA	c114752.graph_c0	MYC2	up	ko04075、ko04016
	c127619.graph_c2	VSP2	up	ko04016
SA	c110391.graph_c0	PR1	up	ko04075

　　在 ABA 信号通路中，3 个 DEG 上调，4 个 DEG 下调。该信号通路中的 PYL 呈下调表达，而关键调控因子 PP2C 及转录因子 ABF 则均为上调；IAA 信号通路中，5 个 DEG 上调，2 个 DEG 下调，其中，TIR1、AUX/IAA 及 ARF 均为上调，仅 SAUR 出现下调表

达；CTK 信号通路中，2 个 DEG 上调，1 个 DEG 下调；GA 信号通路中，赤霉素 3-氧化酶（GA_{3ox}）在二萜生物合成（diterpenoid biosynthesis，ko00904）中得到富集，且为上调表达。主要激素信号通路 ABA、IAA、CTK 与 GA 的信号通路及 DEG 表达情况如图 9-21。

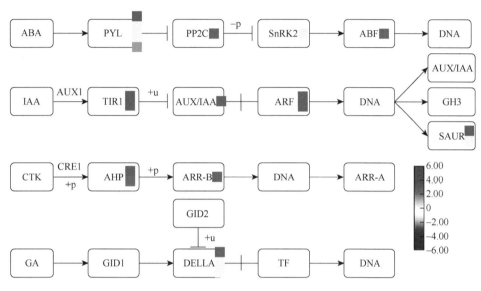

图 9-21　主要激素信号通路基因差异表达情况

植物激素在植物的生长发育、分化及抗逆等过程中起着关键的调控作用。相关研究表明，IAA、ABA 和 GA_3 对根茎的膨大起着促进作用，ABA 能促进羌活根茎的形成，IAA 及 GA_3 能促进其生长。ABA 既在植物对逆境的适应过程中发挥重要作用，也参与植物的生长发育。有研究表明，ABA 及 CTK 均有利于根茎的膨大，而 GA 及 IAA 对根茎膨大的诱导作用较小（王广东，1999）；此外，ABA 可与玉米素（zeatin，ZT）、IAA 及 GA 协同调控早熟禾根茎的生长发育。IAA 信号通路需要借助 AUX/IAA 家族、RNA 家族（SAUR）及 GH3 家族等通路基因的表达和调控才可正常调节植物的生长发育过程。其中，AUX/IAA 与 SAUR 经研究证实与根茎的分化相关。GA_3 可调控种子的萌发、叶的生长和开花时间等。GA_{3ox} 是 GA_3 生物合成中的关键酶，过量表达 GA_{3ox} 可促进细胞的分裂、分化与茎的伸长。DELLA 基因是 GA 信号通路的核心元件，可抑制 GA 的表达，进而抑制植物的生长发育。DELLA 基因可能受到了 GA 信号和光的调控，并参与 GA 调控块茎的生长膨大。利用 DELLA 基因进行拟南芥转基因实验，发现该基因能够使植株矮化。在本书的研究中，ABA 信号通路中的 ABF、PYL、PP2C 及 SnRK2 基因，GA 信号通路中的 GA_{3ox} 与 DELLA 基因，CTK 信号通路中的 AHP 与 ARR-B 基因，以及 IAA 信号通路中的 TIR1、ARF、AUX/IAA 与 SAUR 基因等 36 个激素信号通路相关基因在根茎中存在差异表达，这些存在差异表达的基因可能参与羌活体内激素介导根茎分化和生长发育的过程，与此相关的激素调控机制值得进一步深入研究。

9.2.4　栽培羌活根茎苯丙烷生物合成通路基因差异表达分析

苯丙烷生物合成通路是植物体内重要的功能性次生代谢产物合成通路。其中，苯丙氨酸可在苯丙氨酸解氨酶（PAL）作用下生成肉桂酸、阿魏酸及香豆酸等中间产物，这些中间产物可继续反应转化生成香豆素、木质素、生物碱及黄酮等次生代谢产物，这些次生代谢产物与植物的生长发育密切相关。羌活根茎富含的羌活醇与异欧前胡素为羌活的主要药用成分，均属于苯丙素类化合物。在 KEGG 富集结果中，苯丙烷生物合成通路的富集最为显著，根茎中存在差异表达的单基因分属于 10 种二苯丙烷生物合成有关的关键酶基因（表 9-5），包括 35 个 DEG，且绝大部分在根茎中呈上调表达。

表 9-5　苯丙烷生物合成通路基因差异表达分析

关键酶基因	EC Number	单基因 ID	上调（up）/下调（down）
PAL	4.3.1.24	c123185.graph_c0	up
CCR	1.2.1.44	c122422.graph_c0	up
		c117130.graph_c1	down
BGL	3.2.1.21	c123393.graph_c2	up
		c125146.graph_c3	up
HCT	2.3.1.133	c117574.graph_c0	up
		c119349.graph_c0	up
		c122639.graph_c0	up
		c125794.graph_c0	up
		c126994.graph_c1	up
		c109425.graph_c2	down
CAD	1.1.1.195	c109263.graph_c0	up
		c115389.graph_c0	up
		c118606.graph_c0	up
		c118606.graph_c5	up
		c122678.graph_c1	up
		c124503.graph_c0	up
		c127427.graph_c0	up
		c106738.graph_c0	up
		c125804.graph_c0	down
PRDX6	1.11.1.27	c106859.graph_c0	up
		c108918.graph_c0	up
		c114524.graph_c0	up
		c120245.graph_c1	up
		c120535.graph_c1	up
		c117365.graph_c0	down
		c117962.graph_c0	down

续表

关键酶基因	EC Number	单基因 ID	上调（up）/下调（down）
PRDX6	1.11.1.27	c125709.graph_c0	down
CSE	3.1.1.-	c122908.graph_c0	up
COMT	2.1.1.68	c121315.graph_c0	up
		c126220.graph_c0	up
CCoAOMT	2.1.1.104	c115644.graph_c0	up
TOGT1	2.4.1.128	c124851.graph_c0	up
		c125662.graph_c1	up
		c125334.graph_c1	down

　　10 种差异表达关键酶分别为苯丙氨酸解氨酶（PAL）、咖啡酰莽草酸酯酶（caffeoyl shikimate esterase，CSE）、β-葡萄糖苷酶（beta-glucosidase，BGL）、肉桂酰辅酶 A 还原酶（cinnamoyl-CoA reductase，CCR）、莽草酸 O-羟基肉桂酰转移酶（shikimate O-hydroxycinnamoyltransferase，HCT）、肉桂醇脱氢酶（cinnamyl-alcohol dehydrogenase，CAD）、过氧化物还原酶 6（peroxiredoxin 6，PRDX6）、咖啡酰辅酶 A-O-甲基转移酶（caffeoyl-CoA-O-methyltransferase，CCoAOMT）、咖啡酸 3-O-甲基转移酶（caffeic acid 3-O-methyltransferase，COMT）、东莨菪式元葡萄糖基转移酶（scopoletin glucosyltransferase，TOGT1）。除 CCR、HCT、CAD、PRDX6 及 TOGT1 有个别 DEG 下调之外，苯丙烷生物合成通路中其余关键酶的 DEG 均呈不同程度的上调表达（表 9-5），这些存在差异表达的单基因在苯丙烷生物合成通路中所处的位置及 DEG 上下调表达情况如图 9-22 所示。

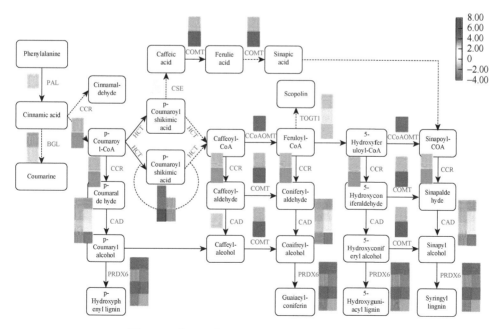

图 9-22　苯丙烷生物合成通路差异表达基因分析

　　苯丙烷生物合成通路是植物次生代谢产物合成的重要途径，合成的次生代谢产物有助于植物生长发育（Dong and Lin，2021）。其下游合成的次生代谢产物主要包括香豆素、木质素、类黄酮和其他的苯类化合物。香豆素类化合物作为苯丙烷生物合成通路的重要产物之一，其合成通路的关键酶基因包括 PAL、HCT、肉桂酸 4-羟化酶（cinnamic acid4-hydroxylase，C4H）、COMT、4-香豆酸 CoA 连接酶（4-coumarate CoAligase，4CL）、CCoAOMT、BGL 以及 4-香豆素-3-羟化酶（4-coumarate-3-hydroxylase，C3H）。羌活醇与异欧前胡素为羌活中重要的香豆素类化合物（刘卫根等，2012），2020 年版《中国药典》规定二者是羌活的重要药用成分，其含量与羌活品质直接相关联。本书的研究中，根茎中羌活醇和异欧前胡素的总含量高于根部，与前人的研究结果一致。根茎部位苯丙烷生物合成通路中 10 个关键酶基因的 35 个转录本出现差异表达，除个别转录本外，绝大部分转录本显著呈上调表达，苯丙烷合成通路基因表达调控较根部更为活跃，这可能是因为根茎部位积累了更多羌活醇和异欧前胡素，筛选获得的通路中呈上调表达的关键酶基因可能直接或间接参与了上述两种化合物的合成，这为进一步研究两种药用化合物的生物合成机制提供了依据。

第10章 羌活化学成分与药理活性研究

羌活作为我国传统汉藏、羌医药体系中常用的药材，具有散寒、祛风除湿、止痛等功效，化学成分较丰富，主要成分有挥发油和香豆素。挥发性成分以单萜和倍半萜为主，非挥发性成分除香豆素外，还有一些其他类型的化合物。近30年来，国内外对羌活属植物的化学成分已进行了许多报道，仅非挥发性成分便有近200个，其中香豆素类55个，有机酸及其酯类33个，萜类18个，含氮化合物35个，黄酮类3个，甾醇类5个，木质素类1个，糖类7个，聚炔类13个。近年来羌活化学成分研究进展迅速，分离鉴定出许多新的萜类、甾醇类及含氮化合物，其中一些化合物展示出较好的生物活性。羌活的化学成分是其发挥药理作用的物质基础，传统中医药及现代药理药化研究均表明羌活具有抗炎、镇痛和解热等作用（孙洪兵等，2016；周毅等，2017）。因此，羌活化学成分的阐明可促进羌活药理、质量控制等方面的研究，同时也为羌活的人工驯化及持续开发利用提供了科学依据和参考。

10.1 羌活化学成分研究

羌活药材主要含挥发油、香豆素类药用成分，另外还含糖类、氨基酸、有机酸、甾醇等药用成分。其中挥发油含量占2%～3%，主要有α-蒎烯、柠檬烯、β-蒎烯等63种；香豆素类化合物主要有羌活醇、异欧前胡素、异欧芹素乙、羌活酚、紫花前胡苷、佛手柑内酯、佛手酚等；糖类主要分为单糖、二糖和多糖，如单糖类的果糖、葡萄糖，二糖类的蔗糖，以及多糖类的鼠李糖；氨基酸有精氨酸、赖氨酸、苯丙氨酸、天冬氨酸、γ-氨基丁酸、亮氨酸等19种；有机酸（酯）则主要有油酸、亚油酸、阿魏酸等（李云霞等，2004）。

10.1.1 挥发油类成分研究

挥发油（volatile oil）又称精油（essential oil），是一类具有芳香气味的油状液体的统称，在常温下能挥发，可随水蒸气蒸馏。许多挥发油具有广泛的生物活性，如祛痰、止咳、平喘、驱风、健胃、解热、镇痛、抗菌消炎等。挥发油类成分在植物界中的分布很广，主要存在于种子植物中，常见于菊科、伞形科、芸香科、姜科等植物。挥发油的提取方法有水蒸气蒸馏法、浸取法（油脂吸收法、溶剂提取法及超临界流体萃取法）和压榨法等，常见的为水蒸气蒸馏法和二氧化碳超临界流体萃取法（CO_2-SFE）（刘华钢等，2009）。挥发油化学成分分析以前常用薄层色谱、气相色谱等色谱方法，现在主要采用气相色谱-质谱联用（GC-MS）法，应用二维气相色谱-质谱联用（GC/GC-MS）法的研究也有所报道。

羌活属于气味芳香类药材，含丰富的挥发油。药理实验表明，羌活挥发油有抗炎、镇痛和解热等作用。自樊菊芬等（1981）首次报道羌活挥发油以来，已有 20 多篇研究论文涉及羌活挥发油成分的分析。这些分析表明羌活挥发油中的化学成分极为丰富，且主要是一些萜类（单萜和倍半萜类）、苯丙素类及其含氧衍生物。2000 年版《中国药典》开始制定羌活浸出物及挥发油含量标准，要求羌活浸出物含量不低于 15.0%，挥发油含量不得低于 2.8%（ml/g），2005 年版《中国药典》沿用此标准。但经过多年的分析和调查，笔者发现不论是市售药材还是饮片，或在不同产地采集的不同品质的样品，其挥发油含量均难以达到药典规定指标，故 2010 年版《中国药典》对挥发油含量进行了修改，要求挥发油含量不得低于 1.4%（ml/g），2020 年版《中国药典》沿用了此标准。

樊菊芬等（1981）首次对羌活化学成分进行了研究，用柱层析法从羌活根茎的挥发油中分离出 α-蒎烯、β-蒎烯、柠檬烯、4-萜品烯醇、乙酸冰片酯；利用气相色谱-质谱联用法鉴定出 α-苧烯、β-罗勒烯、γ-萜品烯、α-萜品油烯、α-胡椒烯、反式-β-金合欢烯、洋芹子油脑、愈创木醇及苯甲酸苄酯等化合物。之后，赵志扬等（1985）同样采用气相色谱-质谱联用法从宽叶羌活挥发油中分离鉴定出包括 α-蒎烯（36.3%）、β-蒎烯（21.0%）和柠檬烯（14.4%）等在内的 20 个成分。吉力等（1997）通过气相色谱-质谱联用法从羌活和宽叶羌活的根茎挥发油中共分离鉴定出 136 个成分（羌活为 78 个成分、宽叶羌活为 58 个成分），并从化学成分的结构类型上进行了分析，认为羌活与宽叶羌活的挥发油所含成分主要是单萜和倍半萜类化合物。杨仕兵等（2006）分析测定了青海产羌活挥发油的化学成分，分离鉴定出对异丙基甲苯、单环萜烯酮、芹菜脑、三甲基-甲撑基-螺旋[5, 5]烯及氧化桥环萜烷等化合物，与以往报道的不尽相同。

杨秀伟等（1994）对宽叶羌活根茎挥发油中的化学成分进行了分析，共检测出 217 个色谱峰，初步鉴定出其中主要的 100 个化合物，且分析比较后得知宽叶羌活和羌活的挥发油均以单萜和倍半萜类成分为主，前者的单萜和倍半萜类化合物含量分别占挥发油总含量的 41.3%和 32.7%，而后者则分别占 13.6%和 67.9%。

Qiu 等（2007）首次利用二维气相色谱-飞行时间质谱联用（GC/GC-TOF-MS）法从四川产羌活挥发油中分离鉴定出 769 个化学成分，并对四川、宁夏、内蒙古、湖南和甘肃产羌活的挥发油进行了分析和比较。

为了考察不同采收期的羌活药材的品质，本节课题组收集了四川甘孜州羌活产区不同月份采集的羌活样品，对其挥发油的含量和成分变化进行了系统分析（表 10-1），其中已鉴定出的化学成分的含量均达到挥发油总含量的 90%以上。从分析结果来看，羌活药材挥发油的主要化学成分有 60 多种，其中大部分为单萜和倍半萜类化合物。随着采集月份变化，这些主要成分的含量也发生了变化。α-蒎烯、β-蒎烯、柠檬烯的含量均在 8 月达到最低，而 10 月采集的药材中 α-蒎烯和 β-蒎烯的含量则最高，7 月次之。乙酸龙脑酯作为活性成分之一，含量在 8 月和 10 月较低，6 月和 9 月较高。

表 10-1　不同采集月份下羌活药材挥发油的化学成分

编号	t_R(min)	化合物	分子式	含量（%）					
				5 月	6 月	7 月	8 月	9 月	10 月
1	5.27	庚醛（heptanal）	$C_7H_{14}O$	0.06	0.05	0.09	—	0.03	0.06
2	6.12	α-蒎烯（α-pinene）	$C_{10}H_{16}$	14.41	13.22	15.85	2.57	11.17	17.35
3	7.36	β-蒎烯（β-pinene）	$C_{10}H_{16}$	12.84	11.70	12.64	4.44	12.12	16.73
4	8.06	3-蒈烯（3-carene）	$C_{10}H_{16}$	0.73	2.31	0.86	0.27	0.43	0.42
5	8.27	4-蒈烯（4-carene）	$C_{10}H_{16}$	0.90	微量	0.82	0.51	0.66	0.48
6	8.79	柠檬烯（limonene）	$C_{10}H_{16}$	7.64	7.17	7.42	3.43	12.73	17.18
7	9.18	罗勒烯（ocimene）	$C_{10}H_{16}$	0.06	0.06	0.05	微量	0.04	0.13
8	9.56	γ-萜品烯（γ-terpinene）	$C_{10}H_{16}$	1.81	1.78	1.73	1.13	1.48	2.26
9	10.39	异松油烯（terpinolene）	$C_{10}H_{16}$	0.79	0.94	0.78	0.41	0.58	0.53
10	10.84	壬醛（nonanal）	$C_9H_{18}O$	0.07	0.08	0.07	0.04	0.04	0.06
11	11.26	脱氢萘醇（dehydrolinalool）	$C_{10}H_{16}O$	0.36	0.37	0.26	0.22	0.27	0.27
12	11.69	波斯菊萜（cosmene）	$C_{10}H_{16}$	0.79	0.86	—	—	—	0.66
13	11.70	芬香醇（fenchyl alcohol）	$C_{10}H_{16}O$	—	—	0.83	1.08	0.50	—
14	12.40	3-蒈烯-4-醇（3-caren-4-ol）	$C_{10}H_{16}O$	0.66	0.79	0.77	0.44	0.33	0.55
15	12.69	柠檬醛（ciTral）	$C_{10}H_{16}O$	0.53	0.68				0.50
16	13.80	4-萜品烯醇（4-terpinenol）	$C_{10}H_{18}O$	4.52	5.27	4.61	5.05	3.31	2.76
17	14.52	桃金娘醇（myrtenol）	$C_{10}H_{16}O$	0.84	1.41	—	—	0.46	0.53
18	14.68	α-萜品烯醇（α-terpinenol）	$C_{10}H_{16}O$	—	—	1.10	6.63	—	—
19	15.78	香苇醇（carveol）	$C_{10}H_{16}O$	0.66	0.74	—	—	0.70	1.01
20	16.17	香芹酮（carvone）	$C_{10}H_{14}O$	—	—	0.59	0.14	—	微量
21	16.26	辛酸（caprylic acid）	$C_8H_{16}O_2$	0.28	0.35	0.30	—	—	—
22	17.08	2-癸烯醛（2-decenal）	$C_{10}H_{18}O$	0.31	0.31	0.31	0.21	0.25	0.29
23	18.10	乙酸龙脑酯（bornyl acetate）	$C_{12}H_{20}O_2$	6.41	7.03	6.34	4.78	7.29	4.58
24	18.63	4-萜烯醇乙酸酯（4-terpinenol acetate）	$C_{12}H_{20}O_2$	0.26	0.38	0.24	0.30	0.33	0.23
25	19.29	乙酸香苇醇（carveol acetate）	$C_{12}H_{18}O_2$	0.07	0.08	0.13	—	0.12	0.03
26	20.14	2,4-二烯醛（2,4-dicadienal）	$C_{10}H_{16}O$	0.16	0.38	0.22	0.15	0.59	0.17
27	20.26	莰烯（camphene）	$C_{10}H_{16}$	—	—	0.12	0.79	—	—
28	21.03	α-荜澄茄油烯（α-cubebene）	$C_{15}H_{24}$	0.20	0.13	0.14	—	0.13	0.13
29	22.58	古巴烯（copaene）	$C_{15}H_{24}$	—	—	—	0.28	—	0.29
30	22.66	β-荜澄茄油烯（β-cubebene）	$C_{15}H_{24}$	0.40	0.32	0.33	—	0.24	—
31	23.75	β-榄香烯（β-elemene）	$C_{15}H_{24}$	0.11	0.07	0.12	0.64	0.28	0.33
32	24.88	γ-绿叶烯（γ-patchoulene）	$C_{15}H_{24}$	—	0.09	0.31	—	0.18	—
33	24.91	γ-杜松烯（γ-cadinene）	$C_{15}H_{24}$	0.37	0.18	—	—	—	0.18
34	25.05	α-柏木烯（α-cedrene）	$C_{15}H_{24}$	—	—	—	1.94	—	—
35	25.19	石竹烯（caryophyllene）	$C_{15}H_{24}$	0.19	0.11	0.15	—	0.21	0.15
36	25.43	β-柏木烯（β-cedrene）	$C_{15}H_{24}$	—	—	—	0.50	—	—
37	25.78	大根香叶烯 D（germacrene D）	$C_{15}H_{24}$	0.14	0.20	—	—	—	0.07
38	25.89	罗汉柏烯（thujopsene）	$C_{15}H_{24}$	—	—	0.12	0.39	0.08	—
39	26.10	γ-榄香烯（γ-elemene）	$C_{15}H_{24}$	0.07	0.04	—	—	—	0.12
40	26.63	α-香柑油烯（α-bergamotene）	$C_{15}H_{24}$	0.85	0.58	0.79	0.51	—	0.29

续表

编号	t_R(min)	化合物	分子式	含量（%）					
				5月	6月	7月	8月	9月	10月
41	27.43	α-石竹烯（α-caryophyllene）	$C_{15}H_{24}$	0.84	0.95	0.81	1.01	1.35	0.96
42	28.35	α-榄香烯（α-elemene）	$C_{15}H_{24}$	0.14	0.08	0.11	0.13	0.07	0.08
43	28.72	α-衣兰油烯（α-muurolene）	$C_{15}H_{24}$	—	0.38	—	0.61	—	0.40
44	30.19	水菖蒲酮（shybunone）	$C_{15}H_{24}O$	3.62	4.14	4.12	5.55	3.54	3.12
45	30.75	α-雪松烯（α-himachalene）	$C_{15}H_{24}$	0.61	0.44	0.52	0.72	0.44	0.03
46	31.89	δ-杜松烯（δ-cadinene）	$C_{15}H_{24}$	6.07	4.32	5.01	6.42	4.10	4.09
47	32.10	β-杜松烯（β-cadinene）	$C_{15}H_{24}$	2.06	3.41	3.45	5.82	2.47	1.79
48	32.57	1, 3-elemadien-6-ol	$C_{15}H_{26}O$	4.42	3.84	4.68	6.78	4.07	4.41
49	33.16	α-白菖考烯（α-calacorene）	$C_{15}H_{20}$	—	0.38	—	—	—	0.38
50	34.19	α-榄香醇（α-elemol）	$C_{15}H_{26}O$	0.92	0.80	0.72	0.81	1.35	0.54
51	35.83	斯巴醇（spathulenol）	$C_{15}H_{24}O$	1.81	1.75	1.91	2.34	2.79	1.22
52	37.08	愈创木醇（guaiol）	$C_{15}H_{26}O$	5.31	6.55	4.55	9.08	8.11	3.75
53	38.73	脱氢卡拉门迪醇（dehydoxycalamendiol）	$C_{15}H_{24}O$	3.16	4.07	3.33	5.61	2.86	—
54	39.51	τ-杜松醇（τ-cadinol）	$C_{15}H_{26}O$	1.71	1.32	1.84	1.18	0.93	1.11
55	40.40	α-桉叶油醇（α-eudesmol）	$C_{15}H_{26}O$	3.34	2.79	1.75	—	3.19	2.52
56	40.73	α-杜松醇（α-cadinol）	$C_{15}H_{26}O$	1.91	1.87	2.50	3.80	1.87	0.82
57	40.95	布黎醇（bulnesol）		—	—	—	1.05	1.27	
58	41.57	环氧化水菖蒲烯（calarene epoxide）	$C_{15}H_{24}O$	0.27	0.19	—	0.30	—	0.14
59	45.53	异水菖蒲二醇（isocalamendiol）	$C_{15}H_{26}O_2$	0.89	1.08	—	1.43	—	
60	45.81	喇叭茶醇（ledol）	$C_{15}H_{26}O$	—	1.08	0.30	0.23	0.60	0.07
61	47.94	α-环氧甜没药烯（α-bisabolene epoxide）	$C_{15}H_{24}O$	0.20	0.16	0.15	0.17	0.15	0.09
62	49.41	异桉叶油醇（isospathulenol）	$C_{15}H_{26}O$	0.07	0.03	0.06	—	0.04	0.03
63	54.99	异水菖蒲二醇（isocalamenediol）	$C_{15}H_{26}O_2$	0.03	0.04	—	—	—	0.06
64	55.69	棕榈酸（palmitlic acid）	$C_{16}H_{32}O_2$	0.06	0.05	0.03	0.07	0.05	0.05
		相对含量（%）		94.93	97.43	95.01	90.21	92.53	92.7

10.1.2　香豆素类成分研究

香豆素从结构上来看为邻羟基桂皮酸内酯，具有苯骈-α-吡喃酮母核的基本骨架，大都有一点芳香气味。迄今，已从自然界中分离出上千种香豆素类化合物。除少数香豆素类外，大部分香豆素类化合物都具有在 7-位连有含氧官能团的特点。

香豆素类化合物为羌活中的主要活性成分，含量很高，其中羌活醇和异欧前胡素的总含量在《中国药典》（2020 年版）中被规定不得低于 0.40%。在羌活属的两种基源植物羌活和宽叶羌活中香豆素类化合物在种类及含量上存在一定的差异，可据此对二者进行区分。从对羌活化学成分的系统研究及文献调研中可以发现，已有 55 个香豆素类成分被报道（表 10-2），其中主要为呋喃型香豆素类成分（27 个，表 10-3），且其母核多被异戊二烯、单萜、甲氧基或羟基取代，并常与葡萄糖结合形成单糖苷，同时也含有一些简单的香豆素及异香豆素（表 10-4）。

表 10-2　羌活药材中分离得到的非挥发性成分

化合物类别	化合物名称
香豆素类	佛手酚（bergaptol, 1）、佛手柑内酯（bergapten, 2）、异欧前胡素（isoimperatorin, 3）、佛手柑亭（bergamottin, 4）、羌活醇（notopterol, 5）、羌活酚（notoptol, 6）、6′-O-β-D-葡糖基-7′-佛手柑亭（6′-O-β-D-glucosyl-7′-hydroxybergamottin, 7）、甲基羌活醇（5′-O-methylnotopterol, 8）、脱水羌活酚（anhydronoptol, 9）、7′-O-甲基羌活醇（7′-O-methylnotoptol, 10）、乙基羌活醇（ethylnotopterol, 11）、羌活酚缩醛（notoptolide, 12）、环氧脱水羌活酚（anhydronotoptoloxide, 13）、(-)-氧化前胡素[(-)-oxypeucedanin, 14]、水合氧化前胡素（oxypeucedanin hydrate, 15）、佛手酚-O-β-D-葡萄糖苷（bergaptol-O-β-D-glucoryranoside, 16）、5-[(2,5)-环氧-3-羟基-3,7-二甲基-6-辛烯氧基]补骨脂素{5-[(2,5)-epoxy-3-hyhroxy-3,7-dimethyl-6-octenoxy]psoralen, 17}、5-[(2E, 5Z)-7-hydroxy-3,7-dimethyl-2,5-octadienoxy]psoralen (18)、花椒毒酚（xanthotoxol, 19）、去甲呋喃羽叶芸香素（demethylfuropinnarin, 20）、珊瑚菜内酯（phellopterin, 21）、欧前胡素（imperatorin, 22）、蛇床素（cnidilin, 23）、5-羟基-8-(1′, 1′-二甲基丙烯基)补骨脂素[5-hydroxy-8-(1′, 1′-dimethylallyl)psoralen, 24]、5-羟基-补骨脂素-8-O-β-D-葡萄糖苷（5-hydroxypsoralen-8-O-β-D-glucopyranoside, 25）、5-甲氧基-补骨脂素-8-O-β-D-葡萄糖苷（5-methoxypsoralen-8-O-β-D-glucopyranoside, 26）、8-香叶基-5-佛手柑内酯（8-geranyl-5-methoxypsoralen, 27）、紫花前胡素（nodakenetin, 28）、紫花前胡苷（nodakenin, 29）、异紫花前胡素（isonodakenetin, 30）、异紫花前胡苷（isonodakenin, 31）、紫花前胡苷元-11-O-β-D-Glc(1→6)-β-D-吡喃葡萄糖苷（nodakenetin 11-O-β-D-Glc(1→6)-β-D-glucopyranoside, 32）、印度榅桲苷-11-O-β-D-Glc(1→6)-β-D-吡喃葡萄糖苷（marmesinin-11-O-β-D-Glc(1→6)-β-D-glucopyranoside, 33）、6′-O-反阿魏酰基紫花前胡苷（6′-O-Trans- feruloyl-nodakenin, 34）、1′-O-β-D-吡喃葡萄糖基(2R, 3S)-3-羟基胡苷元[1′-O-β-D-glucopyranosyl(2R, 3S)-3-hydroxy nodakenetin, 35]、前胡苷 Ⅴ（decuroside Ⅴ, 36）、notopterol-(18-O-20′)-notopol (37)、川白芷素（angenomalin, 38）、哥伦比亚苷元（columbianin, 39）、哥伦比亚苷（columbiananin, 40）、6-甲氧基氢化橙花醇（6-methoxyhydrangenol, 41）、伞形花内酯（umbelliferone, 42）、7-[(E)-7′-hydroxy-3′, 7′-dimethylocta-2′, 5′-dienyloxy]-coumain (43)、O-异戊二烯基-伞形酮（O-prenyl-umbelliferone, 44）、diversoside (45)、anisocoumarin H (46)、5-香叶氧基-7-甲氧基-香豆素（5-geranyloxy-7-methoxy-coumarin, 47）、5-异戊烯氧基-7-甲氧基-香豆素（5-isopentenyloxy-7-methoxy-coumarin, 48）、欧前胡素酚（osthenol, 49）、东莨菪素（scopoletin, 50）、秦皮苷（fraxin, 51）、异秦皮苷（isofraxidin, 52）、7-(3, 7-二甲基-2, 6-辛二烯氧基)-6-甲氧基香豆素[7-(3, 7-dimethyl-2, 6-octadienyloxy)- 6-methoxy-coumarin, 53]、土草素（ostruthin, 54）、7-异戊烯氧基-6-甲氧基杏豆素（7-isopentenyloxy-6- methoxycoumarin, 55）
有机酸及其酯类	反式阿魏酸（trans-ferulate, 56）、茴香酸对羟基苯乙酯（p-hydroxyphenthyl anisate, 57）、绿原酸（chlorogenic acid, 58）、苯乙基阿魏酸酯（phenethyl trans-ferulate, 59）、对羟基苯乙基阿魏酸酯（p-hydroxyphenethyl trans-ferulate, 60）、γ-甲氧基异丁香酚（γ-methoxyisoeugenol, 61）、3, 4, 5-三甲氧基-反式-桂皮酸（3, 4, 5-trimethoxy-trans-ciamic acid, 62）、对甲氧基-反式-桂皮酸（p-methoxy-trans-ciamic acid, 63）、4-乙酰氧基-3-甲氧基-反式-桂皮酸（4-acetoxyl-3-methoxy-trans-ciamic acid, 64）、对羟基-反式-桂皮酸（p-hydroxy-trans-ciamic acid, 65）、紫檀芪（pterostilbene, 66）、阿魏酸松柏酯（coniferyl ferulate, 67）、对羟基间甲氧基苯甲酸（p-hydroxy-m-methoxy-benzonic acid, 68）、(+)-天然阿魏酸乙酯[(+)-bornylferulate, 69]、9,12-十八碳二烯酸(Z,Z)-(2,2-二甲基-1,3-二氧戊环-4-yl)甲酯[9, 12-octadecadienoic acid(Z, Z)-(2, 2-dimethyl-1, 3-dioxolan-4-yl) methyl ester, 70]、阿魏酸（ferulate, 71）、4′-methoxyphenethyl vanillate（72）、亚油酸（73）、十四烷酸（74）、十六烷酸（75）、香草酸（76）、香豆酸（77）、油酸（78）、硬脂酸（79）
萜类	羌活二醇 A（incisumdiol A, 80）、羌活二醇 B（incisumdiol B, 81）、4β, 6β-dihydroxy-1α, 5β(H)-guai-9-ene（82）、teucladiol（83）、chrysothol（84）、teuclaTriol（85）、汉山姜环氧萜醇（hanamyol, 86）、1, 5, 11-Trihydroxyguaiane（87）、grilactone（88）、3, 7(11), 10(14)- guaiaTrien-1β, 5β(H)-12, 6β-olide（89）、桉烷-3α,4α, 11-三醇-11-O-β-D-吡喃葡萄糖苷（eudesman-3α, 4α, 11-Triol-11-O-β-D-glucopyranoside, 90）、celerioside E（91）、hedyTriol（92）、ananosmoside A（pumilaside A, 93）、4′-羟基-3, 5-二甲氧基芪（4′-hydroxy-3, 5-dimethoxystilbene, 94）、异白菖蒲脑（isocalamenediol, 95）、2-{[6-O-(β-D-apiofuranosyl)-β-D-glucopyranosyl]oxy}propane（96）、10-羟基马鞭草烯酮（10-hydroxyverbenon, 97）
含氮化合物	氮-二十四、二十六、二十八烷酰基邻氨基苯甲酸（N-tetra, hexa, octacosanoylanthranilic acid, 98～100）、氮-二十、二十二烷酰基-3-对羟苯乙胺（N-eico, docosanoyltyramine, 101）、氮-烷酰基-3-对羟基乙胺（102）、(2S, 3S, 4R, 8E)-2-[(2′R)-2′-羟基-二十二、二十三、二十四、二十五、二十六碳酰胺)]-8-十八碳烯-1, 3, 4-三醇{(2S, 3S, 4R, 8E)-2-[(2′R)-2′-hydroxydoco, Trico, teTraco, entaco, hexaco sanosylamino]-octadecene-1, 3, 4-Triol, 103～107}、腺嘌呤（adenine, 108）、鸟嘌呤核苷（guanosine, 109）、犬尿喹酸（kynurenic acid, 110）、N-(1′-D-去氧木糖醇基)-6, 7-二甲基-1, 4-二氢-2, 3-喹噁啉二酮[N-(1′-D-deoxyxylitolyl)-6, 7-dimethyl-1, 4-dihydro-2, 3-quinoxalinedione, 111]、尿嘧啶（112）、苯丙氨酸（113）、γ-氨基丁酸（114）、天冬氨酸（115）、亮氨酸（116）、赖氨酸（117）、精氨酸（118）

续表

化合物 类别	化合物名称
黄酮类	香叶木素（diosmetin，119）、香叶木苷（diosmin，120）、草黄素-芦丁糖苷（chrysoeriol-7-rutinoside，121）
甾醇类	pregn-5-en-3β, 20(S)-diol-3-O-bis-β-D-glucopyranosyl-(1→2, 1→6)-β-D-glucopyranoside（122）、Δ^5-pregn-3β-ol-20-one-3-O-bis-β-D-glucopyranosyl-(1→2, 1→6)-β-D-glucopyranoside（123）、孕烯醇酮（pregnenolone，124）、β-谷甾醇（125）、胡萝卜苷（126）
木质素类	alaschanioside C（127）
糖类	甲基-α-D-呋喃果糖苷（methyl-α-D-fructofuranoside，128）、甲基-β-D-呋喃果糖苷（methyl-β-D-fructofuranoside，129）、2-{[6-O-(β-D-apiofuranosyl)-β-D-glucopyranosyl]oxy}propane（130）、鼠李糖（131）、果糖（132）、葡萄糖（133）、蔗糖（134）
聚炔类	镰叶芹二醇（farcarindiol，135）、falcarinol（136）、(2E, 9Z)-heptadecadiene-4, 6, diyne-1-ol（137）、（138）、（139）、（140）、（143）、（144）、（145）、（146）、O-甲基二氢镰叶芹酮醇（147）、(1, 9Z)-heptadecadiene-4, 6, diyne-8-acetoxy-3-ol（148）、（149）、（150）、（151）、(10E)-1, 10-heptadecadiene-4, 6-diyne-3, 8, 9-Triol（152）
其他	2(R)-(3, 4-dimethoxy-phenyl)-propane-1, 3-diol-1-O-β-D-glucopyranoside（153）、α-D-葡萄糖乙苷（α-ethyl-D-glucopyranoside，154）、卡拉阿魏素（karatavicin，155）、甘露醇（156）、Oleuropeic aldehyde-8-O-β-D-glucopyranoside（157）

表 10-3　羌活中分离得到的呋喃型香豆素类化合物

编号	分子量	分子式	R$_1$（C-5 位取代基）	R$_2$（C-8 位取代基）
1	202	$C_{11}H_6O_4$	OH	H
2	216	$C_{12}H_8O_4$	OCH$_3$	H
3	270	$C_{16}H_{14}O_4$	OCH$_2$CH=C(CH$_3$)$_2$	H
4	338	$C_{21}H_{22}O_4$		H
5	354	$C_{21}H_{22}O_5$		H
6	354	$C_{21}H_{22}O_5$		H
7	534	$C_{27}H_{34}O_{11}$		H
8	368	$C_{22}H_{24}O_5$		H
9	336	$C_{21}H_{20}O_4$		H

续表

编号	分子量	分子式	R₁（C-5 位取代基）	R₂（C-8 位取代基）
10	366	$C_{22}H_{24}O_5$		H
11	328	$C_{23}H_{26}O_5$		H
12	426	$C_{25}H_{30}O_6$		H
13	352	$C_{21}H_{20}O_5$		H
14	286	$C_{16}H_{14}O_5$		H
15	304	$C_{16}H_{16}O_6$		H
16	364	$C_{17}H_{16}O_9$	OGlc	H
17	370	$C_{21}H_{22}O_6$		H
18	354	$C_{21}H_{22}O_5$		H
19	202	$C_{11}H_6O_4$	H	OH
20	270	$C_{16}H_{14}O_4$	OH	$C(CH_3)_2CH=CH_2$
21	284	$C_{17}H_{16}O_4$	OCH_3	$OCH_2CH=C(CH_3)_2$
22	270	$C_{16}H_{14}O_4$	H	$OCH_2CH=C(CH_3)_2$
23	302	$C_{17}H_{16}O_5$	$OCH_2CH=C(CH_3)_2$	OCH_3
24	254	$C_{16}H_{14}O_3$	OH	$C(CH_3)_2CH=CH_2$
25	380	$C_{17}H_{16}O_{10}$	OH	OGlc
26	416	$C_{18}H_{18}O_9$	OCH_3	OGlc
27	368	$C_{22}H_{24}O_{25}$	OCH_3	

　　早期（2000 年之前）对羌活化学成分的研究主要针对羌活和宽叶羌活的根及根茎，且报道得不多。在羌活的化学成分研究方面，Kozawa 等（1983）从市售羌活药材中分离得到 3 种新的化合物：羌活醇（5）、羌活酚（6）和脱水羌活酚（9），同时分离鉴定出异欧前胡素（3）、佛手柑内酯（2）、佛手酚（1）、紫花前胡素（28）、欧前胡素酚（49）、

去甲呋喃羽叶芸香素（20）9 种化合物。孙友富和孙玉茜（1985）从羌活乙醇提取物中分离得到 5-羟基-8-(1′, 1′-二甲基丙烯基)补骨脂素（24）、异紫花前胡苷元（32）、哥伦比亚苷元（39）和哥伦比亚苷（40）。肖永庆等（1994）首次从该植物中分离鉴定出花椒毒酚（19）和佛手柑亭（4），并发现了 3 个新化合物：乙基羌活醇（11）、羌活酚缩醛（12）和环氧脱水羌活酚（13）。

表 10-4　羌活中分离得到的简单香豆素

编号	分子量	分子式	R₁（6-取代）	R₂（7-取代）	R₃（8-取代）	R₄（5-取代）
42	162	$C_9H_6O_3$	H	OH	H	H
43	314	$C_{19}H_{22}O_4$	H	[结构]	H	H
44	230	$C_{14}H_{14}O_3$	H	$OCH_2CH = C(CH_3)_2$	H	H
45	494	$C_{25}H_{34}O_{10}$	H	[结构]	H	H
46	314	$C_{19}H_{22}O_4$	H	[结构]	H	H
47	328	$C_{20}H_{24}O_4$	H	OCH_3	H	[结构]
48	260	$C_{15}H_{16}O_4$	H	OCH_3	H	$OCH_2CH = C(CH_3)_2$
49	230	$C_{14}H_{14}O_3$	H	OH	$CH_2CH = C(CH_3)_2$	H
50	192	$C_{10}H_8O_4$	OMe	OH	H	H
51	354	$C_{16}H_{18}O_9$	OMe	OH	OGlc	H
52	222	$C_{11}H_{10}O_5$	OMe	OH	OCH_3	H
53	328	$C_{20}H_{24}O_4$	OMe	[结构]	H	H
54	298	$C_{19}H_{22}O_3$	[结构]	OH	H	H
55	260	$C_{15}H_{16}O_4$	OMe	$OCH_2CH = C(CH_3)_2$	H	H

　　对宽叶羌活的化学成分也有报道。忻莉娟和凌罗庆（1988）首次从宽叶羌活中分离得到 4 种成分，包括 3 个香豆素类：异欧前胡素（3）、哥伦比亚苷元（39）和羌活醇（5）。顾哲明等（1990）从宽叶羌活中分离得到 12 种已知化合物，并发现 2 种新化合物，即佛

手酚-*O*-*β*-*D*-葡萄糖苷（16）和 6′-*O*-反阿魏酰基紫花前胡苷（34），同时指出羌活和宽叶羌活两个种之间在化学成分上的差异可以用于植物基源的鉴别。王曙和王天志（1996）首次从该植物中分离得到珊瑚菜内酯（21）。杨秀伟等（1994）从宽叶羌活地下部分的甲醇提取物中分离得到 16 个化合物，主要成分仍为香豆素类化合物。

在以上研究基础上，liu 等（2009）分别对羌活的根茎和种子进行了系统的化学成分研究，从采自四川的宽叶羌活根茎乙醇提取物中分离得到异欧前胡素、羌活醇、羌活酚、佛手酚、紫花前胡素、紫花前胡苷、6′-*O*-反阿魏酰基紫花前胡苷、东茛菪素（50）、6-甲氧基-楹花醇（41）和孕烯醇酮（124）等 13 个化合物，其中 6-甲氧基-楹花醇（41）为从该植物中分离得到的新的二氢异香豆素（dihydroisocoumarin）。

随后为了根据化学成分的不同来区分羌活和宽叶羌活二者的种子，开展了羌活和宽叶羌活种子化学成分的分离鉴定，从羌活种子醇提物中共分离鉴定出 23 个化合物，包括异欧前胡素、*O*-异戊二烯基-伞形酮（44）、紫花前胡苷和 1′-*O*-*β*-*D*-吡喃葡萄塘基(2*R*, 3*S*)-3-羟基胡苷元（35）等，并从中得到 3 个新的含氮类化合物（徐凯节，2011）；从宽叶羌活种子醇提物中分离鉴定了 29 个化合物，包括异欧前胡素、珊瑚菜内酯、佛手柑内酯、水合氧化前胡素（15）、伞形花内酯（42）、去甲呋喃羽叶芸香素（20）、(–)-氧化前胡素（14）、佛手酚-*O*-*β*-*D*-葡萄糖苷、紫花前胡苷、1′-*O*-*β*-*D*-吡喃葡萄糖(2*R*, 3*S*)- 3-羟基胡苷元（35）、前胡苷 V（36）、5-羟基-补骨脂素-8-*O*-*β*-*D*-葡萄糖苷（25）以及 5-甲氧基-补骨脂素-8-*O*-*β*-*D*-葡萄糖苷（26）等（张艳侠等，2012）。

此外，刘志刚等（2006）从羌活的水溶性部分中得到一些极性较大的香豆素苷类成分：佛手酚-*O*-*β*-*D*-葡萄糖苷（16）、紫花前胡苷（29）、前胡苷 V（36）。李丽梅等（2007）从四川理县产羌活根的 70%丙酮提取物中分离得到 12 个化合物，并比较了其他产地药材之间的成分差异。华东师范大学胡金锋课题组在筛选活性时发现羌活氯仿提取物具有激活衰老抑制因子 klotho 启动子的作用，从羌活氯仿提取物中分离得到 34 个化合物，包括 3 个新的呋喃型香豆素类化合物，即 5-[(2, 5)-epoxy-3-hyhroxy-3, 7-dimethyl-6-octenoxy]psoralen（17）、5-[(2*E*, 5*Z*)-7-hydroxy-3, 7-dimethyl-2, 5-octadienoxy]psoralen （18） 和 notopterol-(18-*O*-20′)-notopol （37）， notopterol-(18-*O*-20′)-notopol（37）为呋喃香豆素的二聚体（图 10-1）。

10.1.3　其他类成分研究

羌活除含挥发油和香豆素类成分外，还含有机酸、含氮化合物、萜类、黄酮类、木质素类、甾醇和糖类等成分（表 10-5）。其中含量相对较高的成分有反式阿魏酸（56）、茴香酸对羟基苯乙酯（57）、苯乙基阿魏酸酯（59）、镰叶芹二醇（135）、*β*-谷甾醇、胡萝卜苷。刘志刚等（2006）从羌活水溶性部分中首次分离得到绿原酸（58）。孙友富和孙玉茜（1985）从羌活中首次分离得到孕烯醇酮（124）。肖永庆等（1994）首次从该植物中分离鉴定出对羟基间甲氧基苯甲酸（68）。

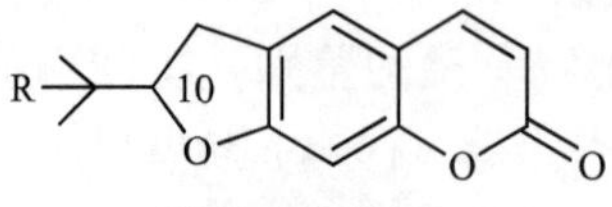

28 R=OH, 10R
29 R=OGlc, 10R
30 R=OH, 10S
31 R=O-Glc,10S
32 R=O-Glc(1-6)-Glc,10R
33 R=O-Glc(1-6)-Glc,10S
34 R=O-(6'-*O*-trans-feruloyl-)-Glc,10R

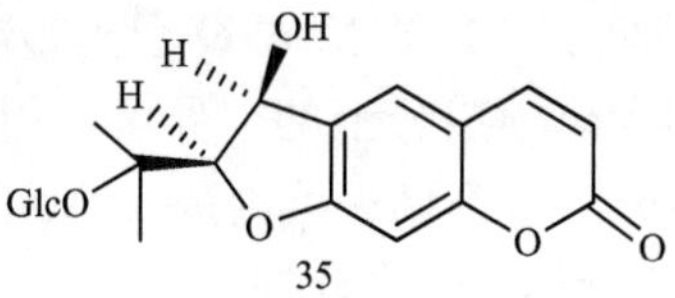

35

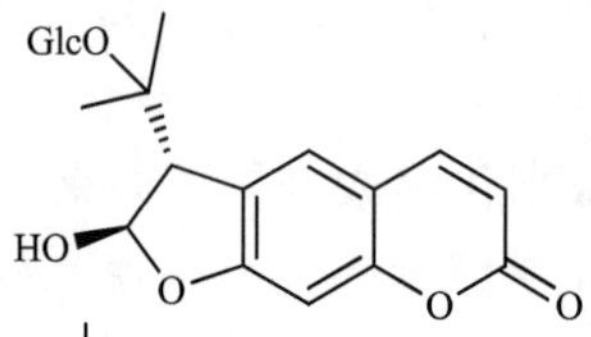

36

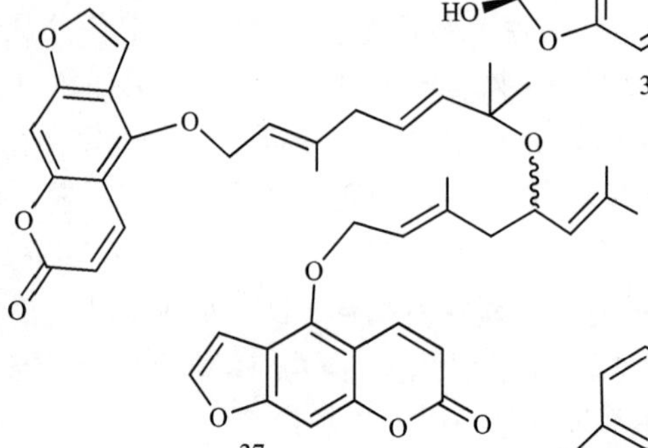

37

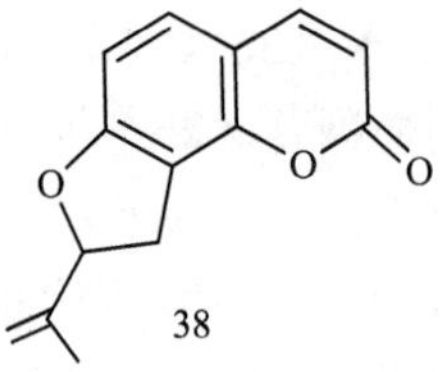

38

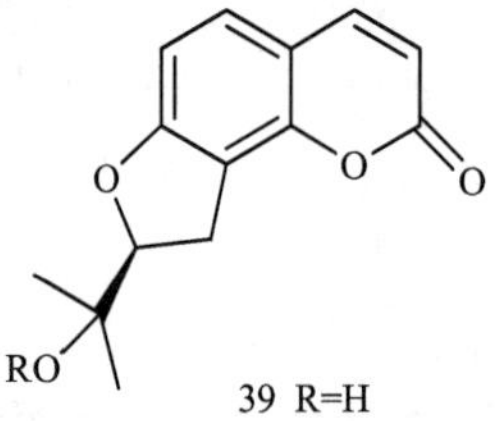

39 R=H
40 R=Glc

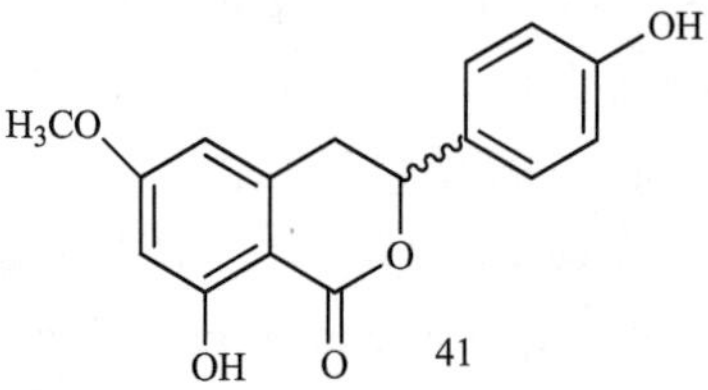

41

图 10-1　羌活中分离得到的部分香豆素

表 10-5　羌活中分离得到的有机酸及酯类化合物

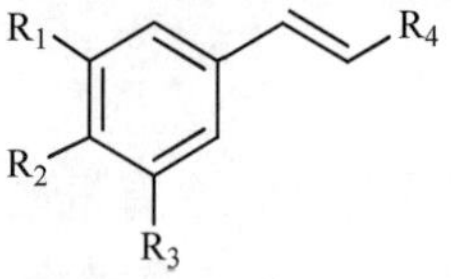

编号	R_1	R_2	R_3	R_4
56	H	OH	OCH_3	COOH
58	H	OH	OH	COO-奎宁酸
59	OCH_3	OH	H	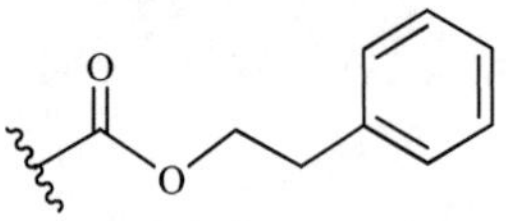

续表

编号	R₁	R₂	R₃	R₄
60	OCH₃	OH	H	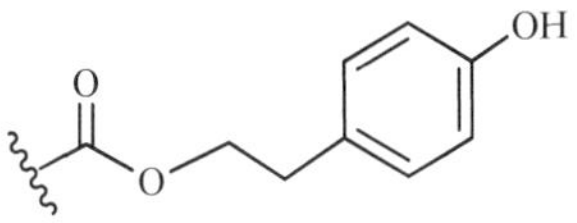
61	H	OH	OCH₃	CH₂OCH₃
62	OCH₃	OCH₃	OCH₃	COOH
63	H	OCH₃	H	COOH
64	H	OAc	OCH₃	COOH
65	H	OH	H	COOH
66	OCH₃	H	OCH₃	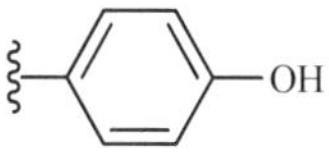

　　丁立生课题组从羌活及宽叶羌活种子中首次分离鉴定出一些非香豆素类化合物，其中包含一些含氮化合物，如氮-二十四、二十六、二十八烷酰基邻氨基苯甲酸（98～100）、氮-烷酰基-3-对羟苯基乙胺（101）、氮-烷酰基-3-对羟苯基乙胺（102）、(2S, 3S, 4R, 8E)-2-[(2′R)-2′-羟基-二十二、二十三、二十四、二十五、二十六碳酰胺]-8-十八碳烯-1, 3, 4-三醇（103～107）、腺嘌呤（108）、鸟嘌呤核苷（109）、犬尿喹酸（110）、N-(1′-D-去氧木糖醇基)-6, 7-二甲基-1, 4-二氢-2, 3-喹噁啉二酮（111）及尿嘧啶（112）等。此外还分离得到一些香叶木素（119）和香叶木苷（120）等黄酮类成分，alaschanioside C（127）等木质素类成分，以及 α-D-葡萄糖乙苷（154）、β-谷甾醇（125）、胡萝卜苷（126）和甘露醇（156）等其他成分（图 10-2）。比较后得知，羌活和宽叶羌活种子的化学成分有一定差别，为通过化学成分鉴别羌活和宽叶羌活的种子提供了科学依据。

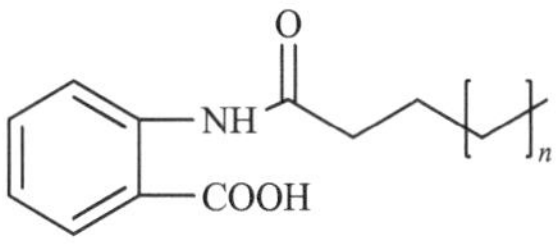

98　n=20
99　n=22
100　n=24

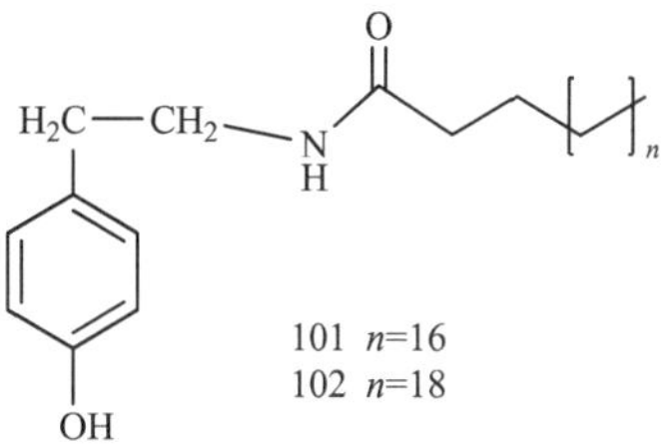

101　n=16
102　n=18

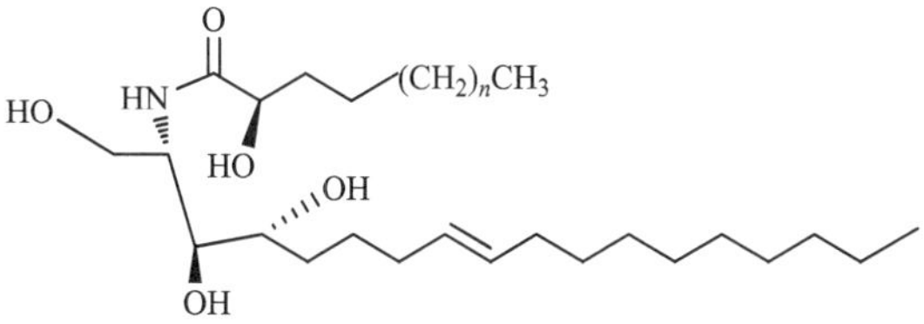

103. n=16；104. n=17；105. n=18；106. n=19；107. n=20

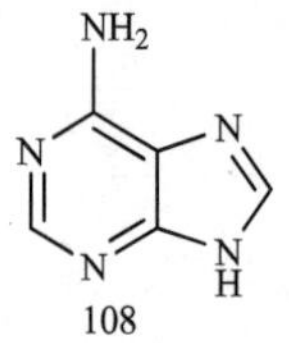

图 10-2　羌活中分离得到的部分含氮类和聚炔类化合物

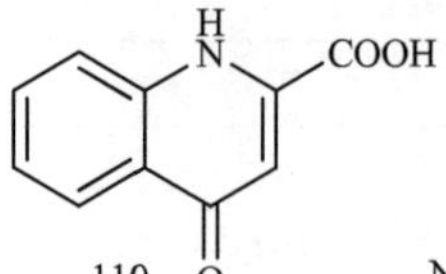

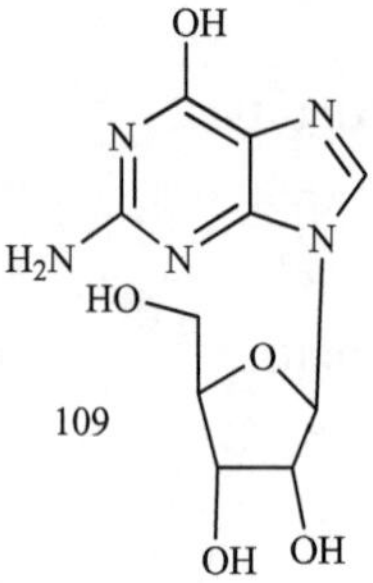

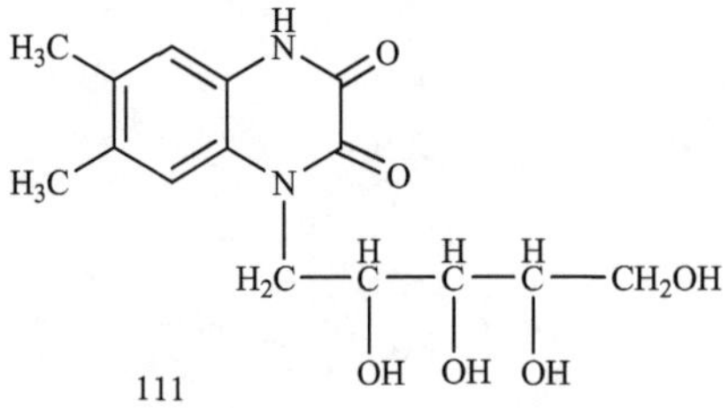

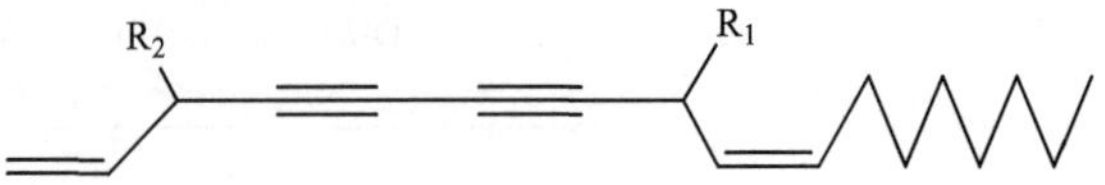

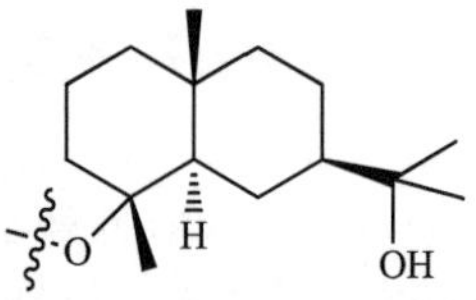

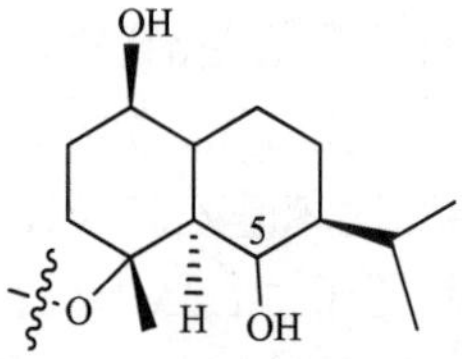

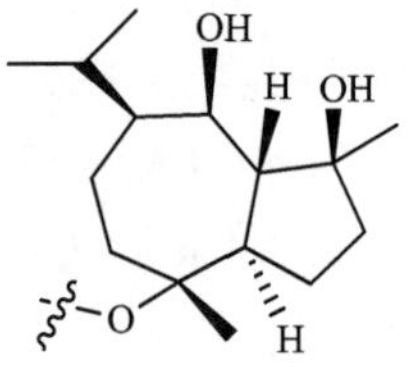

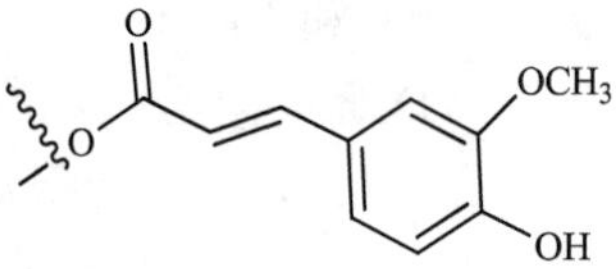

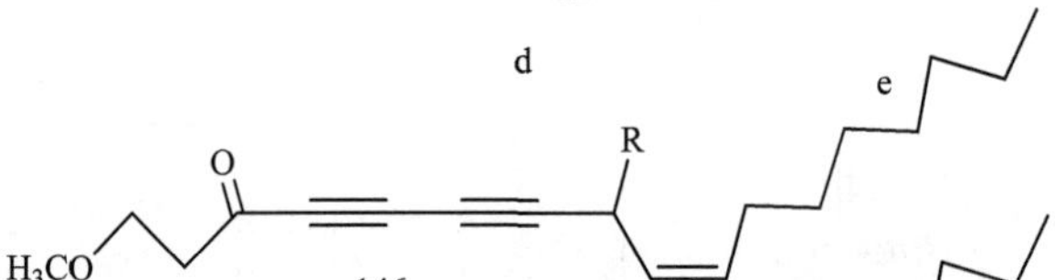

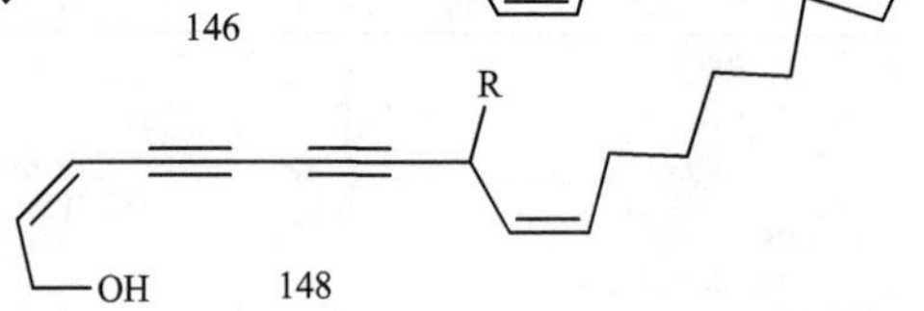

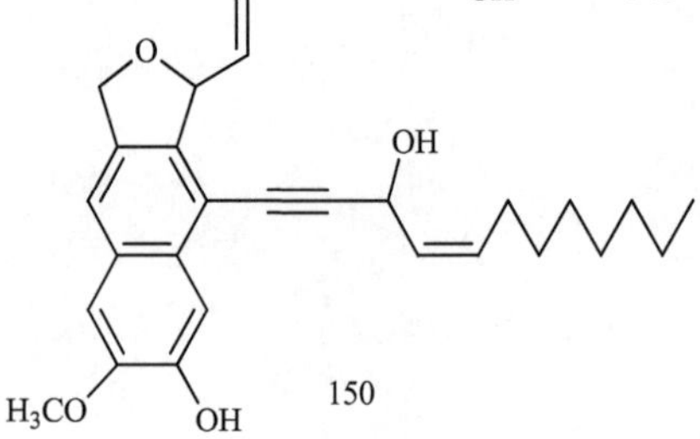

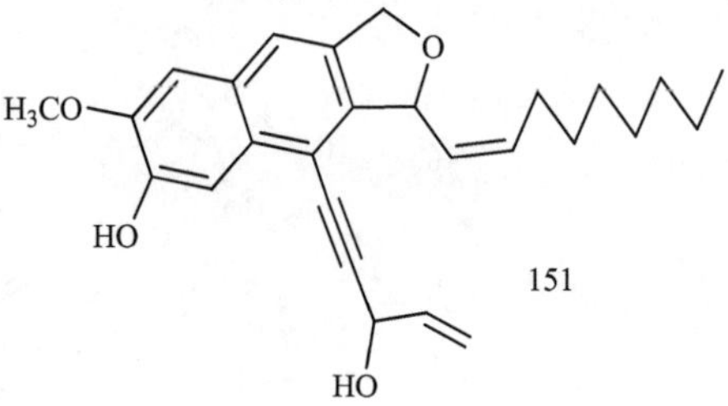

　　此外，该课题组从宽叶羌活根茎中也分离得到一些反式阿魏酸（56）、茴香酸对羟基苯乙酯（57）及孕烯醇酮（124）等成分，提出茴香酸对羟基苯乙酯可作为非香豆素类特征成分用于羌活药材的鉴别和质量控制。

　　李丽梅等（2007）从羌活药材中首次分离得到一些非香豆素类成分，(+)-bornylferulate（69）、9, 12-octadecadienoic acid(Z, Z)-(2, 2-dimethyl-1, 3-dioxolan-4-yl)methyl ester（70）、香豆酸（77）、(10E)-1, 10-heptadecadiene-4, 6-diyne-3, 8, 9-Triol（152）、10-hydroxyverbenon（97）。胡金锋课题组从羌活氯仿提取物中分离得到包括 2 个新化合物在内的一系列愈创木烷型倍半萜、羌活二醇 A（80）和羌活二醇 B（81）；从羌活甲醇提取物中分离得到一些倍半萜苷类及孕烯醇酮苷类成分，如 eudesman-3α, 4α, 11-Triol-11-O-β-D-glucopyranoside（90）、celerioside E（91）、hedyTriol（92）、ananosmoside A（pumilaside A，93）、pregn-5-en-3β, 20(S)-diol-3-O-bis-β-D-glucopyranosyl-(1→2, 1→6)-β-D-glucopyranoside（122）、Δ^5- pregn-3β-ol-20-one-3-O-bis-β-D-glucopyranosyl-(1→2, 1→6)-β-D-glucopyranoside（123）（图 10-3）。该研究工作极大地丰富了羌活中的化合物类型，为更全面地阐明羌活的活性物质基础提供了参考。

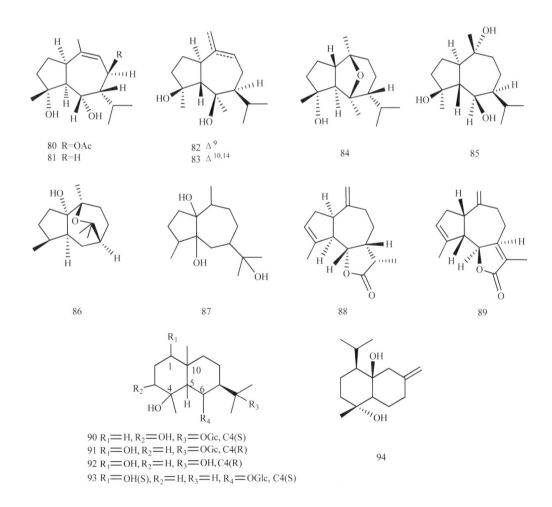

122　R₁=bis-Glc(1-2, 1-6)-Glc, R₂=βOH, H
123　R₁=bis-Glc(1-2, 1-6)-Glc, R₂=O
124　R₁=H, R₂=O

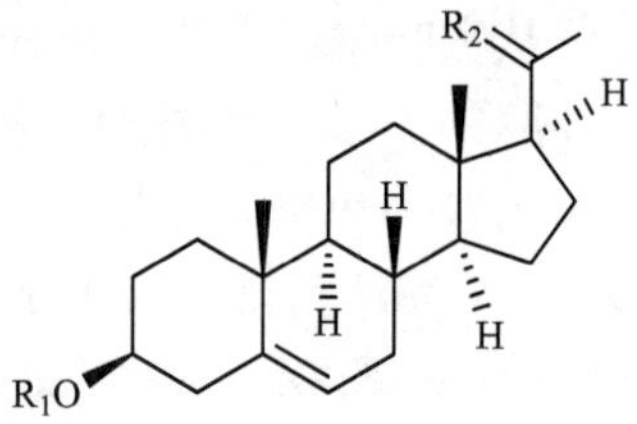

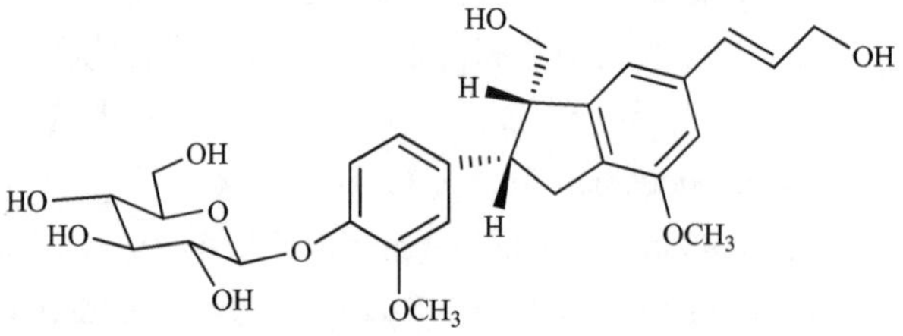

图 10-3　羌活中分离得到的其他部分化合物

10.1.4　羌活中活性成分的合成研究

直接针对羌活药材活性成分的合成研究并不多。詹万初等（2001）从 4-羟基苯甲酸和 4-羟基苯乙酸甲酯出发，经过 6 步反应首次合成了羌活中的一个天然化合物：4-羟基苯乙基茴香酸酯，该化合物具有消炎止痛和抗风湿的活性。

10.2　羌活药理药效

本书课题组连续 17 年对羌活野生变家种技术进行了系统研究，已基本解决系列人工种植技术的关键问题，随着研究成果的推广，目前在四川、甘肃、青海、云南的高海拔山区逐步建成了规模化的生产基地，羌活种植成为当地农牧民增收致富的新兴产业，一些地区的家种药材已上市流通，家种羌活将逐步替代野生羌活以满足市场需求。但家种羌活药材性状与野生羌活有明显差异，与 2020 年版的《中国药典》描述的性状（以野生药材作为凭证标本）也有较大差异，家种药材的内在品质是否达到法定标准，是否具有与野生羌活相同的药效，以及能否替代野生羌活入药还需要进行科学论证。本章从羌活的主要药效和主要化学成分的含量两方面对家种羌活、家种宽叶羌活药材与野生羌活药材进行品质比较，并基于野生羌活的品质对家种羌活的品质进行客观评价，以为家种品替代野生品入药提供科学依据。

10.2.1　急性毒性比较

小鼠 50 只，雌雄各半，随机分为 5 组。根据预实验得出的 100% 死亡率剂量按 1∶0.8 等比稀释，配得 5 个不同浓度的羌活药液。按 0.4ml/10g 分别对各受试药物组小鼠进行灌胃给药，给药 8h 后进行常规饲养，并连续观察 7 天，确定 0% 及 100% 死亡率剂量范围。用 Bliss（布利斯）法计算出羌活药液的半数致死量（LD_{50}）及可信区间，结果见表 10-6。

表 10-6　Bliss 法计算出的栽培羌活与野生羌活半数致死量　　（单位：g/kg）

组别	LD$_{50}$	LD$_{50}$（Feiller 校正）95%的可信限
栽培羌活	71.251	65.329～77.921
野生羌活	61.869	55.967～69.070

野生羌活的 LD$_{50}$ 为 61.869g/kg，相当于成人临床用量的 412 倍，栽培羌活的 LD$_{50}$ 为 71.251g/kg，相当于成人临床用量的 475 倍。野生羌活和栽培羌活的安全性均较好，且栽培羌活的急性毒性较野生羌活低。

10.2.2　抗炎作用比较

小鼠 60 只，雌雄各半，随机分为 6 组，每组分别灌胃给予相应药物，剂量为 0.3ml/10g，持续 5 天。给予受试样品溶液 0.5～1h 后，于一侧耳壳正、反两面均匀涂上二甲苯，每只小鼠 0.05～0.1ml，1h 后处死小鼠，沿耳廓基线剪下两耳，于同一部位用打孔器冲下耳片（直径 8～9mm）称重，比较两耳差异，结果见表 10-7。

表 10-7　羌活对二甲苯致小鼠耳廓肿胀的影响

组别	小鼠（只）	剂量（g/kg）	肿胀度（mg, $\bar{x}\pm s$）	肿胀率（%）
野生羌活高剂量组	10	4	5.5125±2.446	171.67
栽培羌活高剂量组	10	4	2.6125±1.259*	125.14*
野生羌活低剂量组	10	2	2.2125±1.614*	126.24*
栽培羌活低剂量组	10	2	4.0750±1.910	164.22
模型组	10	—	7.7900±1.685	198.71
醋酸地塞米松片组	10	0.003	1.0500±0.351**	114.17**

注：与模型组比较，*表示 $P<0.05$，**表示 $P<0.01$。

与模型组比较，栽培羌活高剂量组（4g/kg）及野生羌活低剂量组（2g/kg）可显著抑制二甲苯致小鼠耳廓肿胀（$P<0.05$），均显示有明显的抗炎作用。

10.2.3　镇痛作用比较

小鼠 60 只，雌雄各半，随机分为 6 组，分别灌胃给予相应药物，每次灌胃剂量为 0.2ml/10g 持续 5 天。给予受试样品溶液 0.5～1h 后，腹腔注射乙酸（0.7%，0.2ml/只）致痛。观察指标为 15min 内扭体次数、扭体反应的潜伏时间，分别以扭体次数和潜伏时间计算药效，结果见表 10-8。

表 10-8　羌活对乙酸致小鼠扭体的影响

组别	小鼠（只）	剂量（g/kg）	潜伏时间（min，$\bar{x} \pm s$）	扭体次数（次，$\bar{x} \pm s$）
野生羌活高剂量组	10	4	3.189±0.690	18.188±7.405
栽培羌活高剂量组	10	4	3.225±0.946[*]	17.354±6.823[**]
野生羌活低剂量组	10	2	3.415±1.281[*]	16.583±2.673[*]
栽培羌活低剂量组	10	2	3.610±1.224[*]	10.313±3.423[**]
模型组	10	—	2.629±0.925	24.200±4.734
阿司匹林肠溶片组	10	0.0533	4.860±3.020[**]	7.625±3.852[**]

注：与模型组比较，*表示 $P < 0.05$，**表示 $P < 0.01$。

　　栽培羌活高剂量组（4g/kg）可极显著减少乙酸致小鼠扭体次数（$P < 0.01$），野生羌活低剂量组（2g/kg）可显著减少乙酸致小鼠扭体次数（$P < 0.05$），栽培羌活高剂量组（4g/kg）及野生羌活低剂量组（2g/kg）可显著延长乙酸致小鼠扭体时间（$P < 0.05$），均显示有明显的镇痛作用。

第 11 章　羌活研究与开发展望

羌活是典型的高原难繁药材和珍稀濒危药材，入药使用范围广且市场需求量大。羌活生长于陕西、四川、甘肃、青海、西藏等地海拔为 2800～4500m 的高原林缘与灌丛内，由于长期不间断地掠夺式采挖、自然生态环境严重缩小和被破坏，野生羌活蕴藏量锐减，目前羌活已被《中国珍稀濒危保护植物名录》列为二级保护物种。羌活性温，具有解表散寒、祛风胜湿、止痛功效，是汉藏、羌等医药体系常用药材，入中（藏）成药 200 余种，新冠疫情暴发后，被国家发布的《新型冠状病毒感染诊疗方案》引用入方，是重要的防疫药材之一。

在中药产业传承和创新发展的新格局中，应该加强现代科学技术向羌活产业的渗透与融合，加速野生羌活驯化研究，推动家种羌活产业化、规模化替代野生羌活。羌活野生变家种是化解野生羌活资源危机和提升市场药材供给质量的重要途径，是未来羌活研究与开发工作要面临和聚焦的首要难题，应面向羌活全生命周期覆盖种源、种植、流通、应用等环节。

11.1　研究与可信稳定种源渠道匹配的成套支持技术

11.1.1　种子生产无人工厂

采集野生种子并通过计量方法择优选种后，在羌活原生地理气候的模拟环境下，利用温度、湿度、氧气等激励要素，采用工程化手段，对种子新陈代谢过程进行干扰处理，达到缩短种子破眠周期、提升种子发芽率和发芽势的目的——这是一项有效且稳定产出优质羌活种苗的关键控制技术。目前该技术已完成实验室级和中试水平的控温条件下小批量试产研究，但是在进一步建立大批量种子破眠处理生产能力和研究更复杂更有效的激励方案的过程中，长时间大量人力的投入成为滞缓该技术产业化应用步伐的主因。

未来，基于智能控制技术、机器人技术搭建的无人工厂将为如何实现种子稳定生产提供解决方案。通过在具有多个独立控制区域的气候模拟环境中部署智能仓储装备，可使种子在各区域经历独立的模拟气候变化，部署物流机器人可使种子在区域之间迁移，部署机器人执行单元可实现种子翻动、补水、测湿、记录等操作，形成破眠过程复杂路径综合和自动化干预处理能力，建立种子研究与生产无人工厂，形成有保障的优质种源供给渠道。

种子研究与生产无人工厂依托于智能育种工厂。在育种过程中可以通过 LED 灯实现光谱控制，模拟自然光及各种实验光环境。通过 LED 光源阵列可实现不同的光谱组合，模拟适合种子萌发的最佳环境。智能育种工厂可以依托中央控制系统及智能控制技术实现精准的环境控制。控制器通过比对环境采集传感器输出的信号和设定值的关系，使得每个独立控制区域的空气温度、湿度达到动态平衡，并能够按照用户的需求设计温度和湿度的控制范围，使温度波动控制在1℃以内。通过设计并采用分区域定点送风方式，既可以保证空气的流动性和控制 CO_2 的浓度，又能够实现各区域内的空气循环。智能育种工厂在温湿度、光照以及其他各项可监控参数方面具有实时显示和回传数据的功能，配备的历史数据存储功能既能够满足数据备份和安全性需求，又能够为数据导出、追溯及重复利用提供便利。

在种子的培育过程中，采用机器人和各种传感器代替人工实现种子的翻动、补水、测湿、记录工作。机器人形成轨迹的核心在于 PLC（programmable logic controller，可编程逻辑控制器）控制部分的设计：根据羌活种子处理过程中翻种、补水等标准流程的要求，设计满足智能化需要的以 PLC 为核心的自动控制算法、机器视觉定位算法、AGV 搬运逻辑算法、环境参数控制算法等，以便更好地监控温度、湿度等参数，实现种子研究与生产无人工厂的一体化。

11.1.2　适宜产地大数据

在羌活种植生产区域扩大时，因种植户普遍缺乏关于种源道地属性辨识、种子质量辨识、产区道地属性判别等的专业知识和技能，导致盲目引种、错误引种、非道地产区引种、环境不适宜地区引种等现象频发，在造成种植户经济损失和打击从业者积极性的同时，劣质药材进入市场流通环节，影响了羌活药材整体的质量水平。

未来，基于物联网技术、AI 技术、互联网技术，种子供应、种植选址、种植跟踪等将捆绑起来形成一体化专业服务。应用传感与物联网系统可采集和监控羌活产地区域地理、气象、土壤等要素的指标数据，形成种植选址专家知识数据库；在 AI 分析数据的助力下，可总结传统产区、优质产区的经验数据，建立种植选址适宜度评测模型，帮助新开发的种植区域进行风险控制；借助互联网平台，可广泛持续地搜集各产地区域的用种、长势、产出数据，为适宜度评测模型持续提升精度提供完善的数据链。这些专业服务应实现一体化提供：一方面，面向适宜种植地区，建立主动且集中的种源供应渠道；另一方面，面向种植风险地区，通过选择"试种供种"或"中断供种"主动参与其风险调控。

11.2　研制与高原药材种植环境共融的特种智能装备

11.2.1　羌活全程机械化生产技术

农作物生产全程机械化涵盖制种、耕地、播种、植保、灌溉、收获、运输、烘干、秸秆处理等环节，通常把全程机械化聚焦在用工量大、农时最紧迫的主要环节。具体来讲，羌活生产全程机械化要求在农机农艺融合基础上，把耕地、播种、育苗、移栽、田间管理（植保、灌溉）、采收、干燥等各个环节的装备匹配成套，既要符合羌活生产农艺的要求，又要满足种植户适度规模化生产的需要。农作物生产全程机械化充分发挥了农业机械集成作用，有利于提高农作物主要生产环节的机械化水平，显著提高农业生产效率，减少用工量，降低生产成本和人的劳动强度，推动农业规模化、标准化生产经营，促进农业发展方式转变，提高农业的综合生产能力和市场竞争力。

羌活播种一般实施在冬季比较寒冷的时节，播种育苗过程繁杂、耗时费力，羌活播种机应具备开沟、播种、覆土或覆膜等多种功能，由此可有效提高羌活播种效率和出苗率。幼苗长成后，采用育苗移栽机进行移栽种植作业，通过喂苗盘将羌活幼苗喂入栽植器中，由栽植器完成开穴、栽植等工作，镇压轮通过覆土镇压实现定苗作业。田间管理主要包括植保和灌溉，一般利用喷杆、遥控和动力等喷雾机，结合 5G、无人机、自动驾驶等技术，实现羌活植保和精准施药。羌活种植在高海拔地区，雨水匮乏，宜采用节水灌溉技术（如滴管、喷灌技术），提倡应用水肥一体化技术。羌活为根茎类作物，具有一定的固土能力，可以采用振动技术进行收获作业，挖掘后进行碎土分离，以获得干净的羌活根茎。羌活完成采收后若依靠天气晾晒，则质量不可控，可以采用智能化烘干设备进行羌活干燥过程控制，精准控制每个阶段的时间、温度、湿度等工艺参数，确保羌活质量，实现丰产又丰收。

11.2.2　高原种植共融机器人

针对羌活种植共融机器人：①需要突破高原种植机器人的结构设计、机器人运动规划难题。可以从基于运动学变分理论的任务驱动机器人结构设计方面，研制基于运动学四元数空间几何的机器人设计软件；在运动控制领域，需要掌握运动控制编译、插补技术和高端数控系统的相关算法，熟练应用主流运动控制系统。②需要研发基于多元传感融合、现场巡查及羌活识别的巡查系统，通过获取整合传感数据获取系统所采集到的图像信息、温度场信息、环境信息等多源传感数据，并结合场景信息，实现对羌活的智能感知与识别。

在共融机器人硬件方面：①可采用振动储能、电池管理等技术，通过降低能源损耗、提高能源存储量的方法，提升机器人的续航与能源供给能力；②采用三维电子地图、三维景深等探测技术，通过全局路径导航、局部主动避让、路径自适应调整的方法，实现机器人在高原条件下的羌活种植路径规划；③采用三维路况探测、姿态在线控制、步深在线控制等技术，通过改变现有机器人控制系统以适应斜坡运动控制要求的方法，实现机器人在坡面作业；④采用防护设计技术，通过防护测试的方法，确保机器人能够适应实施防护工作的环境。

11.2.3　羌活工业互联网

羌活野生变家种的驯化历史短、纯化率低，且现有生产农艺落后、生产水平低下，家种过程中将出现各种新生问题，这就要求家种技术研究持续进行、现有家种技术持续优化升级，但是羌活种植区域广阔、位置偏远、交通不便，专业服务对接种植地区的可及性与时效性差，这对依靠技术服务加速羌活家种过程造成了阻碍。

未来，工业互联网将助力羌活产业建立研发与种植协同模式，集中于核心区域的羌活研究中心与广布于高原的种植基地、合作社、药农将在数字世界中无缝汇聚。实现对羌活的基础数据建模、构建基于工业互联网技术的羌活培育与研究过程能力画像，针对羌活培育过程中各个要素：人员、设备、种子与材料、环境、文件规范及检测数据等，以产地、研究中心、种植基地、合作社以及各阶段人员、设备全要素表达。针对人员技能建模，建立基于人员技能的远程专家系统，开发专家知识库与基于 VR/AR/MR/XR 等虚拟技术的手机与智能穿戴应用，形成中心辐射全域的专业诊断与技术解决服务能力；建立高原种植地区质量/生长/环境监测物联网和羌活研究中心环境与药材生长态势 GIS 系统，形成全域种植实况感知能力；建立机器人集群种植基地和中央智能指挥调度平台，形成全域生产智能联动控制能力；分别构建基地、产线、设备等不同维度的产能表，根据羌活基础数据与研究工艺流程中的资源配置，实现羌活育种智能排产与自动调度，实现羌活培育过程的智能管控。在羌活研究的过程管理方面，工业互联网能够支持羌活育种工艺管理、流程管理、变更管理，并能够通过权限管理实现多成员参与、多用户全模块使用的格局。未来，在工业户线网的加持下，能够实现羌活培育过程文件的有效管控，实现工作任务分配、任务提交和任务完成情况的实时监控。通过工作流管理来优化任务流程管理，将人、信息和应用程序连接起来，形成连贯的工作流程，实现羌活培育过程数据流的有效流转，实现羌活研究过程的流程化、标准化。

　　未来，可基于工业互联网技术，实现羌活的基础数据管理：实现工厂建模，建立工厂模型，包括企业、合作社、研究院所、工厂、产线、工位及设备的定义和维护；实现羌活主数据建模，并通过接口的方式打通其他系统中的数据同步，实现如添加、修改、删除等羌活主数据的维护；实现人员主数据建模，支持人员主数据的添加、修改和删除等基础操作，实现人员属性的维护。基于工业互联网技术，实现羌活培育模式的标准化管理：基于工业化联网平台，建立羌活研究课题计划、生成羌活研究任务，实现羌活研究过程调度。在羌活研究计划层面，能够建立和查看主研究计划所需要的物资、工具和设备，以及规则和相应文件的准备情况（齐备、部分齐备、未准备），能够通过准备看板显示准备进度，并根据准备结果实现报警和通知；在羌活研究的任务层面，能够控制羌活研究任务的启停，综合羌活研究任务的状态与实时反馈，实现羌活研究过程的全流程跟踪，并支持按照不同组合条件查询各个阶段所执行的任务，能够记录各个研究阶段的单据数据信息，对异常的数据进行标定、记录与统计。

　　最终，基于羌活研究的工业互联网平台需要实现面向业务需求的开发与部署：实现技术分离、模型复用、敏捷开发与数据统筹协同的新模式；基于羌活研究的羌活工业互联网平台需要实现高可靠性数据传递与业务逻辑验证：实现权限验证、数据可靠性验证的新格局；基于羌活研究的工业互联网平台还需囊括开放的技术文档与体系化的技术支持、组件化的功能设计与个性化布局、系统应用性能保障与便捷式扩展的功能，并具备可配置的接口组件与数据分离处理的能力。

11.3　创建为家种药材市场推广护航的机制

11.3.1　区块链防伪

　　野生羌活药材资源匮乏，短期内大量家种羌活将进入药材流通渠道，但是当前家种药材道地性、质量尚得不到保障，生产出的药材良莠不齐、优劣难辨，药效成分与药典要求相比存在明显的偏差。这些药材在市场上以次充好，搅乱和拉低了家种羌活市场定价，对优质家种羌活造成了劣币驱逐良币的恶性效应。

区块链防伪技术能够保障羌活的质量，验证羌活真伪，保护羌活运营市场秩序。可针对区块链技术的不同环节建立羌活信息文档，在生产过程中羌活的检验信息由羌活监管机构通过数据签名形式进行认证，在研究环节录入温度、湿度、日期等指定信息，当前面的节点通过发起交易请求实现下一环节的操作时，系统能够完成记录并自动对下一节点授权，继续跟进羌活研究过程的节点并进行维护；在羌活的运输环节，可通过物流公司及各个中转站的追踪信息查询系统对羌活的地理位置进行实时监控；销售环节中，可将相应数据信息录入信息文档；在溯源环节，用户可以通过查询溯源网站并借助羌活的包装二维码及标志信息溯源号对羌活的溯源文档进行查阅，以便了解羌活的真实信息。

未来，区块链技术可利用其不可篡改性、去中心化、可追溯性等特点，有效解决羌活药材供应流通体系中的公证防伪问题，促进开通家种羌活优质优价通道。

11.3.2　金融调控

每年全国或部分地区羌活药材的种植量、供给量、供应结构、需求量、需求比例、交易价格等都会出现无统计、无指导、不透明的问题，供需失衡造成产区面积、产量规模、市场价格等出现波动起伏，囤积抬价或药贱伤农等现象时有发生。

未来，在羌活产业链前端实现繁育工厂化、种植智能化、流通数字化的基础上，可建立产业金融调控制度，引导、促进、稳定羌活产业的发展；建立羌活质量价格指数机制，发布当日和近期价格指数以督促市场实现羌活优质优价，发布中期和远期价格指数以推动产业实现量季调节和稳定供需预期；建立羌活国际现货期货交易中心，发挥羌活资源渠道集中的优势，建立提供期货交易、现货交易、资产投资、风险对冲等的金融平台，积极参与国际标准制定，掌握羌活国际贸易定价权；建立羌活国家动态战略储备，构造羌活供给缓存池，逆市收购、顺市销售，稳定羌活市场信心和预期，让药材优先用于治病救人，保证羌活资源优先满足国内民众需求。

11.4　健全指导产业健康有序发展的全产业链标准体系和推进品牌创建

11.4.1　完善适应市场发展的质量标准体系

羌活长期以来均作为野生药材供应市场，因此现有的羌活商品标准均是通过参考野生药材样品制定的。但近年来，随着羌活野生资源越来越少，人工栽培羌活替代野生资源成为主流商品已是必然趋势。在人工栽培过程中生境变化会引起药材形态的变异，这一现象在许多根茎类药材的野生变家种过程中普遍存在，并成为制约产业发展的关键因素。同时在羌活的人工栽培过程中，由于普遍采用粗犷的种植模式和水肥管理方式，不同产地的家种药材品质参差不齐。长此以往，羌活产业的发展必然陷入恶性循环。

标准是规范和引领行业高质量发展的重要措施。党的十八大以来，国家高度重视标准化工作，习近平总书记指出"标准是人类文明进步的成果"。但目前羌活人工栽培行业缺乏相应的商品质量标准，导致其市场认可度低。因此需要加强对羌活人工栽培药材的质量评价研究，尤其需要加强羌活栽培药材与野生药材化学成分和药理活性的对比研究，并建立质量评价体系，完善羌活栽培药材化学成分和药理活性评价标准，明确栽培药材替代野生药材的可行性，推动栽培药材的质量标准制定，规范和促进整个羌活行业的发展。

11.4.2 构建羌活全产业链标准体系

对于中药材全产业链（中药材全生命周期）来说，不仅要关注产品标准，还要关注过程控制的系列标准，包括方法标准、规程标准和指南标准，这些对于产品质量控制和保障同样重要。健康产业首先应该保证产业健康，健康产业发展的根本出路在于制定配套的标准体系，通过标准体系，有效实现道地药材产业、产品和服务的可靠复制。

目前，已制定发布羌活种子种苗标准、生产技术规程、道地药材标准、商品规格等级标准等，基本形成涵盖羌活产前、产中、产后各环节的标准体系，并应用于羌活种植、加工、贸易等各环节，带动了羌活产业向标准化生产、品牌化经营方向发展。后续将继续在前期羌活系统研究的基础上，进一步把科技成果转化为生产力，制定标准和加强标准宣贯应用，加快羌活产业标准化进程，建立健全羌活全生命周期标准化体系，助力羌活产业高质量发展。

11.4.3 推进羌活品牌创建与宣传

应积极推进羌活产业品牌创建工程，以品牌引领扩大市场影响；深入推进区域公共品牌孵化，打造"丹巴羌活""小金羌活"等区域优势品牌，同步建立公共品牌的培育、运营、管理、保护长效机制，确保龙头企业、社会组织等实现对公共品牌的协同共用与价值提升，以优质品牌的影响力促进羌活产业的提质增效；引导产区内各文创工坊、康养基地、旅游基地、民宿、农家乐等开展同行业、同产业品牌联合建设，逐步打造被市场认可、具备吸引消费者能力的共用品牌；充分利用电视、报纸、专业期刊等传统媒体资源和各类互联网新媒体资源，策划"羌活文化旅游节""羌活农事体验日"等类型丰富的宣传活动，并在线上线下同步直播宣传，进行多渠道、深层次的广泛宣传，提高宣传实效，提升产业知名度。

11.5 加强羌活新产品开发和提升效益

11.5.1 药用部位的新产品开发

栽培羌活由于形态变异，会生长大量的须根，这些须根无法作为药材使用，但可作为原料用于提取浸膏和单体成分。此外，羌活药液表现出显著的抗炎与镇痛活性，因此，基于交叉学科理论，可将羌活药液引入纤维及织物材料中，将其用于伤口敷料、功能护理织物等，其具有不错的开发前景。具体来讲，可采取两种思路来进行羌活产品的研究与开发：①将羌活药液与纤维加工工艺相结合，制备负载羌活药液的纤维，然后基于编织织造手段，获得具有不同织物结构的羌活药液织物，此外也可以根据纤维加工工艺，直接获得羌活药液的无纺布，如纳米纤维膜；②利用羌活药液对特定纤维或织物进行染整处理，最终获得具有药理活性的织物，进而进行特定的应用。

11.5.2　非药用部位的新产品开发

羌活属多年生药用植物，药用部位为地下根和根茎，人工栽培 3～5 年后方可采挖，但地上部分（叶和花薹）被大量浪费。在羌活主产区，农牧民习惯摘取幼嫩的羌活叶片和花薹作为野菜食用，并且认为其具有预防感冒的功效。目前同为伞形科药用植物的川芎利用茎叶已经开发出了多种食品，包括川芎苗、川芎面、川芎饼干等。鉴于此，将羌活地上部分开发成食品具有广阔的前景。此外，四川部分林麝养殖地区开始将羌活地上部分作为饲料投喂给林麝食用，而本书课题组前期的野外调查发现牛、羊及其他野生动物常会啃食野生羌活的叶片。这表明牛、羊、麝等动物对羌活地上部分具有一定的喜好，因此可将羌活地上部分开发成动物饲料，以有效利用羌活地上部分，提升羌活栽培行业的效益。

参 考 文 献

曹冰，2005. 一氧化氮在绿豆侧根发生过程中的作用研究. 西安：陕西师范大学.

曹雅男，李庆章，孙岳，等，2005. 正品龙胆遗传多样性的 RAPD 及 ISSR 分析. 中草药，36（1）：100-103.

车明凤，李九丹，粟晓黎，1992. 四种不同原植物羌活化学成分的对比. 中药材，15（11）：33-35

陈翠，康平德，汤王外，等，2009. 云南重楼种苗分级栽培生长情况分析. 云南中医学院学报，32（5）：52-54，60.

陈帆，施择，杨良，2005. 参与式社区资源规划在国家级生态示范区建设中的应用. 林业与社会，13（3）：37-41.

陈嘉谟，1988. 本草蒙筌. 北京：人民卫生出版社.

陈仁山，许鸿源，1930. 药物出产辨. 台北：新医药出版社.

陈士林，魏建和，孙成忠，等，2006. 中药材产地适宜性分析地理信息系统的开发及蒙古黄芪产地适宜性研究. 世界科学技术—中医药现代化，8（3）：47-53.

陈昕，徐宜凤，张振英，2012. 干旱胁迫下石灰花楸幼苗叶片的解剖结构和光合生理响应. 西北植物学报，32（1）：111-116.

陈延之，1983. 小品方. 天津：天津科学技术出版社.

陈中坚，崔秀明，王朝梁，等，1999. 文山优质三七基地生态区划和布局研究. 人参研究，11（3）：29-31.

程磊，2007. 生长素在局部供应硝酸盐刺激玉米侧根生长中的作用研究. 北京：中国农业大学.

崔秀明，王朝梁，陈中坚，1998. 种苗分级对三七生长和产量的影响. 中药材，21（2）：60-61.

单人骅，溥发鼎，1989. 中国伞形科新分类群（三）. 植物分类学报，27（1）：62-67.

翟志习，1997. 植物生态生理学. 5版. 北京：中国农业大学出版社.

丁建，夏燕莉，2005. 中国药用植物资源现状. 资源开发与市场，21（5）：453-454.

董生健，罗志红，何小谦，2013. 羌活地膜覆盖栽培技术. 甘肃农业科技（11）：56-58.

董宿，2005. 奇效良方. 实用中医古籍丛书. 天津：天津科学技术出版社.

杜荣骞，1985. 生物统计学. 北京：高等教育出版社.

段娜，贾玉奎，徐军，等，2015. 植物内源激素研究进展. 中国农学通报，31（2）：159-165.

樊菊芬，刘岱，孙友富，等，1981. 羌活化学成分的研究——I.羌活挥发油的分离鉴定. 中药通报，6（1）：29-32.

范振涛，马小军，冯世鑫，等，2009. 青蒿素含量等级分布模型的结果验证. 中国中药杂志，34（3）：269-271.

方志芬，2010. 湟源县高寒地区野生羌活的人工驯化技术研究. 青海农林科技（2）：13-15.

方子森，陈小莉，张恩和，2004. 野生羌活的生态环境与驯化栽培. 中草药，35（9）：1071-1073.

方子森，高凌花，张恩和，等，2010. 人工施用氮肥、磷肥对宽叶羌活产量和质量的影响. 草业学报，19（4）：54-60.

房艳刚，刘继生，2006. 中国自然保护区基于社区的生态旅游发展研究. 干旱区资源与环境，20（1）：37-41.

冯玉明，李荣谱，1987. 中药微量元素研究进展及其展望. 中西医结合杂志，7（4）：249-252.

葛颂，洪德元，1999. 濒危物种裂叶沙参及其近缘广布种泡沙参的遗传多样性研究. 遗传学报，26（4）：410-417.

管中天, 2005. 森林生态研究与应用. 成都: 四川科学技术出版社.

郭本兆, 1987. 青海经济植物志. 西宁: 青海人民出版社.

郭宏, 史晓霞, 2002. 定西地区黄 (红) 芪生态气候分析及适生种植区划. 甘肃科技, 18 (6): 61.

郭兰萍, 黄璐琦, 蒋有绪, 等, 2007. 影响苍术挥发油组分的气候主导因子及气候适宜性区划研究. 中国中药杂志, 32 (10): 888-893.

郭兰萍, 黄璐琦, 阎洪, 2005. 基于地理信息系统的苍术道地药材气候生态特征研究. 中国中药杂志, 30 (8): 565-569.

郭肖红, 高文远, 李克峰, 等, 2007. 丹参不定根组织培养的研究 (Ⅱ) 碳源、氮源和磷源对丹参不定根培养的影响. 中草药, 38 (6): 907-911.

郭亚芬, 2011. 硝酸盐调控玉米侧根生长发育的生理机制. 北京: 科学出版社.

郭晏华, 沙明, 车鑫, 2001. 羌活中异欧前胡素的含量测定. 辽宁中医学院学报, 3 (4): 300-301.

郭志华, 张宏达, 李志安, 等, 1999. 鹅掌楸 (Liriodendron chinense) 苗期光合特性的研究. 生态学报, 19 (2): 164-169.

国家药典委员会, 2005. 中华人民共和国药典 (2005 年版) 一部. 北京: 化学工业出版社.

何文兴, 易津, 李洪梅, 2004. 根茎禾草乳熟期净光合速率日变化的比较研究. 应用生态学报, 15 (2): 205-209.

胡廷章, 陈国平, 胡宗利, 等, 2010. 植物根系对氮胁迫的形态学响应. 生态学报, 30 (1): 205-211.

皇甫超河, 王志勇, 杨殿林, 2009. 外来入侵种黄顶菊及其伴生植物光合特性初步研究. 西北植物学报, 29 (4): 781-788.

黄波, 徐冠华, 阎守邕, 1996. GIS 中空间模糊叠加模型的设计. 测绘学报, 25 (1): 53-56.

黄春燕, 吴卫, 郑有良, 等, 2006. 鱼腥草光合蒸腾特性及影响因素的分析. 西北植物学报, 26 (5): 989-994.

黄家平, 戴思兰, 1998. 中国兰花品种数量分类初探. 北京林业大学学报, 20 (2): 38-43.

黄璐琦, 2016. 中药区划专题编者按. 中国中药杂志, 41 (17): 3113-3114.

黄璐琦, 崔光红, 陈美兰, 等, 2002. 中药材 GAP 实施的复杂系统论——中药材种质资源的现状、问题及方向. 中国中药杂志, 27 (7): 481-483.

黄璐琦, 郭兰萍, 2007. 环境胁迫下次生代谢产物的积累及道地药材的形成. 中国中药杂志, 32 (4): 277-280.

黄璐琦, 杨滨, 王敏, 1999. 当前我国药用植物资源开发利用研究中几个问题的探讨. 中国中药杂志, 24 (2): 70-73.

黄璐琦, 张瑞贤, 1997. "道地药材" 的生物学探讨. 中国药学杂志, 32 (9): 563-566.

黄志勇, 庄峙厦, 王小如, 等, 2003. GAP 质控下栽培丹参重金属内控标准物的制备和表征. 中国中药杂志, 28 (9): 808-811.

吉力, 徐植灵, 潘炯光, 等, 1997. 羌活挥发油成分分析. 天然产物研究与开发, 9 (1): 4-8.

冀宪领, 盖英萍, 牟志美, 等, 2004. 干旱胁迫对桑树生理生化特性的影响. 蚕业科学, 30 (2): 117-122.

贾所学, 2011. 药品化义. 北京: 学苑出版社.

姜静, 杨传平, 刘桂丰, 等, 2003. 桦树 ISSR-PCR 反应体系的优化. 生态学杂志, 22 (3): 91-93.

蒋舜媛, 2006. 羌活和宽叶羌活的资源生态与遗传多样性研究. 成都: 四川大学.

蒋舜媛, 孙辉, 黄雪菊, 等, 2005. 羌活和宽叶羌活的环境土壤学研究. 中草药, 36 (6): 917-921.

金世元, 2010. 金世元中药材传统鉴别经验. 北京: 中国中医药出版社.

柯用春, 周凌云, 徐迎春, 等, 2005. 土壤水分对金银花总绿原酸含量的影响. 中国中药杂志, 30 (15): 1201-1202.

赖伟勇, 符乃光, 张俊清, 等, 2004. 海南产与市售六种中药材中重金属含量的比较研究. 广东微量元素科学，11（10）：34-36.

雷志强，张寿文，刘华，等，2007. 车前种子种苗分级标准的研究. 江西中医学院学报，19（5）：65-67.

李诚，2002. 羌活市价将有十年高价期——认识羌活. 全国药材商情，（29）：3-6.

李东垣，2012. 李东垣医学全书. 太原：山西科学技术出版社.

李丽梅，梁宝德，俞绍文，等，2007. 羌活的化学成分. 中国天然药物，5（5）：351-354.

李良俊，许超，陈建林，等，2003. 莲藕膨大过程中碳水化合物变化的初步研究. 扬州大学学报（农业与生命科学版），24（3）：72-74，78.

李林，李凤霞，郭安红，等，2006. 近43年来"三江源"地区气候变化趋势及其突变研究. 自然资源学报，21（1）：79-85

李群，肖猛，郭亮，等，2005. 四川省珍稀濒危植物延龄草遗传多样性分析. 北京林业大学学报，27（4）：1-6.

李时珍，1985. 本草纲目. 北京：人民卫生出版社.

李伟，何桥，赵新成，等，2006. 红千层ISSR反应体系的优化. 西南园艺，34（3）：1-4.

李霞，王洋，阎秀峰，2007. 水分胁迫对黄檗幼苗三种生物碱含量的影响. 生态学报，27（1）：58-64.

李新兰，朱蔚华，1993. 微量元素对人参愈伤组织生长和皂甙含量的影响. 中药材，16（6）：3-4.

李艳辉，2006. 双花千里光、川芎及宽叶羌活的化学成分研究. 成都：中国科学院研究生院（成都生物研究所）.

李云霞，高春华，沙明，2004. 中药羌活化学成分及药理作用研究进展. 辽宁中医学院学报，6（1）：22-23.

李韵珠，王凤仙，刘来华，1999. 土壤水氮资源的利用与管理Ⅰ. 土壤水氮条件与根系生长. 植物营养与肥料学报，5（3）：206-207，209-213.

李宗仁，田丰，王有庆，等，2009. 羌活种子特性和发芽率研究（一）. 青海大学学报（自然科学版），27（1）：67-70.

梁建萍，贾小云，刘亚令，等，2016. 干旱胁迫对蒙古黄芪生长及根部次生代谢物含量的影响. 生态学报，36（14）：4415-4422.

梁娟，郭泽宇，叶漪，2014. 不同土壤水分条件对七叶一枝花光合特性及有效成分皂苷含量的影响. 植物生理学报，50（1）：56-60.

梁淑敏，张景东，周浩然，2003. 人参粉中有害重金属含量测定. 化学与粘合（4）：205-206.

林萍，张含国，谢运海，2005. 正交设计优化落叶松ISSR-PCR反应体系. 生物技术，15（5）：34-37.

吝祥根，陈春霞，2013. 羌活栽培技术的研究进展. 四川农业与农机（1）：39-40.

刘宝玲，1993. 中药材鉴别图解. 北京：中国中医药出版社.

刘海河，侯喜林，张彦萍，2004. 西瓜ISSR-PCR体系的正交优化研究. 果树学报，21（6）：615-617.

刘华钢，陆峥琳，赖茂祥，等，2009. 中药挥发油类成分提取分离研究概况. 辽宁中医药大学学报，11（11）：5-8.

刘景源，2007. 太平惠民和剂局方. 北京：人民卫生出版社.

刘龙元，贺鸿志，黎华寿，2015. 水分胁迫对苦参生长生理及有效成分的影响. 广东农业科学，42（23）：76-81.

刘鹏，区伟贞，王金祥，等，2006. 磷有效性与植物侧根的发生发育. 植物生理学通讯，42（3）：395-400.

刘琴，2006. 濒危资源植物羌活（Notopterygium spp）生长规律及环境影响因子研究. 成都：四川大学

刘爽，魏建和，陈士林，2005. 野生抚育中药材GAP认证检查评定标准研究. 现代中药研究与实践，19（6）：3-6.

刘完素，2005. 素问病机气宜保命集. 北京：人民卫生出版社.

刘卫根，王亮生，周国英，等，2012. 羌活不同部位有机酸和香豆素类化合物含量的比较研究. 药物分析杂志，32（11）：1950-1956，1967.

刘文泰，1996. 本草品汇精要. 上海：上海古籍出版社.

刘鑫，2009. 低极性化合物的电喷雾质谱检测方法及几种中藏药材的活性成分研究. 成都：中国科学院成都生物研究所.

刘秀娟，2014. 羌活药性、功效及临床用药思维的文献研究. 北京：北京中医药大学.

刘志刚，任培培，李发美，2006. 羌活水溶性部分的化学成分. 沈阳药科大学学报，23（9）：568-569，601.

刘中柱，2003. 羌活产销及价格趋势分析. 中药研究与信息，5（2）：30，35.

刘遵春，包东娥，2008. '金光杏梅'叶片净光合速率与生理生态因子的关系. 西北植物学报，28（3）：564-568.

柳俊，谢从华，2001. 马铃薯块茎发育机理及其基因表达. 植物学通报，18（5）：531-539.

卢圣栋，1999. 现代分子生物学实验技术. 2版. 北京：中国协和医科大学出版社.

卢纹岱，2000. SPSS for Windows 统计分析. 北京：电子工业出版社.

卢之颐，2014. 本草乘雅半偈. 张永鹏注. 北京：中国医药科技出版社.

鲁如坤，2000. 土壤农业化学分析方法. 北京：中国农业科技出版社.

毛培利，曹帮华，张明如，2004. 干旱胁迫下刺槐保护酶活性的研究. 内蒙古农业大学学报（自然科学版），25（1）：106-108.

茅向军，许乾丽，周兰，等，1998. 黔产天麻、杜仲、黄柏、厚朴重金属含量的研究. 贵州科学，16（2）：136-139.

蒙美莲，刘梦芸，门福义，等，1997. 马铃薯块茎产量与叶片内源激素相关性研究. 内蒙古农牧学院学报，18（4）：7-11.

穆立蔷，刘赢男，冯富娟，等，2006. 紫椴 ISSR-PCR 反应体系的建立与优化. 林业科学，42（6）：26-31.

倪志诚，1990. 西藏经济植物. 北京：北京科学技术出版社.

倪朱谟，2005. 本草汇言. 北京：中医古籍出版社.

庞杰，张凤兰，郝丽珍，等，2013. 沙芥幼苗叶片解剖结构和光合作用对干旱胁迫的响应. 生态环境学报，22（4）：575-581.

庞敏娜，2012. 根状茎冰草新品系根状茎形成及其生长特性的研究. 呼和浩特：内蒙古农业大学.

彭云滔，唐绍清，李伯林，等，2005，野生罗汉果遗传多样性的 ISSR 分析. 生物多样性，13（1）：36-42.

濮社班，钱士辉，张宇和，2002. 应用模糊数学方法进行黄连引种适栽区划的研究. 世界科学技术—中药现代化，4（1）：30-32.

溥发鼎，王萍莉，郑中华，等，2000. 重订羌活属的分类. 植物分类学报，38（5）：430-436.

溥发鼎，王幼平，1994. 四川羌活属一新种. 四川大学学报（自然科学版），31（3）：386-388.

钱树林，义鸣放，2006. 不同生长发育时期唐菖蒲籽球内源激素变化的分析. 河北农业大学学报，29（2）：9-12，18.

钱韦，葛颂，洪德元，2000. 采用 RAPD 和 ISSR 标记探讨中国疣粒野生稻的遗传多样性. 植物学报，42（7）：741-750.

钱乙，2006. 小儿药证直诀. 北京：人民卫生出版社.

乔玉山，章镇，房经贵，等，2003. 李种质资源 ISSR 反应体系的建立. 果树学报，20（4）：270-274.

邱芳，伏健民，金德敏，等，1998. 遗传多样性的分子检测. 生物多样性，6（2）：143-150.

邱英雄，傅承新，吴斐捷，2003. 明党参与川明参群体遗传结构及分子鉴定的 ISSR 分析. 中国中药杂志，28（7）：598-603.

饶高雄，杨祺，戴万生，1994. 中药独活、羌活的本草沿革和植物来源. 云南中医学院学报，17（4）：11-16.

任松，解焱，2004. 中国物种红色名录（第1卷）. 北京：高等教育出版社.

日华子，2005. 日华子本草. 合肥：安徽科学技术出版社.

阮成江，何祯祥，周长芳，2005. 植物分子生态学. 北京：化学工业出版社.

尚志钧，2008. 神农本草经校注. 北京：学苑出版社.

佘孟兰，溥发鼎，1997. 羌活属一新种.植物资源与环境，6（2）：41-42.

沈洁，丁小余，丁鸽，等，2006. 铁皮石斛居群差异的研究Ⅱ：ISSR 指纹标记方法的建立与优化. 中国中药杂志，31（4）：291-294.

沈亮，蒋舜媛，黄荣韶，等，2011. 红外光谱法结合系统聚类和 SIMCA 模式识别法快速鉴别羌活种子. 中草药，42（10）：2114-2118.

沈颖，徐程，万小凤，等，2005. ISSR-PCR 在石斛种间鉴别中的应用. 中草药，36（3）：423-427.

史冬燕，刘伟，孙迅，2017. 鸡皮糙山药块茎发育特点及其碳水化合物变化研究. 长江蔬菜（22）：46-49.

史静，蒋舜媛，马小军，等，2007. 羌活种子发芽及实生苗生长发育的研究. 中国中药杂志，32（18）：1841-1844.

史静，马小军，蒋舜媛，等，2006. 羌活种胚后熟过程中内源激素的动态变化. 中草药，37（2）：273-276.

宋碧玉，周兰英，蒲光兰，等，2017. 修剪对蜡梅光合作用和叶片解剖特征的影响. 湖南农业大学学报（自然科学版），43（5）：533-538.

宋卫华，李晓东，李新伟，等，2004. 三峡库区稀有植物裸芸香的遗传多样性和保育策略. 生物多样性，12（2）：227-236.

苏敬. 新修本草. 尚志钧辑校，1962. 合肥：安徽科学技术出版社.

苏颂，2008. 本草图经. 尚志钧辑校. 北京：学苑出版社.

粟晓黎，王宝琴，车明凤，1991. 羌活中羌活醇和异欧前胡素含量测定. 中草药，22（10）：450-451.

孙广玉，蔡淑燕，胡彦波，等，2006. 盐碱地马蔺光合生理特性的研究. 植物研究，26（1）：74-78.

孙广玉，邹琦，程炳嵩，等，1991. 小粒大豆光合特性的研究. 中国农业科学，24（2）：57-62.

孙海国，张福锁，2002. 缺磷胁迫下的小麦根系形态特征研究. 应用生态学报，13（3）：295-299.

孙洪兵，蒋舜媛，周毅，等，2016. 羌活临床应用的本草考证及处方分析. 四川中医，34（7）：33-37.

孙辉，蒋舜媛，周毅，等，2004. 药用植物羌活现状及其民族植物学调查. 世界科技研究与发展，26（6）：42-47.

孙视，刘晚苟，潘福生，等，1998. 生态条件对银杏叶黄酮积累的影响. 植物资源与环境，7（3）：1-7.

孙思邈，2011. 千金翼方. 北京：中国医药科技出版社.

孙一奎，2011. 赤水玄珠. 周琦校注. 北京：中国医药科技出版社.

孙友富，孙玉茹，1985. 羌活化学成分的研究Ⅱ——羌活乙醇提取部分化学成分的分离鉴定. 中药通报，10（3）：33-35.

孙宇章，黄璐琦，郭兰萍，等，2006. 遥感技术在中药资源调查中的应用. 中国现代中药，8（9）：7-10，35.

谭尔，江道峰，苏永文，等，2014. 基于 TCMGIS 的青藏高原沙棘生态适宜性研究. 世界科学技术—中医药现代化，16（1）：130-135.

谭勇，梁宗锁，董娟娥，等，2008. 水分胁迫对菘蓝生长发育和有效成分积累的影响. 中国中药杂志，33（1）：19-22.

唐建宁，康建宏，许强，等，2006. 秦艽与小秦艽光合日变化的研究. 西北植物学报，26（4）：836-841.

唐利华，肖扬，边银丙，2005. 黑木耳 ISSR-PCR 反应体系的正交优化. 菌物研究，3（4）：15-18.

唐慎微，1957. 重修政和经史证类备用本草. 北京：人民卫生出版社.

唐宗海，2005. 中西汇通医经精义. 北京：人民卫生出版社.

陶弘景，1994. 本草经集注. 尚志钧辑校. 北京：人民卫生出版社.

田大伦，罗勇，项文化，等，2004. 樟树幼树光合特性及其对 CO_2 浓度和温度升高的响应. 林业科学，40（5）：88-92.

田丰，李永平，余科贤，等，2011. 不同钾肥用量对 2 年生宽叶羌活生物量药材产量及品质的影响. 安徽农业科学，39（2）：808-809，848.

田桂香，汤绍虎，武敬亮，等，2006. 干旱胁迫对黄连生理作用的影响. 西南师范大学学报（自然科学版），31（2）：133-136.

万德光，2010. 论中药品质理论的继承与创新. 中药与临床，1（1）：3-6.

万德光，刘友平，1999. 中药现代化研究思路探析.中国药业，8（9）：30-31.

王刚，陈荣达，林炳承，2002. 中药中微量元素测定的研究进展. 药物分析杂志，22（2）：151-155.

王冠群，2014. 德国鸢尾耐寒性与根状茎生长发育化学调控研究. 杭州：浙江大学.

王广东，1999. 珍贵稀有香辛植物山葵根状茎发育生理研究. 南京：南京农业大学.

王佳，梁国华，缪旻珉，等，2006. 正交设计优化黄瓜 ISSR 体系. 分子植物育种，4（3）：439-442.

王家保，王令霞，陈业渊，等，2003. 不同光照度对番荔枝幼苗叶片生长发育和光合性能的影响.热带作物学报，24（1）：48-51.

王建新，董树文，张哲邻，等，2006. 社区联合参与式保护：一种新型集体林共管模式. 陕西师范大学学报（自然科学版），34（B03）：233-237.

王曙，王天志，1996. 宽叶羌活化学成分研究. 中国中药杂志，21（5）：295-296.

王天志，王曙，马鹏，1995. 羌活属植物中 3 种香豆素类成分高效液相色谱定量分析. 中国中药杂志，20（11）：683-684.

王文杰，张京都，赵长琦，1989.环境条件对伊贝母生物碱含量的影响.中药材，12（2）：3-5

王小仙，张晓红，2002. 个同时期米购的羌活挥发油含量比较. 中国中约杂志，27（8）：617-618.

王亚琴，2000. 杜仲叶有效成分的地理学研究（I）. 广东药学院学报，16（3）：173-176.

王彦华，侯喜林，徐明宇，2004. 正交设计优化不结球白菜 ISSR 反应体系研究. 西北植物学报，24（5）：899-902.

王燕，赵志中，乔彦松，等，2005. 若尔盖 45 年来的气候变化特征及其对当地生态环境的影响. 地质力学学报，11（4）：328-332，340.

王一涛，杨奎，王家葵，等，1996. 羌活的药理学研究. 中药药理与临床，（4）：12-15.

王幼平，何兴金，薄发鼎，1998. 羌活属 2 种 1 变种植物的核型研究. 四川大学学报（自然科学版），35（1）：98-101.

王幼平，薄发鼎，王萍莉，等，1996. 中国特有属——羌活属的系统研究. 云南植物研究，18（4）：424-430.

王振兴，2010. 五味子地下横走茎发生机理研究. 北京：中国农业科学院.

王忠壮，苏中武，李承祜，等，1995. 中药独活、九眼独活及羌活的本草考证和资源调查. 中国中药杂志，20（9）：515-517.

温达志，叶万辉，冯惠玲，等，2000. 外来入侵杂草薇甘菊及其伴生种基本光合特性的比较. 热带亚热带植物学报，8（2）：139-146.

吴会芳，李作洲，黄宏文，2006. 湖北野生天麻的遗传分化及栽培天麻种质评价. 生物多样性，14（4）：315-326.

吴普，1982. 神农本草经. 孙星衍，孙冯翼辑. 北京：人民卫生出版社.

吴普，孙星衍，1955. 神农本草经. 北京：商务图书馆.

吴卫，郑有良，陈黎，等，2003. 利用 ISSR 标记分析鱼腥草种质资源的遗传多样性. 世界科学技术—中医药现代化，5（1）：70-77，85.

吴仪洛，1990. 本草从新. 北京：人民卫生出版社.

吴征镒，1979. 论中国植物区系的分区问题. 云南植物研究，1（1）：1-20.

西藏自治区革命委员会卫生局，1978. 西藏常用中草药. 拉萨：西藏人民出版社.

席嘉宾，郑玉忠，杨中艺，2004. 地毯草 ISSR 反应体系的建立与优化. 中山大学学报（自然科学版），43（3）：80-84.

萧凤回，郭玉姣，王仕玉，等，2008. 云南主要药用石斛种植区域调查及适宜性初步评价. 云南农业大学学报，23（4）：498-505，518.

肖复明，熊彩云，刘江毅，2002. 分子标记技术与物种多样性保护. 江西林业科技，23（1）：25-28.

肖小河，陈士林，陈善埔，1990. 四川乌头和附子气候生态适宜性研究.资源开发与保护，6（3）：151-153.

肖永庆，孙友富，刘晓宏，1994. 羌活化学成分研究. 中国中药杂志（7）：421-422，447.

谢放，李建宏，张阿强，2013. 宽叶羌活人工栽培技术. 甘肃农业科技（12）：50-51.

谢运海，夏德安，姜静，等，2005. 利用正交设计优化水曲柳 ISSR-PCR 反应体系. 分子植物育种，3（3）：445-450.

谢宗万，1964. 中药材品种论述. 上海：上海科学技术出版社.

忻莉娟，凌罗庆，1988. 宽叶羌活的化学成分研究. 植物学报，30（5）：562-564.

新疆维吾尔自治区革命委员会卫生局，新疆生物土壤沙漠研究所，中国人民解放军新疆军区后勤卫生部. 1975. 新疆中草药. 乌鲁木齐：新疆人民卫生出版社.

徐大椿，1903. 徐灵胎医略六书. 宁波：上洋赵翰香居.

徐国钧，何宏贤，徐珞珊，等，1996. 中国药材学. 北京：中国医药科技出版社.

徐国钧，徐珞珊，1997. 常用中药材品种整理和质量研究. 第二册. 福州：福建科学技术出版社.

徐惠波，孙晓波，赵全成，等，1991. 羌活挥发油的药理作用研究. 中草药，22（1）：28-30.

许大全，1997. 光合作用气孔限制分析中的一些问题. 植物生理学通讯，33（4）：241-244.

许孝宗，1999. 箧中方. 古单方/珍本医籍丛刊. 北京：中医古籍出版社.

薛静，王国骄，李建东，等，2010. 不同水分条件下三裂叶叶豚草叶解剖结构的生态适应性. 生态环境学报，19（3）：686-691.

严辉，段金廒，孙成忠，等，2009. 基于 TCMGIS 的当归生态适宜性研究.世界科学技术—中医药现代化，11（3）：416-422.

严辉，段金廒，孙成忠，等，2012. 基于 TCMGIS 的明党参产地适宜性研究. 南京中医药大学学报，28（4）：363-366.

严铸云，2012. 万德光教授中药品质学术思想述论. 亚太传统医药，8（1）：1-2.

严铸云，李羿，2011. 中药品质研究现状与展望.成都医学院学报，6（4）：299-302.

颜启传，2001. 种子学. 北京：中国农业出版社.

杨明博，杨劼，杨九艳，等，2006. 鄂尔多斯高原不同降雨量梯度中间锦鸡儿（*Caragana davazamcii* Sancz）种群的遗传结构. 生态学报，26（12）：4027-4032.

杨时泰，1958. 本草述钩元. 上海：科技卫生出版社.

杨仕兵，刘德铭，刘洋，等，2006. 青海羌活挥发油化学成分的 GC/MS 分析. 云南大学学报（自然科学版），28（S1）：237-240.

杨淑达，施苏华，龚洵，等，2005. 滇牡丹遗传多样性的 ISSR 分析. 生物多样性，13（2）：105-111.

杨秀伟，严仲铠，顾哲明，等，1994. 宽叶羌活化学成分的研究. 中国药学杂志，29（3）：141-143.

杨莹，2013. 羌活栽培部分关键技术及家种与野生羌活品质对比研究. 成都：成都中医药大学.

杨有霖，2011. 不同氮磷配比对三年生宽叶羌活药材产量及品质的影响. 北方园艺（19）：163-166.

姚檀栋，朱立平，2006. 青藏高原环境变化对全球变化的响应及其适应对策. 地球科学进展，21（5）：459-464.

叶桂，2011. 本草经解. 伍悦校. 北京：学苑出版社.

银玲，彭月，刘荣，等，2012. 产地生态环境要素与中药品质相关性研究.中药与临床，3（6）：9-14.

雍国玮，石承苍，邱鹏飞，2003. 川西北高原若尔盖草地沙化及湿地萎缩动态遥感监测. 山地学报，21（6）：758-762.

余淑文，1992. 植物生理学和分子生物学. 北京：科学出版社.

余艳，陈海山，葛学军，2003. 简单重复序列区间（ISSR）引物反应条件优化与筛选. 热带亚热带植物学报，11（1）：15-19.

喻晓丽，2007. 土壤水分胁迫对火炬树幼苗生长和生理生态特征的影响. 哈尔滨：东北林业大学.

苑克俊，2005. 改进的拟南芥 CAPS 标记方法. 农业生物技术学报，13（5）：580-586.

臧玉文，蒋芳玲，程雅琪，等，2016. 红香芋试管球茎膨大过程中主要碳水化合物含量以及淀粉合成相关酶活性的动态研究. 西北植物学报，36（4）：700-705.

詹万初，周智明，余伟发，等，2001. 羌活中有效成分 4-羟基苯乙基茴香酸酯的全合成. 北京理工大学学报，21（3）：401-404.

张大鹏，黄丛林，王学臣，1995. 葡萄叶片光合速率与量子效率日变化的研究及利用. 植物学报，37（1）：25-33.

张贵军，2001. 现代中药材商品通鉴. 北京：中国中医药出版社.

张国荣，张玉进，李生彬，2004. 乌拉尔甘草种子种苗分级标准制定. 现代中药研究与实践，18（5）：14-16.

张盍曾，1975. 羌活属订正. 植物分类学报，13（3）：83-87.

张俊清，符乃光，赖伟勇，等，2005. 海南广藿香药材中重金属元素的含量研究. 药物分析杂志，25（3）：297-299.

张俊清，刘明生，符乃光，等，2002. 中药材微量元素及重金属研究的意义与方法. 中国野生植物资源，21（3）：48-49.

张璐，2011. 本经逢原. 北京：中国医药科技出版社.

张璐，2011. 本经逢原. 顾漫，杨亦周等校. 北京：中国医药科技出版社.

张旺锋，樊大勇，谢宗强，等，2005. 濒危植物银杉幼树对生长光强的季节性光合响应. 生物多样性，13（5）：387-397.

张锡纯，2009. 医学衷中参西录. 太原：山西科学技术出版社.

张小波，郭兰萍，黄璐琦，2010. 中药区划研究进展. 中国农业资源与区划，31（3）：64-69.

张小波，郭兰萍，韦霄，等，2008. 广西青蒿种植气候适宜性等级区划研究. 中国中药杂志，33（15）：1794-1798.

张艳侠，2012. 滇虎榛子和宽叶羌活的化学成分研究. 北京：中国科学院成都生物研究所.

张艳侠，蒋舜媛，徐凯节，等，2012. 宽叶羌活种子的化学成分. 中国中药杂志，37（7）：941-945.

张艳侠，蒋舜媛，徐凯节，等，2012. 宽叶羌活种子的化学成分[J]. 中国中药志，2012，37（7）：941-945.

张媛华，2007. 一氧化氮（NO）——植物生长发育的新型调控剂. 安康学院学报，19（1）：91-94.

张志聪，1992. 本草崇原. 刘小平点校. 北京：中国中医出版社.

张志娥，石思信，肖建平，1997. 野生人参与栽培人参种子形态和蛋白质电泳分析. 植物资源与环境，6（4）：19-23.

张志红，谈凤笑，何航航，等，2004. 红树植物海漆 ISSR 条件的优化. 中山大学学报（自然科学版），43（2）：63-66.

赵祺，2004. 羌活后市价升仍有空间. 中药经济与信息（20）：5-7.

赵湍凌，杨月妍，闻亮，1999. 高效液相色谱法测定羌活中异欧前胡素含量. 辽宁中医学院学报，1（1）：44.

赵志扬，洪筱坤，凌罗庆，1985. 宽叶羌活挥发油化学成分. 中草药，16（8）：16.

甄权，1983. 药性论. 尚志钧辑校. 芜湖：皖南医学院科研处.

郑虎占，董泽宏，佘靖，1998. 中药现代研究与应用. 第四卷. 北京：学苑出版社.

郑永强，2004. 生姜试管苗根状茎诱导及根状茎形成机理研究. 泰安：山东农业大学.

中国科学院西北高原生物研究所，1991. 藏药志. 西宁：青海人民出版社.

中国药材公司，1995. 中国常用中药材. 北京：科学出版社.

中国医学科学院药物研究所等，1988. 中药志. 第二册. 北京：人民卫生出版社.

仲昂庭，1997. 本草崇原集说. 北京：人民卫生出版社.

周延清，景建洲，李振勇，等，2004. 怀地黄 ISSR 扩增条件优化的研究. 西北植物学报，24（1）：6-11.

周延清，景建洲，李振勇，等，2005. 用 ISSR 标记技术分析山药品种遗传多样性. 实验生物学报，38（4）：324-330.

周晔，王润玲，唐铖，等，2006. ISSR 法鉴定中药黄精与卷叶黄精. 天津医科大学学报，12（2）：178-180，189.

周毅，白筱璐，孙洪兵，等，2017. 家种羌活的品质评价研究. 中药药理与临床，33（2）：95-99.

周毅，蒋舜媛，马小军，等，2003. 羌活资源危机和保护. 中草药，34（10）：附 12-附 14.

周应群，陈士林，赵润怀，等，2008. 低空遥感技术在中药资源可持续利用中的应用探讨. 中国中药杂志，33（8）：977-979.

朱文涛，2016. 特有濒危药用植物羌活离体组培快繁技术研究. 泸州：西南医科大学.

朱文涛，万凌云，蒋舜媛，等，2016. 种苗等级及种植密度对羌活产量和质量的影响研究. 西南师范大学学报（自然科学版），41（4）：81-86.

朱胤龙，刘军锋，2000. 微量元素与中药功效关系的探讨. 陕西中药，21（8）：373-374.

邹琦，1994. 作物抗旱生理生态研究. 济南：山东科学技术出版社.

邹喻苹，蔡美琳，王子平，1999. 芍药属牡丹组的系统学研究——基于 RAPD 分析. 植物分类学报，37（3）：220-227.

邹喻苹，蔡美琳，张志宪，等，1999. 矮牡丹的遗传多样性与保护对策. 自然科学进展，9（5）：468-472.

邹喻苹，葛颂，王晓东，2001. 系统与进化植物学中的分子标记. 北京：科学出版社：68.

左云娟，朱培林，刘强，等，2005. 道地药材江枳壳品种遗传学关系的 ISSR 证据. 中国中药杂志，30（18）：1416-1419.

Ali-Rachedi S，Bouinot D，Wagner M H，et al.2004. Changes in endogenous abscisic acid levels during dormancy release and maintenance of mature seeds: studies with the Cape Verde Islands ecotype, the dormant model of Arabidopsis thaliana. Planta，219（3）：479-488.

Angelova I，Lilov D，1980. Seed dormancy and endogenous growth regulators in Vitis vinifera. Fiziologiya Na Rasteniyata.

Arroyo M T K，Armesto J J，Villagran C，1981. Plant phenological patterns in the high Andean cordillera of central Chile. Journal of Ecology，69（1）：205-223.

Banerjee S，Yuan X K，Germida J J，et al. 2014.Gene expression patterns in wheat coleorhiza under cold- and biological stratification. Microbiological Research，169（7-8）：616-622.

Barrett B A，Kidwell K K，1998. AFLP-based genetic diversity assessment among wheat cultivars from the Pacific Northwest. Crop Science，38（5）：1261-1271.

Bensmihen S，Rippa S，Lambert G，et al. 2002.The homologous ABI5 and EEL transcription factors function antagonistically to fine-tune gene expression during late embryogenesis. The Plant Cell，14（6）：1391-1403.

Berendse F，1990. Organic matter acdumulation and niTrogen mineralization during secondary succession in heathland ecosystems. Journal of Ecology，78（2）：413-427.

Bynum M R，Smith W K，2001. Floral movement in response to thunderstorms improve reproductive effort in the alpine species Gentiana algida（Gentianaceae）. American Journal of Botany，88（6）：1088-1095.

Camm E L，Neil Towers G H.1973.Phenylalanine ammonia lyase. Phytochemistry，12（5）：961-973.

Chen Q L，Wang H L，Wang Z F，et al. 2009. Effects of cold stratification and exogenous gibberellic acid（GA3）on seed germination and contents of endogenous gibberellins（GAs）and abscisic acid（ABA）in Cistanche deserticola Y.C.Ma. Plant Physiology Communications，45（3）：270-272.

Coutts M P. 1989，Factors affecting the direction of growth of tree roots. Annales des Sciences Forestières. 46：

277-287.

Crawford D J, 1990. Plant Molecular Systematics-macromolecular approaches. New York: John Wiley and Sons.

Davies P J, 2004. Plant hormones: biosythesis, signal transduction, action!. Dordrecht: Kluwer Academic Publishers.

de Boissieu M H, 1903. Note sur quelques ombellifères de la Chine d'aptès les collections du muséum d'histoire naturelle de Paris. Bull Herb Boiss, 23: 838-840.

Dong N Q, Lin H X, 2021.Contribution of phenylpropanoid metabolism to plant development and plant-environment interactions. J Integr Plant Biol, 63 (1): 180-209.

Falk D A, Holsinger K E, 1991. Genetic and conservation of rare plants. New York: Oxford University Press.

Farquhar G D, Sharkey T D, 1982. Stomatal conductance and photosynthesis. Annual Review of Plant Physiology, 33: 317-345.

Feurtado J A, Yang J, Ambrose S J, et al. 2007. Disrupting abscisic acid homeostasis in western white pine (*Pinus monticola* Dougl. Ex D. Don) seeds induces dormancy termination and changes in abscisic acid catabolites. Journal of Plant Growth Regulation, 26 (1): 46-54.

Finch-Savage W E, Cadman C S C, Toorop P E, et al. 2007. Seed dormancy release in Arabidopsis Cvi by dry after-ripening, low temperature, nitrate and light shows common quantitative patterns of gene expression directed by environmentally specific sensing. The Plant Journal, 51 (1): 60-78.

Finkelstein R R, Lynch T J, 2000.The Arabidopsis abscisic acid response gene ABI5 encodes a basic leucine zipper transcription factor. Plant Cell, 12 (4): 599-609.

Finkelstein R, Gampala S S L, Lynch T J, et al. 2005. Redundant and distinct functions of the ABA response loci ABA-insensitive (ABI) 5 and ABRE-binding factor (ABF)$_3$. Plant Molecular Biology, 59 (2): 253-267.

Fujioka S, Yamane H, Spray C R, et al. 1990.Gibberellin A$_3$ is biosynthesized from gibberellin A$_{20}$ via gibberellin A$_5$ in shoots of *Zea mays* L. Plant Physiology, 94 (1): 127-131.

Fujita Y, Nakashima K, Yoshida T, et al. 2009.Three SnRK2 protein kinases are the main positive regulators of abscisic acid signaling in response to water stress in Arabidopsis. Plant & Cell Physiology, 50 (12): 2123-2132.

Gebauer R L E, Strain B R, Reynolds J F, 1997. The effect of elevated CO_2 and N availability on tissue concentrations and whole plant pools of carbon-based secondary compounds in loblolly pine (*Pinus taeda*). Oecologia, 113 (1): 29-36.

Gershenzon J, 1984. Changes in the levels of plant secondary metabolites under water and nutrient stress. Recent Advances in PhotochemisTry, 18: 924-925.

Gianinetti A, Vernieri P, 2007. On the role of abscisic acid in seed dormancy of red rice. Journal of Experimental Botany, 58 (12): 3449-3462.

Grabherr M G, Haas B J, Yassour M, et al. 2011. Full-length transcriptome assembly from RNA-Seq data without a reference genome. Nature Biotechnology, 29 (7): 644-652.

Gu Z M, Zhang D X, Yang X W, et al. 1990. Isolation of two new coumarin glycosides from notopterygium forbesii and evaluation of a Chinese crude drug, qiang-huo, the underground parts of *N. incisum* and *N. forbesii*, by high-performance liquid chromatography. Chemical & Pharmaceutical Bulletin, 38 (9): 2498-2502.

Hamiaux C, Drummond R S M, Janssen B J, et al. 2012. DAD2 is an α/β hydrolase likely to be involved in the perception of the plant branching hormone, strigolactone. Current Biology, 22 (21): 2032-2036.

Hamrick J L， 1989. Isozymes and the analysis of genetic structure in plant populations//Isozymes in Plant Biology. Springer， Dordrecht， 87-105.

Hiroe M， 1958. Umbelliferae of East Asia. Japan： Kyoto.

Hiroe M， 1979. Umbelliferae of Worlk. Japan： Kyoto.

Huai J L，Wang M，He J G，et al. 2008. Cloning and characterization of the SnRK2 gene family from *Zea mays*. Plant Cell Reports， 27（12）： 1861-1868.

Huang J C， Sun M. 2000. Genetic diversity and relationships of sweetpotato and its wild relatives in Ipomoea series Batatas（Convolvulaceae）as revealed by inter-simple sequence repeat（ISSR）and restriction analysis of chloroplast DNA. Theoretical and Applied Genetics， 100（7）： 1050-1060.

Huang W P， Ye J R， Zhang J J， et al. 2016. Transcriptome analysis of *Chlorella zofingiensis* to identify genes and their expressions involved in astaxanthin and triacylglycerol biosynthesis. Algal Research， 17： 236-243.

Iuchi S，Kobayashi M，Shinozaki K，2001. Function of Arabidopsis NCED genes in the biosynthesis of abscisic acid under drought stress. Plant & Cell Physiology， 42（Supplement）： s90.

Johnson R R， Wagner R L， Verhey S D， et al. 2002. The abscisic acid-responsive kinase PKABA1 interacts with a seed-specific abscisic acid response element-binding factor， TaABF， and phosphorylates TaABF peptide sequences. Plant Physiology， 130（2）： 837-846.

Joshi M G， Advani S G， Miller F， et al. 2000. Analysis of a femoral hip prosthesis designed to reduce stress shielding. Journal of Biomechanics， 33（12）： 1655-1662.

Kang J Y， Choi H I， Im M Y， et al. 2002. Arabidopsis basic leucine zipper proteins that mediate stress-responsive abscisic acid signaling. Plant Cell， 14（2）： 343-357.

Kangas A， Laukkanen S， Kangas J， 2006. Soicial choice thery and its application in sustainable forest management-a review. Forest Policy and Economics， 9（1）： 77-92.

Kim J B， Kang J Y， Kim S Y. 2004. Over-expression of a transcription factor regulating ABA-responsive gene expression confers multiple stress tolerance. Plant Biotechnology Journal， 2（5）： 459-466.

Kojima H， Nakatsubo N， Kikuchi K， et al. 1998. Detection and imaging of nitric oxide with novel fluorescent indicators： diaminofluoresceins. Analytical Chemistry， 70（13）： 2446-2453.

Kozawa M，Fukumoto M，Matsuyama Y，et al. 1983. Chemical studies on the constituents of the Chinese crude drug \ "Quiang Huo\" . Chemical & Pharmaceutical Bulletin， 31（8）： 2712-2717.

Kramer K， 1994. A modeling analysis of the effects of climatic warming on the probability of spring frost damage to Tree species in the Netherlands and Germany. Plant Cell & Environment， 17（4）： 367-377.

Kushiro T， Okamoto M， Nakabayashi K， et al. 2004. The *Arabidopsis* cytochrome P450 CYP707A encodes ABA 8'-hydroxylases： key enzymes in ABA catabolism. The EMBO Journal， 23（7）： 1647-1656.

Lange T，Graebe J E，1989.The partial purification and characterization of a gibberellin C-20 hydroxylase from immature *Pisum sativum* L. seeds. Planta， 179（2）： 211-221.

Lange T， Hedden P， Graebe J E. 1993. Biosynthesis of 12α- and 13-hydroxylated gibberellins in a cell-free system from Cucurbita maxima endosperm and the identification of new endogenous gibberellins. Planta， 189（3）： 340-349.

Li S M， Long C L， Liu F Y， et al. 2006. Herbs for medicinal baths among the traditional Yao communities of China. Journal of Ethnopharmacology， 108（1）： 59-67.

Li Y H， Luo F， Peng S L， et al.， 2006. A new dihydroisocoumarin from the rhizomes of Notopterygium forbesii. Natural Product Research， 20（9）： 860-865.

Li Y H， Jiang S Y， Guan Y L， et al. 2006. Quantitative determination of the chemical profile of the plant material "Qiang-huo" by LC-ESI-MS-MS. Chromatographia，64（7）：405-411.

Liu S，Zhu M K，Liu X，et al. 2012. Studies on the responses to ABA and salt stress in abf3 and abf4-related mutants of *Arabidopsis*. Journal of South China Normal University.

Liu X，Jiang S Y，Xu K J，et al. 2009. Quantitative analysis of chemical consititituents in different commercial parts of *Notopterygium incisum* by HPLC-DAD-MS. Journal of Ethnopharmacology，126（3）：474-479.

Liu X，Jiang S，Xu K，et al.，2009. Quantitative analysis of chemical constituents in different commercial parts of Notopterygium incisum by HPLC–DAD–MS. Journal of ethnopharmacology，126（3）：474-479.

Lopez-Molina L S，Mongrand Chua N H，2001. A postgermination developmental arrest checkpoint is mediated by abscisic acid and requires the ABI5 transcription factor in *Arabidopsis*. Proceedings of the National Academy of Sciences，98（8）：4782-4787.

Lopez-Molina L，Chua N H，2000. A null mutation in a bZIP factor confers ABA-insensitivity in *Arabidopsis thaliana*. Plant & Cell Physiology，41（5）：541-547.

MacMillan J，Ward D A，Pillips A L，et al.，1997. Gibberellin biosynthesis from gibberellin A12-aldehyde in endosperm and embryos of Marah macrocarpus. Plant Physiology，113（4）：1369-1377.

Mancinelli A L. 1983.The photoregulation of anthocyanin synthesis. Springer Berlin Heidelberg.

Mani M S，1962. Introduction to High altitude entomology：insect life above timberline in the northwestern Himalayas. London：Methuen.

McDermott J M，McDonald B A，1993.Gene flow in plant pathosystems. Annual Review of Phytopathology，31（1）：353-373.

Mendelsohn R，Balick M J，1995. The value of undiscovered pharmaceuticals in tropical forests. Economic Botany，49（2）：223-228.

Miller M P，1997. Tools for population genetic Analysis（TFPGA），Version 1.3（M）. Arizona：Department of Biological Sciences，Northern Arizona University.

Nakashima K，Fujita Y，Kanamori N，et al. 2009. Three Arabidopsis SnRK2 protein kinases，SRK2D/SnRK2.2，SRK2E/SnRK2.6/OST1 and SRK2I/SnRK2.3，involved in ABA signaling are essential for the control of seed development and dormancy. Plant & Cell Physiology，50（7）：1345-1363.

Nuttonson M Y，1957. Wheat-climate relationships and the use of phenology in ascertaining the thermal and photo-thermal requirements of wheat. AIBS Bulletin，7（1）：39.

Nybom H，Bartish I V，2000. Effects of life history traits and sampling strategies on genetic diversity estimates obtained with RAPD markers in plants. Perspectives in Plant Ecology，Evolution and Systematics，3（2）：93-114.

Paré P W，Tumlinson J H，1997. Induced synthesis of plant volatiles. Nature，385：30-31.

Park S Y，Fung P，Nishimura N，et al. 2009. Abscisic acid inhibits type 2C protein phosphatases via the PYR/PYL family of START proteins. Science，324（5930）：1068-1071.

Paul K B，Patel C S，Biswas P K，2006.Changes in endogenous growth kegulators in loblolly pine seeds during the process of stratification and germination. Physiologia Plantarum，28（3）：530-534.

Peñuelas J，Llusià J，1997. Effects of carbon dioxide，water supply，and seasonaliey on terpene content and emission by *Rosmarinus officinals*. Journal of Chemical Ecology，23（4）：979-993.

Prevost A，Wilkinson M J，1999. A new system of comparing PCR primers applied to ISSR fingerprinting of potato cultivars. Theoretical and Applied Genetics，98（1）：107-112.

Price M V，Waser N M，1998. Effects of experimental warming on plant reproductive phenology in a subalpne meadow. Ecology，79（4）：1261-1271.

Qiu Y Q，Lu X，Pang T，et al. 2007. Study of traditional Chinese medicine volatile oils from different geographical origins by comprehensive two-dimensional gas chromatography-time-of-flight mass spectrometry（GC×GC-TOFMS）in combination with multivariate analysis. Journal of Pharmaceutical and Biomedical Analysis, 43（5）: 1721-1727.

Qiu Y, Lu X, Pang T, Zhu S, et al., 2007. Study of traditional Chinese medicine volatile oils from different geographical origins by comprehensive two-dimensional gas chromatography-time-of-flight mass spectrometry（GC x GC-TOFMS）in combination with multivariate analysis. Journal of Pharmaceutical and Biomedical Analysis, 43: 1721-7.

Raven P H, 1999. Plants in Peril: what should we do?. Journal of International Wildlife Law & Policy, 2（2）: 266-274.

Ross J J, Reid J B, Swain S M, et al. 1995. Genetic regulation of gibberellin deactivation in Pisum. The Plant Journal, 7（3）: 513-523.

Roxrud I, Lid S E, Fletcher J C, et al. 2007. GASA4, one of the 14-member *Arabidopsis* GASA family of small polypeptides, regulates flowering and seed development. Plant & Cell Physiology, 48（3）: 471-483.

Rubinovich L, Weiss D, 2010. The *Arabidopsis* cysteine-rich protein GASA4 promotes GA responses and exhibits redox activity in bacteria and in planta. The Plant Journal, 64（6）: 1018-1027.

Sactre P, 1998. Decomposition, microbial community structure and earthworm effects along a birch-spruce soil gradient. Ecology, 79（3）: 834-846.

Sakuma Y, Maruyama K, Osakabe Y, et al., 2006. Functional analysis of an *Arabidopsis* transcription factor, DREB2A, involved in drought-responsive gene expression. Plant Cell, 18（5）: 1292-1309.

Sánchez-Calderón L, López-Bucio J, Chacón-López A, et al. 2005. Phosphate starvation induces a determinate developmental program in the roots of *Arabidopsis* thaliana. Plant & Cell Physiology, 46（1）: 174-184.

Sankar A A, Moore G A, 2001.Evaluation of inter-simple sequence repeat analysis for mapping in *Citrus* and extension of the genetic linkage map. Theoretical and Applied Genetics, 102（2）: 206-214.

Santos R, Antunes P, Baptista G, et al. 2006. Stakeholder participation in the design of environmental policy mixes. Ecological Economics, 60（1）: 100-110.

Sánchez-Calderón L, López-Bucio J, Chacón-López A, et al., 2005. Phosphate starvation induces a determinate developmental program in the roots of Arabidopsis thaliana. Plant and Cell Physiology, 46（1）: 174-184.

Schemske D W, Husband B C, Ruckelshaus M H, et al. 1994. Evaluating approaches to the conservation of rare and endangered plants. Ecology, 75（3）: 585-606.

Schwartz S H, Tan B C, Gage D A, et al. 1997. Specific oxidative cleavage of carotenoids by VP14 of maize. Science, 276（5320）: 1872-1874.

Soltis P S, Soltis D E, Smiley J C, 1992. An rbcL sequence from a Miocene *Taxodium*（bald cypress）. Proceedings of the National Academy of Sciences of the United States of America, 89（1）: 449-451.

Trapnell C, Williams B A, Pertea G, et al. 2010. Transcript assembly and quantification by RNA-Seq reveals unannotated transcripts and isoform switching during cell differentiation. Nature Biotechnology, 28（5）: 511-515.

Uno Y Furihata T, Abe H. et al. 2000. *Arabidopsis* basic leucine zipper transcription factors involved in an abscisic acid-dependent signal transduction pathway under drought and high-salinity conditions. Proceedings of the National Academy of Sciences of the United States of America, 97（21）: 11632-11637.

van Noordwijk M, Widianto, Heinen M, et al. 1991. Old treeroot channels in acid soils in the humid tropics: important for crop root penetration, water infiltration and nitrogen management. Plant-Soil Interactions at Low pH, 45: 423-430.

Vieira R F, Skorupa L A, 1993. Brazilian medicinal plants gene bank. Acta Hort, 330: 51-58.

Walker M D，Ingersoll R C，Webber P J，1995. Effects of interannual climate variation on phenology and growth of two alpine forbs. Ecology，76（4）：1067-1083.

Wareing P F，Saunders P F，1971. Hormones and dormancy. Annual Review of Plant Physiology，22（22）：261-288.

Weising K，Nybom H，Wolff K，1995. DNA fingerprinting in plants and fungi. Boca Raton：CRC Press.

Wink M，1999. Functions of plant secondary metabolites and their exploitation in biotechnology. Sheffield：Sheffield Academic Press.

Xing H T，Jiang Y S，Zou Y，et al. 2021. Genome-wide investigation of the AP2/ERF gene family in ginger：evolution and expression profiling during development and abiotic stresses. BMC Plant Biology，21（1）：561.

Xu K J，Jiang S Y，Zhou Y，et al. 2011. Discrimination of the seeds of *Notopterygium incisum* and *Notopterygium franchetii* by validated HPLC-DAD–ESI-MS method and principal component analysis. Journal Pharm aceutical and Biomedical Analysis，56（5）：1089-1093.

Xu K，Jiang S，Zhou Y，et al.，2011. Discrimination of the seeds of Notopterygium incisum and Notopterygium franchetii by validated HPLC-DAD–ESI-MS method and principal component analysis. Journal of pharmaceutical and biomedical analysis，56（5）：1089-1093.

Yeh F C，Boyle T，Yang R C，et al. 1999. POPGENE，the user-friendly shareware for population genetic analysis，Version 1.31. University of Alberta and Centre for International Forestry Research.

Young M D，Wakefield M J，Smyth G K，2010. Gene ontology analysis for RNA-seq：accounting for selection bias. Genome Biology，11（2）：1-12.

Zhou G T，Liu F Q，Wu X M，et al. 1992. A study of characteristics of the anatomical structure of alpine plants at Qinghai Plateau. Journal of Qinghai NormalUniversity，4：45-60.

Zhou H Y，2000. Physioccological characteristic of four dominant plants species in kerqin sand land. Chinese Journal of Applied Ecology，11（4）：587-590.

附录1 羌活与宽叶羌活植株形态

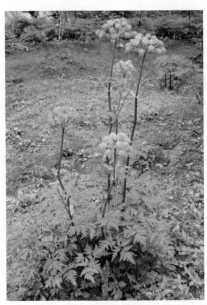
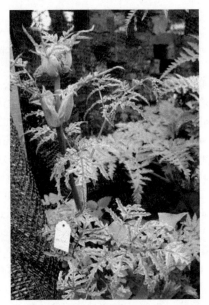

理县绿秆阔齿羌活
（编号1151C0005000000110）

泸定县叶皱褶羌活
（编号1151C0005000000120）

附录图 1-1 羌活 *Notopterygium incisum* Ting ex H.T.Chang 种质资源

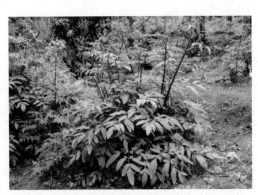

甘孜县紫纹宽叶羌活
（编号1151C0005000000204）

附录图 1-2 宽叶羌活 *Notopterygium forbesii* Boissieu 种质资源

注：以上图片于 2006 年 6 月和 2007 年 7 月拍自泸定县二郎山羌活种植园

附录 2　羌活与宽叶羌活关键性状

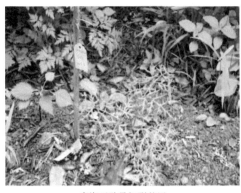

青海互助县细裂羌活
（编号1151C0005000000143）

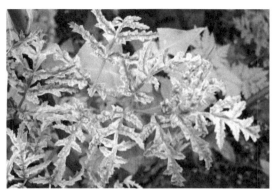

泸定县叶皱褶羌活
（编号1151C0005000000120）

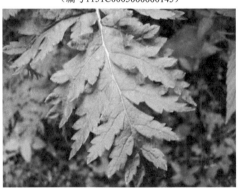

泸定县羌活-1（编号1151C0005000000121）

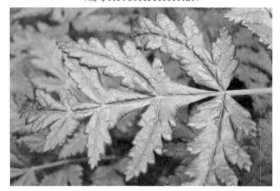

泸定县羌活-2（编号1151C0005000000118）

附录图 2-1　部分羌活种质叶形态

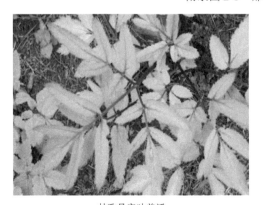

甘孜县宽叶羌活
（编号1151C0005000000206）

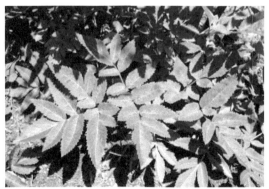

卓尼县紫秆宽叶羌活
（编号1151C0005000000216）

附录图 2-2　部分宽叶羌活种质叶形态

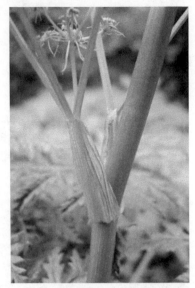

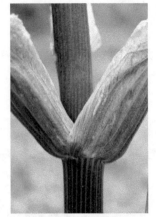

理县紫秆中裂羌活
（编号1151C0005000000111）

泸定县绿秆细裂羌活
（编号1151C0005000000116）

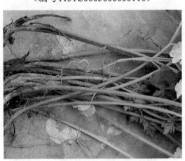

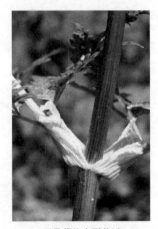

德格县羌活
（编号1151C0005000000137）

理县紫纹中裂羌活
（编号1151C0005000000112）

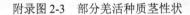

附录图2-3　部分羌活种质茎性状

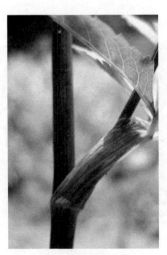

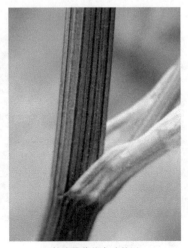

卓尼县紫秆宽叶羌活
（编号1151C0005000000216）

甘孜县紫纹宽叶羌活
（编号1151C0005000000204）

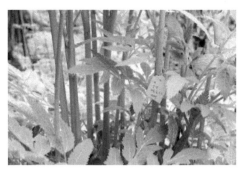

甘孜县绿秆宽叶羌活
（编号1151C0005000000205）

附录图 2-4　部分宽叶羌活种质茎性状

附录 3　羌活药材形态

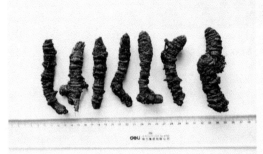

选货：蚕羌，一等品

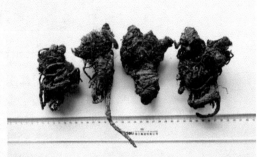

选货：大头羌，二等品

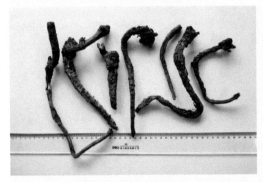

选货：条羌，三等品

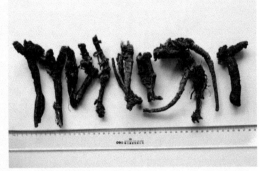

统货

附录图 3-1　野生羌活不同规格等级药材

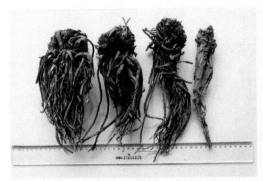

栽培羌活

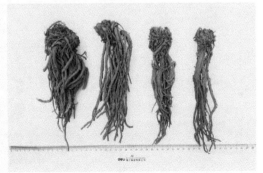

栽培宽叶羌活

附录图 3-2　栽培羌活与栽培宽叶羌活药材

注：以上所有图片均由李江陵拍摄。